国民体质监测与评价

张艺宏 何仲涛 徐峻华 等 编著

科学出版社

北京

内 容 简 介

本书阐述了国民体质监测的意义，系统地介绍了国民体质监测的发展历程，国民体质测定标准和学生体质健康标准，国民体质监测的实施、监测指标与方法。为了促进监测工作的开展，针对日常体质监测的服务与研究，本书还介绍了体质监测工作中常用的健康指标与方法，论述了体质监测的评价与咨询、数据整理与统计分析、评价标准的编制方法、体质现状、体质监测的展望与思考等。

本书可作为体育院校体育教育、运动人体科学等本科专业相关课程的教材，以及国民体质监测和学生体质健康监测从业人员技术培训的教材，也可作为体质监测中心的操作手册和广大体育教师、体育科研工作者研究国民体质的专业参考书。

图书在版编目(CIP)数据

国民体质监测与评价 / 张艺宏等编著. — 北京：科学出版社，2017.6
(2023.2 重印)

ISBN 978-7-03-052273-3

Ⅰ.①国⋯ Ⅱ.①张⋯ Ⅲ.①体质-监测-研究-中国 ②体质-综合评价-研究-中国 Ⅳ.①R195.2

中国版本图书馆 CIP 数据核字（2017）第 053104 号

责任编辑：张 展 雷 蕾 / 责任校对：彭 映
责任印制：罗 科 / 封面设计：墨创文化

科学出版社 出版
北京东黄城根北街16号
邮政编码：100717
http://www.sciencep.com

四川煤田地质制图印务有限责任公司 印刷
科学出版社发行 各地新华书店经销

*

2017 年 6 月第 一 版　　　开本：B5（720×1000）
2023 年 2 月第八次印刷　　印张：23 1/2
　　　　　　　　　　　　　字数：474 000
定价：83.00 元
（如有印装质量问题，我社负责调换）

《国民体质监测与评价》编委会

主　编：张艺宏

副主编：何仲涛　徐峻华　李纪江

委　员：褚　锃　吕　俊　邵　平　李　宁
　　　　孙君志　周真珍　裴　钰　李　航

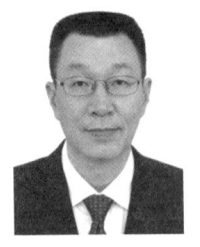

张艺宏 主编
成都体育学院运动医学与健康研究所 研究员
中国体育科学学会体质研究分会委员

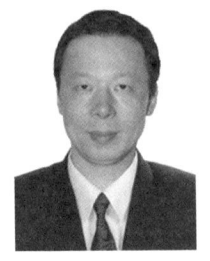

何仲涛 副主编
四川省体育科学研究所 研究员
中国体育科学学会体质研究分会委员

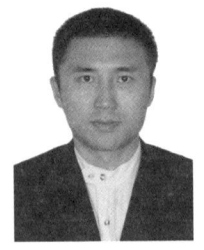

徐峻华 副主编
奥美之路(北京)健康科技股份有限公司 董事长
北京奥美之路健康技术研究院副院长

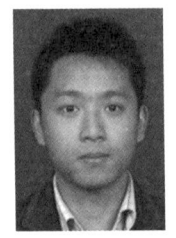

李纪江 副主编
四川省体育科学研究所 副研究员
体育总局"优秀中青年专业技术人才百人计划"
第一批培养对象人选

前　言

国民体质监测是健康中国战略、全民健身战略的重要内容。本书围绕幼儿、学生、成年人、老年人体质监测与评价，系统阐述国民体质监测工作的重要性、国民体质监测的历史、国民体质评价标准的建立与发展、国民体质监测的实施、国民体质监测的指标和测试方法。针对基层国民体质监测工作开展的情况，以及实践中需要解决的具体问题，本书详细介绍体质相关的健康指标与测试方法、体质测定的咨询与评价、体质监测的数据处理与统计分析、地区性体质测定标准的编制等。本书还简要描述现阶段我国国民体质、学生体质的状况，以及对开展国民体质监测工作的展望、对开展体质研究工作的思考等。

本书的编写依据国家体育总局、教育部发布的各项政策文件，以及国家国民体质监测中心、运动与体质健康教育部重点实验室编写的测试操作手册（含文字、图片、视频），并视其为必须遵照的国家规定和国家规范。国民体质监测工作细则、国民体质监测的指标和方法是现行国民体质监测的国家规范，本书所有摘抄和引用的文字、图片均遵照国家规范，并已注明来源。编著者以公益性立场编写本书，以宣传国民体质监测工作、推广国民体质监测工作的方法和经验为目标，并寄望读者遵照国家规范开展体质监测工作。

本书内容丰富，涉及面较广，凝结了编著者二十余年从事国民体质监测工作的心血，但限于水平和视角，疏漏在所难免，敬请广大读者指正！

编著者

2016 年 12 月

目　　录

第 1 章　绪论 ………………………………………………………… 1
　1.1　体质概论 ………………………………………………………… 1
　　1.1.1　体质的定义 ………………………………………………… 1
　　1.1.2　体质的范畴 ………………………………………………… 2
　　1.1.3　理想体质的主要标志 ……………………………………… 3
　1.2　体质与健康 ……………………………………………………… 3
　　1.2.1　体质与健康的密切关系 …………………………………… 3
　　1.2.2　健康评价 …………………………………………………… 5
　　1.2.3　大健康 ……………………………………………………… 7
　　1.2.4　健康中国与国民体质监测 ………………………………… 8
　1.3　国民体质测定及意义 …………………………………………… 8
　　1.3.1　国民体质测定的定义 ……………………………………… 8
　　1.3.2　国民体质测定的意义 ……………………………………… 9
　1.4　国民体质监测历史沿革 ………………………………………… 10
　　1.4.1　清末、民国时期的体格检查 ……………………………… 10
　　1.4.2　国民体质监测的依据 ……………………………………… 11
　　1.4.3　国民体质监测回顾 ………………………………………… 12
　　1.4.4　国民体质监测的成就 ……………………………………… 13
　1.5　国民体质监测及意义 …………………………………………… 14
　　1.5.1　国民体质监测的定义 ……………………………………… 14
　　1.5.2　国民体质监测的意义 ……………………………………… 14
　1.6　国民体质监测与国民体质测定的联系与区别 ………………… 15
　　1.6.1　国民体质监测与国民体质测定的联系 …………………… 15
　　1.6.2　国民体质监测与国民体质测定的区别 …………………… 15
　1.7　体质测量的学科基础 …………………………………………… 16
　参考文献 ……………………………………………………………… 18

第2章 国民体质监测的实施 ·················· 19
2.1 国民体质监测工作的有关规定 ·················· 19
2.2 国民体质监测系统 ·················· 21
2.2.1 监测指标子系统 ·················· 21
2.2.2 监测网络子系统 ·················· 24
2.2.3 计算机管理子系统 ·················· 27
2.3 国民体质监测工作方案 ·················· 28
2.4 国民体质监测工作细则 ·················· 31
2.4.1 测试前的准备工作 ·················· 31
2.4.2 测试工作 ·················· 34
2.4.3 测试后的数据录入及验收工作 ·················· 49
2.5 国民体质监测的抽样框 ·················· 50
2.5.1 国家层面监测对象与抽样 ·················· 50
2.5.2 省级、市级层面体质监测抽样 ·················· 52
2.6 国民体质监测的质量控制系统 ·················· 60
2.6.1 国民体质监测质量控制的意义 ·················· 60
2.6.2 从国民体质监测历程看质量控制 ·················· 62
2.6.3 国民体质监测质量控制的方法 ·················· 63
2.6.4 国民体质监测质量控制的思考 ·················· 66
2.7 地方体质监测中心(站)的运营 ·················· 67
2.7.1 规划设计 ·················· 68
2.7.2 工作性质分类 ·················· 74
2.7.3 岗位分工及日常管理 ·················· 76
2.7.4 运行流程 ·················· 77

参考文献 ·················· 80

第3章 国民体质监测的指标与测试方法 ·················· 81
3.1 形态指标 ·················· 81
3.1.1 身高 ·················· 81
3.1.2 坐高 ·················· 83
3.1.3 体重 ·················· 85
3.1.4 胸围 ·················· 85
3.1.5 腰围 ·················· 87
3.1.6 臀围 ·················· 88
3.1.7 皮褶厚度 ·················· 89

####### 3.1.8 派生指标 ······ 91
3.2 机能指标 ······ 91
3.2.1 安静脉搏(心率) ······ 92
3.2.2 血压 ······ 92
3.2.3 肺活量 ······ 94
3.2.4 台阶试验 ······ 95
3.3 素质指标 ······ 97
3.3.1 立定跳远 ······ 98
3.3.2 网球掷远 ······ 99
3.3.3 10米折返跑 ······ 100
3.3.4 双脚连续跳 ······ 101
3.3.5 走平衡木 ······ 102
3.3.6 坐位体前屈 ······ 104
3.3.7 50米跑 ······ 105
3.3.8 1分钟跳绳 ······ 105
3.3.9 1000米(男)/800米(女)跑 ······ 106
3.3.10 50米×8往返跑 ······ 107
3.3.11 1分钟仰卧起坐 ······ 108
3.3.12 引体向上 ······ 110
3.3.13 斜身引体 ······ 111
3.3.14 握力 ······ 111
3.3.15 背力 ······ 113
3.3.16 纵跳 ······ 114
3.3.17 俯卧撑 ······ 115
3.3.18 闭眼单脚站立 ······ 116
3.3.19 选择反应时 ······ 117
参考文献 ······ 118

第4章 体质测定标准 ······ 119
4.1 《国民体质测定标准》的建立 ······ 119
4.1.1 成年人体质测定标准 ······ 119
4.1.2 幼儿和老年体质测定标准 ······ 120
4.1.3 《国民体质测定标准》 ······ 120
4.2 国家学生体质健康标准 ······ 121
4.3 体质测定标准与体育锻炼标准 ······ 124
参考文献 ······ 128

第5章 体质相关的健康指标与测试方法 ·········· 129

5.1 身体成分与肥胖 ·········· 129
5.1.1 肥胖的判别指标 ·········· 130
5.1.2 人体组织常量 ·········· 135
5.1.3 人体成分模型 ·········· 136
5.1.4 身体成分检测方法 ·········· 139

5.2 骨密度 ·········· 152
5.2.1 骨与骨质疏松 ·········· 152
5.2.2 骨密度检测 ·········· 159
5.2.3 骨健康的促进 ·········· 167

5.3 动脉机能及检测 ·········· 173
5.3.1 关于动脉病变 ·········· 173
5.3.2 动脉机能早期检测——PWV 和 ABI 检测原理与方法 ·········· 178
5.3.3 动脉机能检测在国民体质检测中的运用 ·········· 185
5.3.4 动脉机能异常的健康与运动干预 ·········· 186

参考文献 ·········· 190

第6章 体质测定的咨询与评价 ·········· 191

6.1 咨询与评价的作用和重要性 ·········· 191
6.1.1 咨询与评价的定义 ·········· 191
6.1.2 咨询的作用与重要性 ·········· 191
6.1.3 咨询的原理与方式 ·········· 193

6.2 咨询人员需要具备的知识和素质 ·········· 194
6.2.1 体质测定咨询人员应具备的知识 ·········· 194
6.2.2 体质测定咨询人员应具备的能力 ·········· 200
6.2.3 体质测定咨询人员的修养 ·········· 201

6.3 咨询的原则 ·········· 203

6.4 现场咨询的技巧 ·········· 205

6.5 运动处方 ·········· 208
6.5.1 运动处方概述 ·········· 208
6.5.2 运动处方的种类、原则和内容 ·········· 210
6.5.3 运动处方的趋势 ·········· 213
6.5.4 健康综合建议书 ·········· 213

6.6 团体评价报告 ·········· 214
6.6.1 团体评价报告的内容 ·········· 214

####### 6.6.2 团体评价报告编写方法 ·············· 215
参考文献 ·············· 220

第7章 数据整理与统计分析 ·············· 221
7.1 国民体质监测数据的整理 ·············· 221
7.1.1 数据合并 ·············· 221
7.1.2 数据的审核 ·············· 222
7.1.3 异常数据的处理 ·············· 226
7.2 国民体质监测数据的统计 ·············· 229
7.2.1 数据计算提纲 ·············· 229
7.2.2 统计表的制作 ·············· 234
7.2.3 平均数、标准差与百分位数 ·············· 237
7.2.4 平均数的差异检验 ·············· 239
7.2.5 分析两个体质指标之间的关系 ·············· 247
7.2.6 体质水平的评估 ·············· 251
7.2.7 指标统计图的制作 ·············· 252
7.2.8 体质研究论文中常见的一个错误 ·············· 253
7.2.9 体质指标与调查问卷结合的多因素统计分析 ·············· 254
7.3 国民体质监测数据的统计结果分析 ·············· 260
7.3.1 横向比较分析 ·············· 260
7.3.2 纵向比较分析 ·············· 262
7.3.3 相关因素分析 ·············· 264
7.4 国民体质综合指数 ·············· 265
7.5 国民体质监测数据的发布 ·············· 266
7.5.1 国民体质监测数据发布的形式 ·············· 266
7.5.2 国民体质监测数据发布的内容 ·············· 267
参考文献 ·············· 269

第8章 体质测定标准的编制 ·············· 270
8.1 建立体质测定标准的意义 ·············· 270
8.2 制定体质测定标准的方法学 ·············· 271
8.2.1 身高标准和体重标准的制定 ·············· 271
8.2.2 其他单项指标标准制定方法 ·············· 272
8.2.3 BMI评价法的制定方法 ·············· 274
8.2.4 综合评级标准的制定 ·············· 274
8.3 制定体质测定标准的步骤与方法 ·············· 275

  8.3.1 单项指标得分标准制定步骤 ·················· 275
  8.3.2 体质综合评价等级标准制定步骤 ·················· 278
 参考文献 ·················· 280

第9章 国民体质现状 ·················· 281
 9.1 四次国民体质监测结果回顾 ·················· 281
 9.2 国民体质达标率 ·················· 300
 9.3 国民体质综合指数 ·················· 302
 9.4 青少年体质现状及措施 ·················· 305
  9.4.1 增强学生体质健康的意义 ·················· 305
  9.4.2 青少年体质健康不容乐观 ·················· 305
  9.4.3 我国青少年学生体质健康水平下降的原因 ·················· 307
  9.4.4 学生体质健康评价回顾 ·················· 309
  9.4.5 近十年国家出台的政策 ·················· 314
  9.4.6 学生体质监测实施中的认识 ·················· 316
 参考文献 ·················· 317

第10章 国民体质监测与测定的思考与展望 ·················· 318
 10.1 国民体质测定服务的准公共产品特性及其供给 ·················· 318
  10.1.1 公共产品理论 ·················· 318
  10.1.2 国民体质测定服务的准公共产品定位 ·················· 321
  10.1.3 国民体质测定服务的准公共产品特点 ·················· 321
  10.1.4 国民体质测定服务供给的现状 ·················· 322
  10.1.5 国民体质监测与测定的社会效益和经济效益 ·················· 324
  10.1.6 国民体质测定的平台模式 ·················· 328
 10.2 国民体质监测展望与研究关注点 ·················· 332
  10.2.1 国民体质监测的展望 ·················· 332
  10.2.2 国民体质研究关注点 ·················· 333
 参考文献 ·················· 336

附录1 国民体质监测工作规定 ·················· 338
附录2 国民体质测定标准施行办法 ·················· 341
附录3 学生体质健康监测评价办法 ·················· 343
附录4 2014年国民体质监测工作方案 ·················· 346
附录5 2014年全国学生体质与健康调研实施方案 ·················· 354

第1章 绪　　论

1.1 体　质　概　论

1.1.1 体质的定义

　　体质是指人体的质量，它是在遗传性和获得性基础上表现出来的人体形态结构、生理机能、身体素质和心理因素的综合的、相对稳定的特征。体质是人类生产和生活的物质基础。遗传是人的体质发展变化的先天条件，对一个人体质的强弱有重要影响，与体型、相貌、性格、机能、疾病、寿命等许多方面有关，但遗传对体质的影响只是提供了可能性，而人体质的强弱最终还有赖于后天的环境、营养、体育锻炼、卫生保健条件等。换句话说，人体有些遗传因素通过后天体育锻炼和保健工作，有可能得到改善。特别是体育锻炼，它是增强体质最积极、最有效的途径。每个个体或群体都希望自身体质达到理想状态，从而满足日常生活、工作等的需要。从理论上讲，理想体质是指人体应具有良好的质量，在遗传潜力充分表现的基础上，经过后天的努力，达到人体形态、机能、身体素质和运动能力、心理和社会适应能力的全面发展，并且处于相对良好的状态。由此可见，对生活在社会中的每个个体或群体来说，遗传、环境、营养及从事的劳动、工作、活动等有明显的差别，即它们都会对其体质产生不同的影响。现代体质学认为，体质代表着人的全部身心状态，它通过体格发育、生理机能、身体素质和运动能力，以及心理、情绪、行为、适应能力等方面来体现，并且受到遗传和各种环境因素的制约。有关体质的大量研究表明，体质与卫生、保健、锻炼、娱乐活动等密切相关。体质测量与研究的最终目的是增强体质，促进人们身心全面发展和全面健康，体质及其影响因素如图1.1所示。

　　生产力三要素包括劳动者、劳动工具和劳动对象。而劳动者（人）是生产力中占主导地位的要素，人的体质与健康决定了生产力水平的高低。因此，可以说国民体质是影响社会生产力的重要因素，是综合国力的重要组成部分和具体体现，是社会文明和进步的重要标志。21世纪，以经济和科技为基础的综合国力竞争日趋激烈，从一定意义上讲，这种竞争是人才的竞争，也是整个民族素质的竞争。所以，促进健康、增强国民体质不仅是关系到人民群众的切身利益的问题，更是关系到国家发展的战略性问题，是关系到建立、发展、完善和谐社会的重大

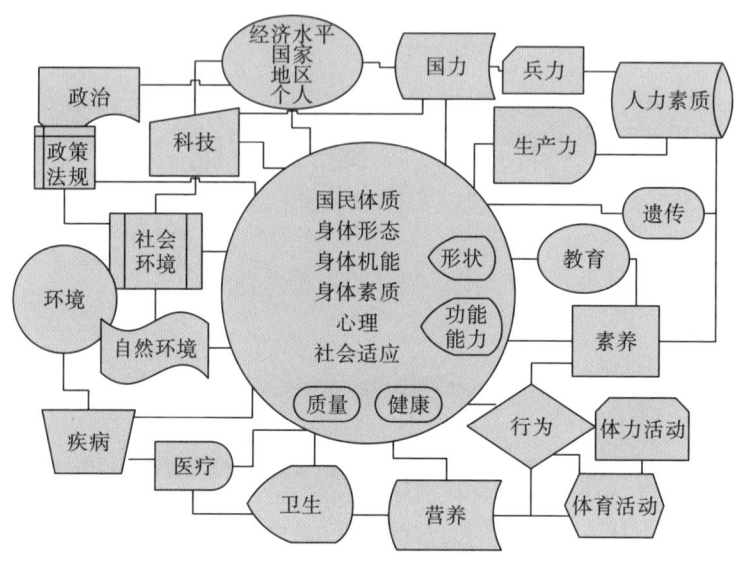

图1.1 体质及其影响因素

问题。随着我国经济的快速发展和人民生活水平的不断提高,国家为进一步加强国民体质的建设工作,采取了一系列有力措施,使国民体质建设逐步走上法制化、规范化的发展轨道。"发展体育运动,增强人民体质"是伟大领袖毛泽东在1952年发出的号召,也是我国的体育方针。《中华人民共和国体育法》《全民健身计划纲要》《全民健身条例》以法律法规形式规定了改善国民体质的权利与义务,确立了国民体质建设的阶段性任务。国家和各省(自治区、直辖市)的每个五年规划都提出了国民体质建设的具体指标与措施。

1.1.2 体质的范畴

体质的范畴包括人体形态结构、生理功能、身体素质、运动能力、心理因素等方面,体质强弱就是由这些方面综合反映出来的。它主要表现在以下5个方面。

(1)身体的形态发育水平,主要包括体格、体型、体姿、身体成分、营养状况等。

(2)身体的生理机能水平,主要包括机体的新陈代谢状况和各器官、系统的功能、效能等。

(3)身体的素质和运动能力水平,主要包括速度、力量、耐力、灵敏、协调、柔韧,以及走、跑、跳、投、攀爬等身体的基本活动能力。

(4)心理的发育水平,主要包括智力、情感、行为、感知觉、个性、性格、意志等。

(5)适应能力,主要包括对自然环境、社会环境、各种生活紧张事件的适应能力,对疾病和其他有碍健康的不良应激原的抵抗能力或抗病的能力。

总之,要评价一个人体质的水平,应根据以上几个方面全面、综合地进行评价。

1.1.3 理想体质的主要标志

体质是健康的基础,体质强弱决定了生活、工作的质量。衡量体质是否理想,可参照以下主要标志:

(1)身体健康,主要脏器无疾病。
(2)身体形态发育良好,体格健壮,体型匀称。
(3)呼吸系统、心血管系统和运动系统具有良好的生理功能。
(4)有较强的运动能力和劳动工作能力。
(5)心理发育健全,情绪乐观,意志坚强,有较强的抗干扰、抗刺激能力。
(6)对自然和社会环境有较强的适应能力。

> **【小贴士:中医体质】**
>
> "体质"也是一个在中医理论发展过程中形成的病理生理学概念。中医的体质概念与本书所描述的体质有较大区别,不能混为一谈。中医体质概念的"体"指身体,而"质"为性质、本质。中医认为"体质"就是机体因为脏腑、经络、气血、阴阳等的盛衰偏颇而形成的素质特征,2009年,《中医体质分类与判定》标准正式发布,为体质辨识及与中医体质相关疾病的防治、养生保健、健康管理提供了依据。该标准把"体质"划分成9种[①],旨在研究不同体质的构成特点、演变规律、影响因素、分类标准,从而用于指导疾病的预防、诊治、康复与养生。

1.2 体质与健康

1.2.1 体质与健康的密切关系

体质的定义在我国体育、教育和卫生系统方面,也已基本形成共识,即"体质是指人体的质量,它是在遗传性和获得性的基础上表现出来的、相对稳定的特

---

① 人的9种体质分别为:平和体质——健康;阳虚体质——怕冷;阴虚体质——缺水;痰湿体质——肥胖;湿热体质——长痘;气郁体质——郁闷;气虚体质——疲乏;血瘀体质——长斑;特禀体质——过敏。

征",这些稳定的特征包括身体形态、生理机能、身体素质和心理状态。

《现代汉语词典》中对健康的定义：①(人体)生理机能正常,没有缺陷和疾病；②(事物)情况正常,没有缺陷。

20世纪70年代,联合国世界卫生组织(World Health Organization,WHO)在世界保健大宪章中对健康做了如下定义：健康不仅是身体没有疾病或不虚弱,还要有完整的生理、心理状态和社会的适应能力。这一定义反映了生物医学模式向生物—心理—社会医学模式的转变。认为"没有病就健康"的观点在今天是绝对站不住脚的,健康不仅是没有疾病,而且要有良好的心理状态和社会适应能力。人们只有转变观念,树立正确的健康观,才能建立健康的生活方式,以维护和促进健康。

从体质和健康两个定义中不难看出对身、心两方面提出的要求。同时,我们也要正确理解体质与健康的辩证关系,即体质是健康的物质基础,是人体维持良好健康状态的前提,健康是体质的外在表现。但是,体质好的人不一定就是健康的人,因为一个人的体质指标好只是有了好的健康基础,并不能反映他的疾病状况；而一个健康的人,他的体质一定是很好的。以往我们在评价体质时,更多地使用了个体的运动成绩作为评价的标准。随着社会的发展,人们越来越认识到形态对人体健康的重要性,一定的形态结构,必然表现为一定的生理功能,因此形态应作为评价的一个方面。另外,现代医学和运动生理学的研究结果表明,人体心血管系统及呼吸系统功能强弱是反映一个人健康与否的重要标志,也是左右人们寿命和工作时间的重要因素。应该把发展人的心血管系统及呼吸系统功能贯穿身体运动的始终。因此,机能的评价也应作为体质测定标准的重要内容。

从国际体质评价指标体系的演变来看,各个从事体质测试的国际组织和国家,在解释体质的概念和选择测试指标方面都想尽力取得一致,但是由于各国际组织和国家的某些观点尚有不同,所以各自测试指标也存在较大差别。

美国在体质研究上有很长的历史,学科发展完善,基本完成了由测试"运动技术指标"向测试"健康指标"的过渡。在美国比较普遍使用的健康体质(也被称为健康体适能)测试方法,可以归纳为4个方面：心肺功能、肌肉力量与耐力、身体柔韧性和身体成分。良好的心肺功能可以预防心血管疾病特别是冠心病的发生,强健的肌肉是完成人体各种运动所必需的,柔韧性可以防止在活动中的损伤,适宜的身体组成可避免由肥胖导致的各种疾病。所以,这4个方面的良好状态提供和保证了人们安全地从事运动的能力,即具备了优良的体质水平。

日本在1998年对沿用了30多年的体力诊断和运动能力测试进行了修订,指标数量减少,包括耐久跑、握力、50米跑、立定跳远、坐位体前屈、仰卧起坐等,指标更向健康评价靠近。

影响健康的因素包括客观因素和主观因素,由于研究的方法和角度不同,众多研究的结果也不尽相同。如WHO认为,一个人的健康和寿命15%~20%取决于生物学因素，20%～25%取决于环境因素，10%～15%取决于卫生服务因素，50%～55%取决于个人的生活方式与行为。而另有资料表明，影响健康的主要因素有遗传因素、社会环境、气候条件、医疗条件、生活习惯(包括饮食、睡眠、运动、心理因素等)、现代污染。其中污染有以下方面：食品污染(使用农药、化肥、抗生素、生长素等)；生食污染、熟食品污染(使用防腐剂、乳化剂、空型剂、色素等)；空气污染(工业废气、汽车尾气、臭氧层破坏)；水源污染(工业废水、农业污染、重金属污染)；放射污染(手机、电视、电脑、微波炉等的辐射)。个人生活方式与行为是影响健康的最主要因素，改善健康就要从培养良好的生活习惯、增强个体体质着手，如图1.2所示。

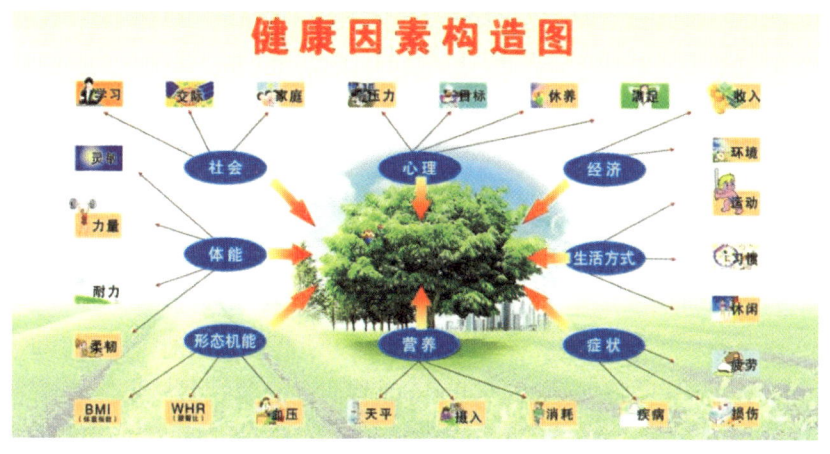

图1.2　影响健康的因素

WHO曾宣布威胁人类健康的十大因素包括肥胖病、高血压、胆固醇过高、体重过重与营养不均衡、免疫力低下、吸烟、饮酒和酗酒、空气环境污染、不安全性行为、不洁饮水和恶劣卫生条件，还指出全球每年死亡5600万人中有40%(约2249万人)是死于以上10种因素，若降低危险足以长寿十年。

一粒种子要长成参天大树需要具备哪些条件？"阳光、空气、水、土壤……"一个新的生命来到这个世界上健康成长，要具备哪些条件？"食物、空气、睡眠……"所以，健康八大要素就是阳光、空气、水、食物、运动、睡眠、节欲、快乐的"心情"。

1.2.2　健康评价

健康评价对于每个人来说都是非常重要和有意义的。1996年，WHO提出了肌体健康"五快"标准和精神健康"三良好"标准。

1) 肌体健康"五快"标准

(1) 吃得快。进餐时,有良好的食欲,不挑剔食物,并能很快吃完一顿饭。

(2) 便得快。一旦有便意,能很快排泄完大小便,而且感觉良好。

(3) 睡得快。有睡意,上床后能很快入睡,且睡得好,醒后头脑清醒,精神饱满。

(4) 说得快。思维敏捷,口齿伶俐。

(5) 走得快。行走自如,步履轻盈。

2) 精神健康"三良好"标准

(1) 良好的个性人格。情绪稳定,性格温和;意志坚强,感情丰富;胸怀坦荡,豁达乐观。

(2) 良好的处事能力。观察问题客观、现实,具有较好的自控能力,能适应复杂的社会环境。

(3) 良好的人际关系。助人为乐,与人为善,对人际关系充满热情。

2000年,WHO提出了"合理膳食,戒烟和少量饮酒,心理健康、克服紧张压力、适量运动"的促进健康新建议。WHO将成年人划分为三个年龄阶段:18~44岁为青年期,45~59岁为中年期,60岁以上为老年期[60~74岁为年轻老年期(早老期),75~89岁为老年期,90岁及以上为长寿老年期]。根据这些概念,提出健康分级:第一级健康(或称躯体健康)包括无饥寒、无病弱,能精力充沛地生活和劳动,满足基本卫生要求,具有基本的预防和急救知识;第二级健康(或称身心健康)包括有一定的职业和收入,满足经济要求,在日常生活中能自由的生活,并享受较新的科技成果;第三级健康(或称主动健康)包括能主动地追求健康的生活方式,调节自己的心理状态以缓解社会与工作压力,并以为社会作贡献的方式生活。同时,WHO进一步提出了衡量健康的一些具体标志。

(1) 精力充沛,能从容不迫地应付日常生活和工作压力而不感到过分紧张。

(2) 处事乐观,态度积极,乐于承担任务和责任而不挑剔。

(3) 善于休息,睡眠良好。

(4) 应变能力强,能适应各种环境的变化。

(5) 对一般感冒和传染病有一定抵抗力。

(6) 体重适当,体态匀称,站立时头、臂、臀比例协调。

(7) 眼睛明亮,反应敏锐,眼睑不发炎。

(8) 牙齿清洁,无缺损,无疼痛,牙龈颜色正常,无出血。

(9) 头发光洁,无头屑。

(10) 肌肉、皮肤富有弹性,走路轻松。

健康对于具体的某个人而言是一个主观感受,某人感觉到不健康了就会去求医,但是一个感觉完全健康的人未必就没有疾病,现代医学在评估健康时把"自我健康评价"也包含在内。健康与疾病是一个连续的过程,或者说健康是一个相对的概念,现代医学承认无法把握绝对的健康,因此在判断健康时使用的是一个人为的标准。WHO 提出的是健康标准,而非健康"本质"。标准虽然是人定的,但绝不是空想出来的,而且所有的指标都是可以测量和比较的。飞行员的健康标准是听力、视力、体格等;厨师的健康标准是没有相关传染病等;对于一个残疾人来说,并不能因为他不符合飞行员的标准就说他是不健康的。为了评估健康,产生了一系列方法,最早包括是否有疾病、发病率、期望寿命等,随着医学科学的发展,认为不但要考虑寿命,还要考虑质量。一个人躺在床上奄奄一息地活5年,显然比不上活蹦乱跳地活4年,因此产生了健康期望寿命的指标,该指标去除疾病造成的寿命质量损失。当然这也不是绝对的,有的人可能认为多活一年更重要,因此,在健康评估时又加入主观感受的内容,把自我的健康评价等内容包含进来。以往的健康评估更多地考虑疾病方面,而健康的正方向考虑较少,如睡眠好不好、精力是否旺盛等,随后就发展出生命质量评价体系(quality of life,QOL)。对普通人使用 QOL 100 等量表,对于特殊人群有不同的量表。

1.2.3 大健康

大健康是根据时代变迁、社会需求变化和疾病谱的改变提出的一种全时空理念,即紧紧围绕人的衣食住行和生老病死,针对各类影响健康的危险因素和误区,实行贯穿生命全过程的全面管理。因此,应将健康理解为无处不在、无时不在、无所不涉、无人能免的一个状态、一种理念和行为。

从空间上看,大健康不仅追求身体健康,还要覆盖精神、心理、社会、环境、道德、消费、信息等方面的完全健康。

从时间上看,大健康要覆盖人的全生命周期,即从生到死,从少到老均要强调健康优先。

大健康实质就是强调对人的全时空健康管理,从生到死,从内到外,从个体到群体,从家庭、学校、职场到社会,从白天到夜晚,从室内到户外,从线上到线下,从天空到地下,从城市到乡村……理想就是让健康无处不在,无时不在,努力消除一切人为的健康风险。

通常我们知道的"健康",就是"health";现在又有了一个新的词"wellness",意指"全面健康和幸福的生活",包括以下 10 个方面的内容。

(1)社会健康(social wellness):家庭和社会关系良好。

(2)职业健康(occupational wellness):工作舒心。

(3)信仰健康(spiritual wellness):信仰坚定,三观成熟。

(4)身体健康(physical wellness):器官、肌肉、骨骼。

(5)智力健康(intellectual wellness):注意、记忆、反应、理性。

(6)情绪健康(emotional wellness):积极、乐观。

(7)环境健康(environmental wellness)：安全、无污染。

(8)财务健康(financial wellness)：收支平衡、消费理性。

(9)心理健康(mental wellness)：个性正常、适应环境刺激。

(10)医疗健康(medical wellness)：可及、安全、有效。

1.2.4 健康中国与国民体质监测

在全面建设小康社会的进程中，国民体质建设和研究受到了政府和国民的广泛关注。中国共产党中央委员会（简称中共中央）、国务院 2016 年 10 月 25 日发布《"健康中国 2030"规划纲要》，明确提出"提高全民身体素质"，到 2030 年，城乡居民达到《国民体质测定标准》合格以上的人数比例为 92.2%，如图 1.3 所示，国家学生体质健康标准达标优秀率为 25%以上，还强调开展国民体质测试，完善体质健康监测体系，开发应用国民体质健康监测大数据，开展运动风险评估。

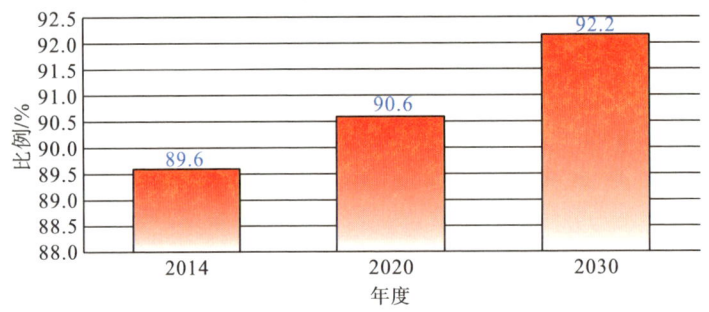

图 1.3　城乡居民达到《国民体质测定标准》合格以上的人数比例

健康是促进人全面发展的必然要求，是经济社会发展的基础条件。实现国民健康长寿，是国家富强、民族振兴的重要标志，也是全国各族人民的共同愿望。"没有全民健康，就没有全民小康"已成为国家共识。健康中国国家战略的规划，对于更好地开展国民体质监测工作，使国民体质监测常态化、生活化，国民体质监测与科学健身指导服务相结合，提出了新的、更高的要求，也为体医结合、体医融合建立了良好契机。

1.3 国民体质测定及意义

1.3.1 国民体质测定的定义

国民体质测定是以《国民体质测定标准》为基础，运用科学的方法对国民个体的形态、机能、素质状况等进行测试与评定，目的是指导群众科学健身，提高群众体育锻炼的积极性，推动全民健身和全民健康。

1.3.2 国民体质测定的意义

体质是健康的物质基础，是人体维持良好健康状态的前提，只有具备了良好的体质，才能从容地应对生活、学习、工作、环境等各种挑战，才能真正实现提高生活质量、生命质量的目标。积极参加体育健身活动是增强体质的重要手段，但不同的体质基础，要选择不同的锻炼方法，才能取得良好的锻炼效果。

体质测定是了解自身体质现状的一种方法，只有了解自己体质的薄弱环节，才能做到"对症下药"，从而采取有针对性的措施来加以改善和提高。因此，体质测定是实现科学锻炼的重要环节。其意义在于：①国民体质测定是衡量人体体质水平的尺子；②国民体质测定是科学指导全民健身活动的开展，发挥体育对增强人民体质的积极作用的有效手段；③国民体质测定是落实《中华人民共和国体育法》和《全民健身计划纲要》，构建面向大众的体育服务体系的一项重要工作；④国民体质测定是在新的历史时期，贯彻党的体育方针、健康中国方针，坚持体育为人民服务根本宗旨的具体体现。

从1997年全国开展成年人体质测定起，国家体育总局就明确提出：开展体质测定是依据《中华人民共和国体育法》和《全民健身计划纲要》的要求，为了推动全民健身活动的开展而施行的，并且提出要逐步建立全国的体质测定网（从国家到省市有体质监测中心，下面要建立体质测定站和监测点）。

2003年，修改后公布的《国民体质测定标准》的施行办法中明确提出：提倡国民在经常参加体育锻炼的基础上，定期进行体质测定（第四条）。各级体育行政部门应当将施行《国民体质测定标准》和开展国民体质监测结合进行，要扶持建立体质测定站，培训体质测定人员，划拨经费等（第六条）。城市体育先进社区和有条件的社区应当建立体质测定站，为居民提供体质测定服务（第八条）。乡镇也要创造条件建立体质测定站，为农民提供体质测定服务（第九条）。《全民健身条例》（2009年）、《体育发展"十三五"规划》（2016年）、《国务院关于加快发展体育产业促进体育消费的若干意见》（2014年）和《"健康中国2030"规划纲要》（2016年）也十分重视和强调国民体质测定。尤其在《体育发展"十三五"规划》中，提出进一步完善国民体质测试常态化机制，强调建立广泛覆盖城镇乡村的体质测试平台，开展不同人群的国民体质测试工作，可见，体质测定是国家要求广泛开展的一项为广大老百姓服务的工作，是全民健身活动科学化，指导群众科学健身的一项重要工作。参加测定的人越多，对推动全民健身活动作用越大。

1.4 国民体质监测历史沿革

1.4.1 清末、民国时期的体格检查

体格检查的论调早在清末就已出现，民国时期，体格检查和生长发育研究逐渐开展起来。例如，1910年，中国基督教医学会发表"中国学生的身体测量"报告，包含200名武昌学生（11~13岁）的身高、体重等指标状况；1929年11月，南京国民政府教育部公布《学校学生健康检查规则》，号召每年对全国学生进行体格检查。《学校学生健康检查规则》对学校施行学生健康检查的方法、步骤等内容，以法令的形式作了具体规定。当时教育部门几乎每年都要对各地学校的学生进行一次健康检查及普查工作，学生健康检查测试成了一项经常性的工作。1931年，中华民国教育部公布的《教育部中小学卫生教育设计委员会章程》中，该委员会的第一、第二项任务便是"编订幼稚园、小学、中学学生体格发育标准"和"制定体格检查之实施方法"。在1931年民国教育统计中，有该年度专科以上学校学生20977人体格检查状况的记载，包括各校学生身高、体重、胸围等的平均数。在中华民国教育部教育视导组对学校的视察内容里包含了学生体格，并要求填写报表。而1940年在重庆举行的全国国民体育会议上，第三组（学校体育组）的11项议决案中包括了"拟请举行小学儿童体格测量案""拟请完成女生体格测量及运动技能标准案"等内容。1943年，中华民国教育部体育委员会制订并发行了一本由当时的教育部长陈立夫签名签章的《学生体格标准》表册（图1.4），全册共30页，详细记载了当时中小学5~19岁男女学生身高、髋阔、体重平均数及各年龄身高、髋阔、体重对照表。以上述脉络看，从20世纪30年代起，学生的体格检查与测量逐渐在全国范围内开展，各种相关的标准也随之逐渐形成，并有"合乎统计原理"的含义。

> 【小贴士】：身体形态
>
> 身体形态是指人体外部的形状和特征，主要包括以下4个方面：
>
> (1)体格，指人体整体及各部位的长度、宽度、围度、量度。体格测量是反映和研究人体外部形状结构、生长发育水平的最主要手段，也是国民体质监测的主要内容，如身高、体重、三围等。
>
> (2)体型，是对人体某个阶段形态结构及组成成分的描述。肌肉和骨骼的发达程度与脂肪积蓄程度是判定体型的主要依据。人体体型测量具有悠久的历史，如今在人类学、医学、心理学、行为科学、体育学等领域广泛应用。
>
> (3)身体姿势，指身体各部位在空间的相对位置，即头、躯干、四肢的相

互关系。它反映了人体骨骼、肌肉、内脏器官、神经系统等各组织器官的力学关系。通过姿势的测量可发现身体各部位的畸形形态,如斜肩、鸡胸、脊柱侧弯、O形腿、X形腿、八字脚、扁平足等,以利于治疗和纠正。

(4)身体成分,指组成人体的物质成分及其比例。从分子层面来说,人体主要由水、蛋白质、脂肪、骨矿和糖组成。人体各成分的合理比例和相对平衡,对有机体正常的生命活动和维持健康水平极为重要。

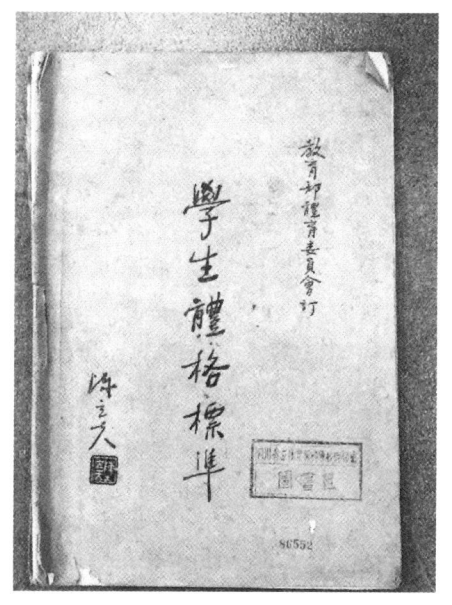 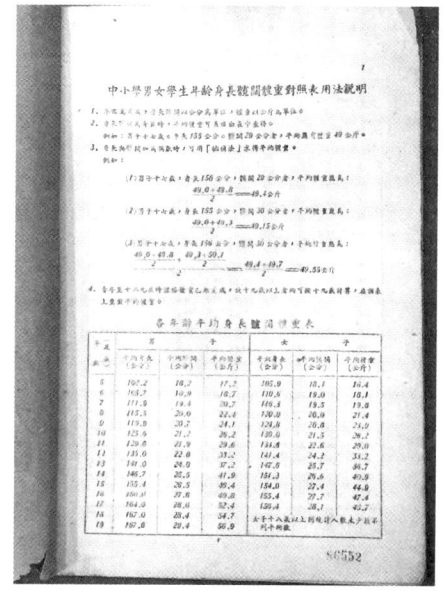

图 1.4　中华民国时期(1943 年)《学生体格标准》表册

1.4.2　国民体质监测的依据

新中国成立以来,党和政府历来重视增强人民体质,重视发展群众体育。毛泽东提出的"发展体育运动,增强人民体质"是我国体育事业发展的方针。《中华人民共和国宪法》第二十一条规定:"国家发展体育事业,开展群众性的体育活动,增强人民体质。"

党和政府不仅重视而且不断采取有效措施增强人民体质,其中一项重要举措就是建立并施行国民体质测定制度。《中华人民共和国体育法》第二章第十一条规定:"国家推行全民健身计划,实施体育锻炼标准,进行体质监测。"《全民健身计划纲要》第二十一条规定:"实施体质测定制度,制定体质测定标准,定期公布国民体质状况。"

《全民健身条例》第九条规定:"国家定期开展公民体质监测。公民体质监测由国务院体育主管部门会同有关部门组织实施；其中，对学生的体质监测由国务院教育主管部门组织实施。"第十条规定："国务院根据公民体质监测结果，修订全民健身计划。"

《体育事业发展"十三五"规划》（2016年）第十七条规定："进一步完善国民体质测试常态化机制，探索体质测定与运动健身指导站、社区医院等社会资源相结合的运行模式。建立广泛覆盖城镇乡村的体质测试平台，开展不同人群的国民体质测试工作，依托体质监测数据库，建立科学健身指导服务体系。"

1.4.3 国民体质监测回顾

1979年，由国家体育运动委员会（以下简称国家体委）牵头，会同国家教育部、卫生部共同组织16省（自治区、直辖市）省会城市进行青少年儿童体质调查（"我国青少年儿童身体形态、机能与素质的研究"课题）；1985年，由教育部牵头，会同国家体委、卫生部、国家民族事务委员会（以下简称国家民委）组织开展了第一次全国大规模的多民族学生体质健康调查；1991年，全国学生体质健康监测；1995年，国家教育委员会（以下简称国家教委）、国家体委、卫生部、国家民委、国家科学技术委员会（以下简称国家科委）组织的全国学生体质健康调研；1993~1995年，国家体委组织了全国职工体质调研，在此基础上制定了《中国成年人体质测定标准》；1996年7月2日，由国家体委批准公布在全国施行；1997年，开始在全国部分省（自治区、直辖市）进行成年人体质监测工作；1998年，国家体育总局组织了全国17个省（自治区、直辖市）儿童和老年人体质调查；2000年，第一次国家国民体质监测工作由国家体育总局、教育部、卫生部、科技部、国家民委、民政部、财政部、农业部、国家统计局、中华全国总工会十部门共同领导、联合进行。在此基础上，国家体育总局制定了用于评价中国幼儿、成年人和老年人三个人群的《国民体质测定标准》，教育部制定了用于评价学生的《国家学生体质健康标准》；2005年、2010年、2014年，国家国民体质监测工作依旧由国家体育总局、教育部、卫生部、科技部、国家民委、民政部、财政部、农业部、国家统计局、中华全国总工会十部门共同领导、联合进行，并以公报的形式向全社会发布监测结果。为配合国家五年规划的制定，我国于2014年（即按原计划提前一年）进行第4次国家国民体质监测，以后的监测周期依然是5年，例如，第5次为2019年，第6次为2024年，以此类推。

起步于20世纪80年代初的中国国民体质监测工作，以"儿童青少年身体形态、机能和素质调研"开始，以"我国学生体质与健康调研"为契机，以扩展调研人群为突破口，20世纪90年代中后期，我国逐步建立了国民体质监测系统，并获得了政府的支持，最终以"法律"、"法规"和"规定"的形式成为当前群众体育工作的重头戏,也成为全民健身研究领域中较为活跃的研究方向,同时也适应了党中央、国务院在新时期对人民健康规划的举措。

1.4.4 国民体质监测的成就

随着国民体质监测工作的开展,国民体质的研究和数据应用越来越广泛和深入,国民体质监测的成效也越来越突出,其主要成就表现在以下5个方面。

(1)建立了全国性的国民体质监测网络系统。国家—省(自治区、直辖市)—市(州)—县(区、市)—监测点的多级网络建立并稳定下来,任务分工与职责明确,5年一次的国家监测形成惯例。

(2)制定了适用于幼儿、成年人、老年人的《国民体质测定标准》和适用于大、中、小学在校学生的《国家学生体质健康标准》,其广泛应用于国民体质测定评价和学生体质健康测定评价,在全民健身运动中,成为科学健身指导的得力助手,而在学校教育工作中,成为评价学校体育成效的客观工具。

(3)为更深入、更扎实地开展全民健身运动,开展学校体育工作提供了可靠的数据支撑。监测数据运用于国家及各个地方政府制定的社会发展规划及政策中,其中,《国民体质测定标准》合格率和《国家学生体质健康标准》优秀率成为民生工程、健康工程、全民健身工程、学校体育发展工作的重要内容。监测结果也成为评估群众体育工作和学校体育工作的重要依据。

(4)确立了国民体质监测在健康中国规划和全民健身战略中的重要地位。2014年10月出台的《国务院关于加快发展体育产业促进体育消费的若干意见》将全民健身上升为国家战略,并明确提出"完善国民体质监测制度""为群众提供体质测试服务""定期发布国民体质监测报告"。2016年10月,中国共产党中央委员会、国务院颁布的《"健康中国2030"规划纲要》明确要求"开展国民体质测试,完善体质健康监测体系,开发应用国民体质健康监测大数据",并提出了《国民体质测定标准》合格率和《国家学生体质健康标准》优秀率的具体指标。

(5)催生了众多的有关国民体质、学生体质的调查报告和研究成果。在国家体育总局、国家国民体质监测中心、中国体育科学学会体质研究分会及教育部体育卫生与艺术教育司的引领下,近20年来,体质研究在"体质测量方法""体质测定标准""体力活动""增强国民体质的途径、方法""儿童少年身体发育"等方面取得了一系列丰硕的成果,并被应用于体质测量与评价、大众健身指导、学校体育教育等方面。

1.5 国民体质监测及意义

1.5.1 国民体质监测的定义

国民体质监测是指国家为了系统掌握国民体质状况，以抽样调查的方式，按照国家颁布的国民体质监测指标，在全国范围内（或在某一地区）定期对监测对象统一进行测试和对监测数据进行分析、研究。其主要目的是收集、了解我国国民的体质数据，从而估计国民的体质水平，并为制定相应的政策提供依据。

1.5.2 国民体质监测的意义

1. 动态把握中国人体质的变化情况

国民体质监测工作是一项定期、定指标、定方法、定样本（定点、定人群）、定人数，以测试和调查方法动态观察国民体质变化的工作。通过监测可以了解不同年代中国人体质的变化情况，从纵向上把握国民体质的情况。

2. 为政府决策和宏观调控提供科学的依据

国民体质监测是全民健身计划实施过程中的决策支持系统。通过持续、定期地开展这项工作，可系统地了解和研究不同年龄、性别、职业人群的体质状况、变化规律和发展趋势，把握全民健身和健身效果的动态信息，为政府决策和宏观调控提供科学的依据。

3. 推动全民健身活动的开展，促进国家经济建设和社会发展

在《体育发展"十三五"规划》中，把体质监测确定为全民健身公共服务体系中的一个主要内容，说明了体质监测服务于社会、服务于人民的重要性。

从 2000 年起，我国每 5 年进行一次国民体质监测。监测是由国家体育总局、教育部、卫生部、科技部、国家民委、民政部、财政部、农业部、国家统计局、中华全国总工会十部门共同领导联合进行的。

每 5 年一次的国民体质监测工作是各级国民体质监测中心的工作重点，从准备到实施再到完成需要 2~3 年的时间。其社会效益在于对全国（或某一地区）国民体质的状况和变化规律进行客观的描述，为政府部门尤其是体育、教育、卫生、科技、统计等职能部门的相关工作和决策提供依据，推动全民健身活动的开展，促进国民健康，促进国家经济建设和社会发展。

国民体质监测是政府行为，有国家的拨款作为支持。工作经费主要依据《国家体质监测工作规定》中的第十六条规定，由各级体育行政部门从其集中的体育彩票公益金中解决。

1.6 国民体质监测与国民体质测定的联系与区别

国民体质监测与国民体质测定是既有联系又有区别的两项工作。总的来说，"监测"是全国性的工作，全国性的测试，"监测"代表"面"，反映"面"；而"测定"则针对个体或某群体，反映的是"点"。

1.6.1 国民体质监测与国民体质测定的联系

国民体质监测与国民体质测定的联系主要表现在以下5个方面：

(1)国民体质监测是在国民体质测定的工作开展和研究的基础上促成国家以法令形式确定下来的工作。

(2)监测和测定采用的评价方法——《国民体质测定标准》和《国家学生体质健康标准》，是在国民体质监测工作的基础上制定和完善的，而随着时间的推移可根据体质监测结果进行相应的调整和修订。

(3)《国民体质测定标准》和《国家学生体质健康标准》的"达标"情况是国民体质监测结果分析的内容之一。

(4)国民体质监测的指标与方法会随着国民体质测定的广泛开展和研究的深入进行调整和完善。

(5)国民体质测定虽然可以随时随地进行，但其测定的数据可纳入本地区日常国民体质监测工作，随着大数据的广泛应用，也可纳入国家的监测。

1.6.2 国民体质监测与国民体质测定的区别

国民体质监测与国民体质测定的区别如表1.1所示。

表1.1 国民体质监测与国民体质测定的异同

内容	国家国民体质监测	日常国民体质测定
目的	动态掌握全民情况，为施政提供依据	评价个体或群体，指导科学健身
时间、范围	5年一次，全国统一行动	不定期，各自开展工作
指标、仪器	采用统一的指标、方法、仪器	仪器可以自选，指标可以增加
地点、人群、样本量	定点、定人群，大样本量	任何地方和人群，没有样本量要求
经费	国家拨款	多渠道筹款

续表

内容	国家国民体质监测	日常国民体质测定
质量控制	国家委派专人控制	自行控制
标准权限	运用和修订《国民体质测定标准》和《国家学生体质健康标准》	运用《国民体质测定标准》和《国家学生体质健康标准》
效益形式	公益，社会效益独占	公益与经营兼有，社会效益为主，经济效益为辅

(1) 组织工作。国家国民体质监测工作每 5 年进行一次，是政府行为，由国家体育总局、教育部、卫生部、科技部、国家民委、民政部、财政部、农业部、国家统计局、中华全国总工会十部门共同领导并联合进行的；国民体质测定以及《国民体质测定标准》的施行可随时随地进行，可以是政府行为，也可以是非政府行为。如体质监测中心、体检机构等部门根据本地区本单位人员、设备、经费等具体情况开展。

(2) 器材和方法。国民体质监测使用统一器材和方法，对确定的抽样点和人群进行监测，采用的指标较多，增加了胸围、腰围、臀围、皮褶厚度、背力、脉搏、血压等测试内容。监测中还涉及个人信息、生活、体力活动、锻炼等内容的社会学问卷调查。除此之外，国家国民体质监测不采用广泛测试的方法，一个省（自治区、直辖市）只设三个市（州）为国家监测点，共测试 7200 人，这三个市（州）2000 年定下后不能随意改变，保持监测的连续和稳定；国家国民体质监测采用分层随机整群抽样的方法。对抽样对象的地域分布（东南西北）、经济水平（好中差）、城乡、职业、性别、各年龄段人数等都有严格的要求，必须按规定监测，不能违反。各省（自治区、直辖市）本级国民体质监测可参照国家级监测，扩大样本进行。国民体质测定指标和方法以《国民体质测定标准》为基础，但可以不采用统一器材（须符合计量标准），也不分人群。此外，根据社会需求和具体条件可以增加测定指标和测定设备。

(3) 质量监控。国家国民体质监测工作程序和质量控制上要求严格，如要派驻质量控制监督员现场抽查、复测，数据需要录入两遍（避免差错），监测的数据要上报国家十部委等；国民体质测定在工作程序上无须统一要求，其他也视具体情况而定。

(4) 经费。国民体质监测的经费由国家拨款，国民体质测定是多渠道筹款。国民体质监测是公益性工作，而国民体质测定可以是公益性服务工作，也可以是非公益性服务工作。

1.7　体质测量的学科基础

国民体质监测与国民体质测定是随着国民经济的发展、体育运动实践的需要以及健康工作的需要，而逐步形成、建立并且开展的一项工作，它的学科基础是人体测量学。从广义来说，体质测量也属于预防医学的流行病调查范畴，由于目前的工作由政府的体育行政部门和教育行政部门主管，被认为是体育测量与评价的一个分支。体育测量与评价主要用于体育教学、运动训练和体育科研，其主要内容如图1.5所示。

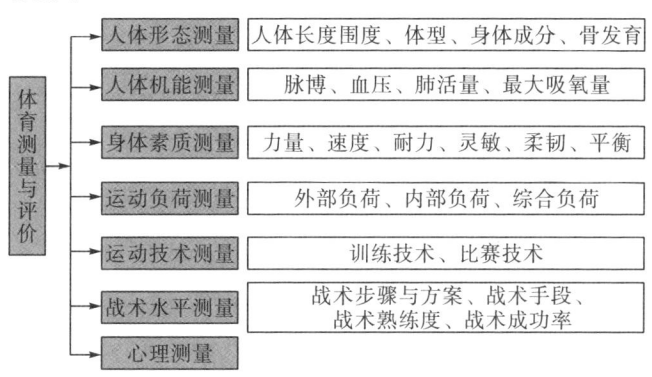

图 1.5　体育测量与评价的内容

国民体质测定是运用体育测量与评价的方法和手段，侧重对人体形态、机能、素质以及与健康相关的因素进行测量和分析评估，测量对象是 3~69 岁的国民。

做好国民体质测定工作，并能进行相应的评价、咨询和指导，必须具备人体解剖学、运动生理学、运动训练学、体育健身理论、营养学、健康管理的基础理论知识，另外还要涉猎统计学、科研方法、遗传学、医学、计算机等方面的知识。

【本章重点】

1. 体质的含义、体质与健康的关系。
2. 国民体质监测的意义。
3. 体质监测与日常体质测定的联系与区别。
4. 体质测定的学科基础。

【练习题】

1. 根据体质范畴的描述，归类列举不少于 15 个反映体质的指标。
2. 良好体质体现在哪些方面？
3. 根据查阅的资料，描述"健康标准"。要求：自己归纳总结，并列出条目。
4. 简述国民体质监测的重要意义。

参 考 文 献

[1] 中国国民体质监测系统课题组，国家体育总局科教司.中国国民体质监测系统的研究[M].北京：北京体育大学出版社，2000：11.

[2] 江崇民，张一民.中国体质研究的进程与发展趋势[J].体育科学，2008，28(9)：25-32.

[3] 中共中央、国务院."健康中国 2030"规划纲要[EB/OL].http：//www.gov.cn/zhengce/2016-10/25/content_5124174.htm[2016-10-25].

[4] 全国人民代表大会.中华人民共和国体育法[EB/OL].http：//www.sport.gov.cn/n315/n331/n399/c566758/content.html[2016-11-02].

[5] 中共中央、国务院.全民健身计划纲要[EB/OL].http：//www.sport.gov.cn/n315/n331/n401/c573866/content.html[2016-11-02].

[6] 国家体育总局.全民健身条例[EB/OL].http：//www.sport.gov.cn/n315/n331/n400/c573856/content.html[2016-11-02].

[7] 国家体育总局.国民体质监测工作规定(体群字〔2001〕6号)[EB/OL].http：//baike.baidu.com/view/438276.htm[2016-11-01].

[8] 国家体育总局.体育发展"十三五"规划[EB/OL].http：//www.sport.gov.cn/n10503/c722960/content.html[2016-11-02].

[9] 张华.清末民初体格检查论的兴起及其实践[J].历史教学，2012，(22)：32-41.

[10] 廖文科，张芯，马军.中国学生体质与健康调研(监测)发展及其制度建立[J].中华预防医学杂志，2012，46(9)：771-775.

[11] 王康久，刘国柱，王甲午，等.北京卫生大事记第一卷·补遗[M].北京：北京科学技术出版社，1996：421.

[12] 马军.中国学校卫生政策体系建设[J].中国学校卫生，2015，36(2)：161.

[13] 教育部教育年鉴编纂委员会.第二次中国教育年鉴[M].上海：商务印书馆，1948.

[14] 张艺宏，孙君志，李宁.我国1943～2014年儿童少年身高体重生长变化分析[J].中国学校卫生，2016，37(10)：1578-1581.

[15] 中国学生体质与健康研究组.2010中国学生体质与健康调研报告[R].北京：高等教育出版社，2012.

第 2 章　国民体质监测的实施

2.1　国民体质监测工作的有关规定

国民体质监测工作是一项大规模的社会调查活动，也是一项浩大的工程，需要社会各部门和各领域的支持，尤其是体育部门和教育部门必须高度重视，扎实推进。因此，必须要有相应的政策、规定、措施作为保障与推手。随着体质监测工作逐步、广泛的开展，以国家体育总局、教育部牵头的行政主管部门在各个阶段都出台了一系列政策性、规定性、指导性文件，如图2.1所示，从各方面促进了国民体质监测工作的有序开展。

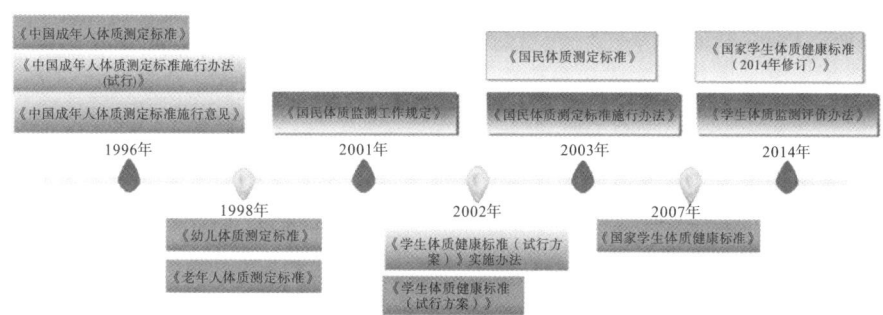

图 2.1　体质测定标准与体质监测工作规定历程图示

1.《中国成年人体质测定标准施行意见》

1996年7月，《中国成年人体质测定标准》颁布，国家体委第二十二号令发布实施《中国成年人体质测定标准施行办法（试行）》，与此同时出台了《中国成年人体质测定标准施行意见》。

《中国成年人体质测定标准施行意见》共27条，提出"施行《中国成年人体质测定标准》旨在通过对成年人进行体质测定，评定体质状况，检验体育锻炼效果，以增强体育意识，提高人民的生活质量，为社会发展服务"，对基本任务、工作原则、规划部署、检测员和检测站、有关管理、成年人体质监测系统等提出了全面的规定和意见，并把施行《中国成年人体质测定标准》工作的成效列入省（自治区、直辖市）的群体工作评比。

2.《国民体质监测工作规定》

2001年2月,国家体育总局、中华全国总工会、国家发展计划委员会、教育部、科技部、国家民委、民政部、财政部、农业部、卫生部、国家统计局印发了《国民体质监测工作规定》。这个规定共6章25条,包括总则、网络构建与职责、组织实施与物质保障、结果公布与资料保管、奖励和处罚、附则,参见附录1。这个规定对国民体质监测工作做出了全面的规范,尤其对监测网络、监测数据保管和处罚进行了相应规定。《国民体质监测工作规定》是国民体质监测的纲领性文件,也是工作的法规,国民体质监测的一切工作都要围绕这个规定进行。

3.《国民体质测定标准施行办法》

在2000年首次国民体质监测顺利结束后,通过对1996年版的《中国成年人体质测定标准》和1998年版试行的"幼儿体质测定标准"和"老年人体质测定标准"进行修订,2003年7月4日,国家体育总局颁布了《国民体质测定标准》。为推动和规范《国民体质测定标准》的施行工作,指导国民科学健身,促进全民健身活动的开展,提高全民族的身体素质,根据《中华人民共和国体育法》和《全民健身计划纲要》等有关规定,由国家体育总局、教育部、国家民委、民政部、劳动保障部、农业部、卫生部、工商总局、中华全国总工会、共青团中央、中华全国妇女联合会(以下简称全国妇联)联合制定和发布了《国民体质测定标准施行办法》。《国民体质测定标准施行办法》与《国民体质测定标准》(以下简称《标准》)同时颁布,对国民体质测定标准施行的原则、管理部门、经费、建站条件、工作措施等进行了规定,使国民体质测定标准施行工作的开展有了政策依据。其全文参见附录2。

4.《学生体质健康监测评价办法》

2002年7月,教育部、国家体育总局颁布《学生体质健康标准(试行方案)》,同时出台了《学生体质健康标准(试行方案)》实施办法。《学生体质健康标准(试行方案)》实施办法对《学生体质健康标准》的实施做出了明确的规定,例如,"学生毕业时《学生体质健康标准》成绩达到60分为及格,准予毕业",等等。

2013年,教育部组织实施了《国家学生体质健康标准》修订工作,并于2014年颁布了《国家学生体质健康标准(2014年修订)》和《学生体质健康监测评价办法》。《学生体质健康监测评价办法》将学生体质健康监测和评价工作提升到更加重要的位置,提出各地要将学生体质健康监测评价纳入教育现代化指标体系，作为考试制度建设和改革的重要内容，逐步形成科学规范、导向明确、诚信可靠、保障有力的学生体质健康监测评价制度；要加大经费投入力度；要将组织开展体质健康测试计入教师工作量；要加强测试场地、设施和器材等条件的建设；要加强相关技术的培训。《学生体质健康监测评价办法》从实行全体学生测试制度、完善上报数据审查制度、建立数据抽查复核制度、建立体质健康研判制度、实行监测结果公示制度、有效应用监测评价结果等方面作出了规定，参见附录3。

2.2 国民体质监测系统

2.2.1 监测指标子系统

监测指标体系是国民体质监测系统的基础。建立一套适用于监测、诊断和评价群体和个体体质的监测指标体系十分重要，因为它不仅能定期地反映出中国国民不同群体体质的现状和特征，为国家有关部门制定体育政策提供理论依据，而且还为每一个个体了解自身的体质状况提供准确的依据，为全民健身活动提供指导，同时还为我国全民健身、全民健康工作的深入开展打下坚实的理论基础。

监测指标系统是1996~1999年我国国民体质研究专家结合国内外多年来对不同群体国民体质的研究成果，通过文献研究、专家论证、实验研究，应用数理统计学原理与方法，筛选和确定了一套完整的国民体质监测指标。指标的筛选见4.1节。在筛选指标的过程中必须严格遵循以下4个原则。

(1)全面性原则。体质是身体形态、生理机能、身体素质和心理适应方面综合的表现，要对群体和个体的体质水平进行评价，应根据以上几个方面全面综合地选取指标进行测定，从而进行科学的监测和评价。

(2)连续性原则。要充分考虑监测人群体质特征的共性和特性，使所确定的指标既能反映出国民体质的现状和时代特征，又能为国家长期观察和了解国民体质的发展趋势提供重要的参考依据。这就是说，指标体系中既要包含从儿童到老年都能贯穿使用的共性指标，又要包含符合各群体特点的特性指标。这样，从理论上和实践上都能保证今后的监测工作具有良好的系统性和连续性。

(3)可行性原则。在筛选指标时，既要高度重视指标的科学性和可靠性，又要充分考虑指标在实际测试过程中的可行性和可操作性。

(4)实效性原则。对监测指标的选择尽量做到少而精，充分考虑监测实施过程中的简便和实效。

从目前国内外体质研究的范畴看，大规模群体体质研究的内容主要包括三个方面：体格发育水平、生理机能水平、身体素质（运动能力水平）。对心理状况和适应能力方面的研究还不多，尤其是缺乏能较好地反映心理状况和适应能力的定量化指标，故而在实际测试和监测过程中，较难选择到既有科学性，又可操作、简单易行的指标。为此，在选择监测指标时，将此问题留待今后研究中解决。总之，对学龄前儿童、儿童青少年、成年和老年4个群体监测指标的筛选和确定，重点考虑体格发育、生理机能和身体素质。

为了更好地了解受试个体和群体的体质现状，一般需要进行体质综合评价，以便获取各种有效信息，并使监测结果更加符合调查对象的特点。为了达到这一目的，在对初选指标进行筛选时，应对其"三性"进行检验。"三性"是指所选指标本身应具备如下三个特点。

(1)可靠性。测试中受技术因素和主观因素的影响较小，重复测量结果的一致性高。

(2)有效性。符合评价目的，能有效地反映出所要测量的某一体质特征的属性。

(3)客观性。测量的程序和方法科学规范，测量的结果能够被准确定量。

凡是能达到上述"三性"要求的指标，其所获得的测量数据不仅能反映个体差异，而且不同阶段的结果还能比较准确地反映出体质的动态变化特征。

简而言之，对监测指标的"三性"检验，实际上就是对各指标在初选过程中的信度和效度检验过程，它对指标体系的确立起着至关重要的作用，也是国民体质监测系统研究中一项重要的基础工作。

国民体质监测指标体系研究建立过程如下：

(1)确定学龄前儿童、儿童青少年、成年和老年4个群体体质监测基本内容，包括身体形态、生理机能、身体素质和运动能力三个方面。

(2)通过文献研究法收集反映4个群体体质特征的初选指标。如学龄前儿童有初选指标34项、老年人有40项。

(3)通过实验法收集学龄前儿童、老年人的数据；选择已有的儿童青少年、成年人数据。

(4)数理统计和理论分析，检验测试指标的"三性"。

(5)专家论证最终确定4个群体的体质监测指标，并纳入监测体系。其中，学龄前儿童14项；大、中、小学学生13项；成年人21项；老年人16项（见表2.1）。

监测指标体系建立的技术路线如图2.2所示。

表 2.1 监测指标一览表

项目	测试指标	幼儿组 (3~6岁)	成年甲组 (20~39岁)	成年乙组 (40~59岁)	老年组 (60~69岁)
形态	身高	●	●	●	●
	坐高	●			
	体重	●	●	●	●
	胸围	●	●	●	●
	腰围		●	●	●
	臀围		●	●	●
	上臂部皮褶厚度	●	●	●	●
	腹部皮褶厚度	●	●	●	●
	肩胛部皮褶厚度	●	●	●	●
机能	安静脉搏(心率)	●	●	●	●
	收缩压		●	●	●
	舒张压		●	●	●
	肺活量		●	●	●
	台阶试验		●	●	
素质	立定跳远	●			
	网球掷远	●			
	坐位体前屈	●	●	●	●
	10米折返跑	●			
	走平衡木	●			
	双脚连续跳	●			
	握力		●	●	●
	背力		●		
	纵跳		●		
	俯卧撑(男)		●		
	1分钟仰卧起坐(女)		●		
	闭眼单脚站立		●	●	●
	选择反应时		●	●	●

注：●表示该年龄组测试项目，7~19岁学生测试指标见表4.4。

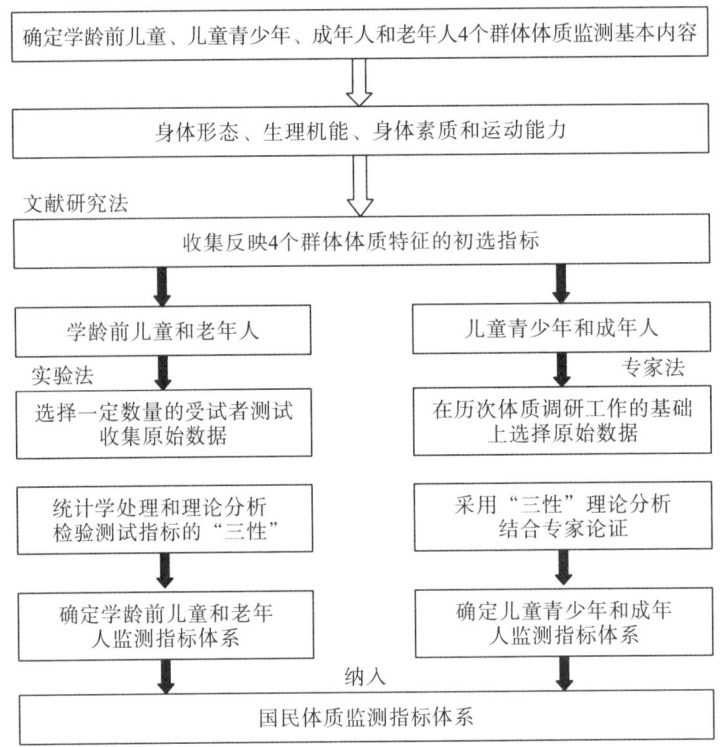

图 2.2　体质监测指标体系建立的技术路线

2.2.2　监测网络子系统

监测网络采取三三配置和布局，即三级监测网点和三级国民体质监测中心。

1. 监测网点布局的原则

合理选择监测网点并进行适当布局，是建立中国国民体质监测系统的重要内容之一，主要目的是保证监测样本的全国代表性、监测数据的可靠性等。在设计监测网点布局时遵循以下三个基本原则。

1) 抽选的样本能反映人群间的差异

从网点布局中抽出的样本，应能充分反映出我国人群中存在的三个重要差异。

(1) 不同区域间表现出的人群体质特点、规律和差异，包括不同地理、不同气候、不同生态条件等。

(2) 居住在不同社会经济状况地区之间人群的体质特点、规律和差异。

(3) 能较为准确地反映出以下 4 个监测群体在体质方面的主要差异和发展趋势。

学龄前儿童：主要反映家庭在社会经济、文化、教育水平的差异，以及这些差异对生长发育的影响。

儿童青少年：主要反映城乡差异、南北差异和民族差异。

成年人：主要反映不同行业、工种和职业以及不同生活环境间的差异。

老年人：主要反映不同生活水平、教育程度，以往不同职业特点、体育锻炼方式等导致的差异。

2）选择网点地区时必须考虑国情

我国地域辽阔，人口众多，各地区间的差异较大。因此，确定国民体质监测网点布局时，应分阶段、逐步地扩大网点地区和监测范围，并将所有的省（自治区、直辖市）都作为一级网点。

3）网点地区应具备一定的工作基础

工作基础包括以下5个方面：

(1)当地体育行政部门和政府部门对国民体质监测工作支持，并有一定的投入。

(2)拥有能保质保量完成监测任务的专业人才梯队。

(3)当地人群随着生活水平的提高，开始或已经具有强烈的自我保健意识。

(4)社区及相关单位的各种组织、设施、管理体制基本完善，能顺利组织、开展各种群众性的体育锻炼和保健活动，能顺利组织群众参加国民体质监测的测试。

(5)通过实践，积累有一定数量的有关本地区人群体质状况的基础资料。这些基础资料不仅可用于对开展全民健身活动前后群众体质状况的比较，也能用于今后对各监测人群在体质方面的变化趋势等进行动态的分析和评价。如学龄前儿童和儿童青少年人群中的生长发育长期趋势、老年人在生理衰老过程中所发生的变化。

随着国民经济的飞速发展，国家和各省（自治区、直辖市）对国民体质监测的高度重视，监测网点布局在2000年第一次国民体质监测工作时已经基本形成，并在2005年、2010年、2014年的国家国民体质监测工作中得到沿用和进一步巩固。

2. 国家国民体质监测二级网点构成

国家国民体质监测三级网点是由监测网点第一级、监测网点第二级、监测网点第三级三部分构成的，如图2.3所示。

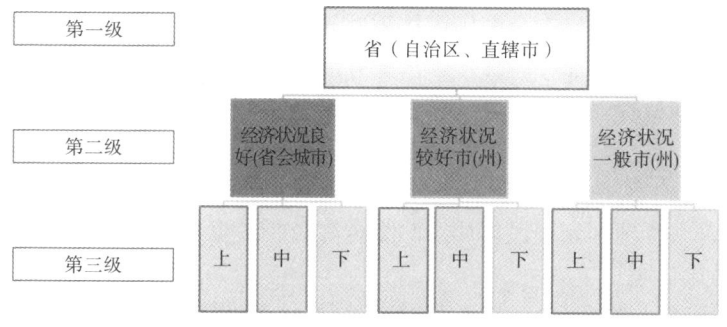

图2.3　国家国民体质监测三级网点示意图

监测网点第一级：省（自治区、直辖市）国民体质监测点，抽样人数为7200人（幼儿1600人、成年人4800人、老年人800人），全国共计223200人。

监测网点第二级：市（州）国民体质监测点，根据社会经济水平分经济状况良好（省会城市）、经济状况较好市（州）、经济状况一般市（州）三个片区，随机整群抽样，抽样人数共为2400人。

监测网点第三级：选定的机关、学校、幼儿园、工厂、企业、农村等，不能随意变动。

3. 国家国民体质监测三级网络构成及各级监测中心的任务

国家国民体质监测三级网络是由网络第一级、网络第二级、网络第三级三部分构成的，如图2.4所示。

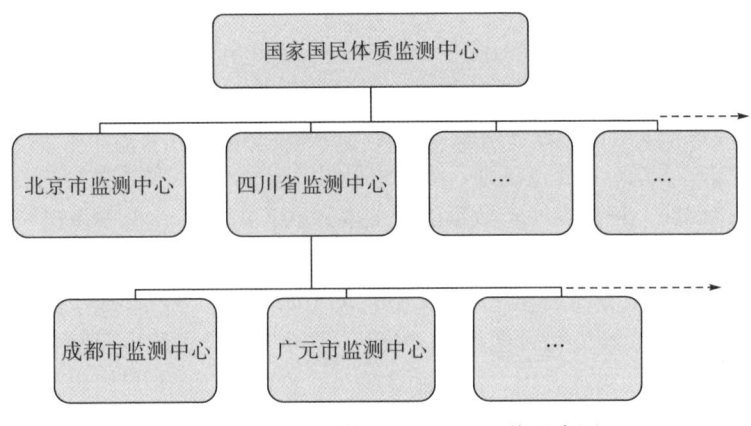

图2.4　国家国民体质监测三级网络示意图

1）网络第一级

网络第一级是指国家国民体质监测中心，其任务包括：

(1)拟制全国国民体质监测工作方案。

(2)培训全国国民体质监测工作人员。

(3)协助进行国民体质监测器材维护，编制数据登录书、手册和软件。

(4)指导、监督、检查全国国民体质监测工作。

(5)编印监测工作简报，宣传、指导开展监测工作。

(6)收集、整理、保存监测工作音像资料。

(7)验收、汇总、统计运算和研究分析国民体质监测数据，向国家体育总局报送监测结果。

(8)完善和管理国家国民体质监测数据库及相关资料档案。

2）网络第二级

网络第二级是指省（自治区、直辖市）国民体质监测中心，其任务包括：

(1)拟制本省（自治区、直辖市）国民体质监测工作方案。

(2)培训本省(自治区、直辖市)国民体质监测工作人员。
(3)发放、维护监测器材,发放数据登陆书、工作手册和软件。
(4)指导、监督、检查本省(自治区、直辖市)国民体质监测工作。
(5)编印监测工作简报,宣传、指导开展监测工作。
(6)收集、整理、保存监测工作音像资料。
(7)验收、汇总本省(自治区、直辖市)国民体质监测数据,并连同数据登录书报送国家国民体质监测中心。
(8)研究分析本省(自治区、直辖市)国民体质监测数据,向省(自治区、直辖市)体育行政部门报送监测结果。
(9)完善和管理本省(自治区、直辖市)国民体质监测数据库及相关资料档案。

3) 网络第三级

网络第三级是指地(市)国民体质监测中心,其任务包括:
(1)拟制本地(市)国民体质监测工作方案。
(2)培训本地(市)国民体质监测工作人员,组建监测队,开展监测工作。
(3)宣传监测工作,收集、整理、保存监测工作音像资料。
(4)检查、验收、汇总监测队送交的数据登陆书,并将数据登陆书报送本省(自治区、直辖市)国民体质监测中心。
(5)总结监测工作,写出本地(市)监测报告。

2.2.3 计算机管理子系统

建立国民体质监测系统需要涉及几十个省(自治区、直辖市),几十万样本,上千万的数据,如果用手工处理数据将要耗费巨大的人力、物力和时间,无法实现监测系统的许多要求。因此,建立计算机数据管理系统是非常必要的。例如,2014年共抽取和测试531849人,其中,幼儿50702人、儿童青少年(学生)308725人、成年人146703人、老年人25719人,获得有效数据超过2000万个,涉及31个省(自治区、直辖市)的2904个机关单位、企事业单位、学校、幼儿园和行政村。

建立计算机数据管理系统可以很快速地完成数据的储存、查询、编辑、打印、统计、评价等功能,为国民体质监测工作的顺利实施提供必要条件。

计算机数据管理系统要求操作简便、运行速度快、功能齐全,能够实现的功能包括对体质监测原始数据的录入、查询、编辑修改、存储、打印,对体质监测数据的校验,对体质监测数据快速统计和打印,体质评价。计算机数据管理流程与模块如图2.5所示。

计算机数据管理系统由学龄前儿童组、儿童青少年组、成年组和老年组4部分组成,4个部分相对独立,处理数据的方法和操作过程完全一致。

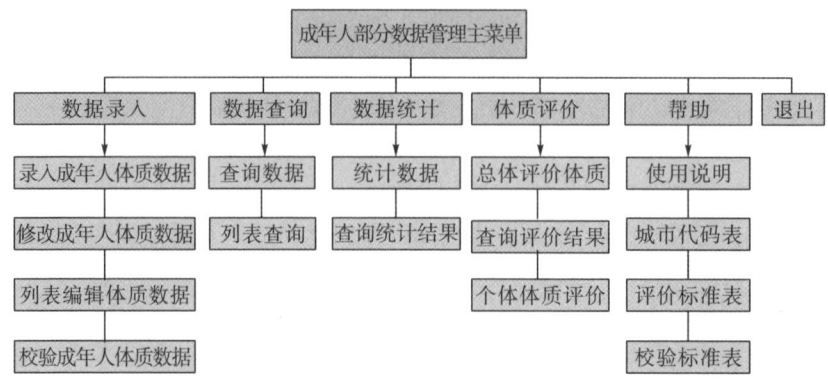

图 2.5　计算机数据管理流程与模块示意图

2.3　国民体质监测工作方案

国民体质监测工作方案(附录 4)是本级体育行政部门会同教育部、卫生部、科技部、国家民委、民政部、财政部、农业部、国家统计局、中华全国总工会联合制定的。工作方案是为确保监测工作的顺利实施,并达到预期目的而制定的规定和计划。它对监测对象与抽样、监测内容、监测经费、监测器材、工作步骤、工作要求都做出具体的部署,以保证全国(或本地区)一盘棋,步调统一。工作方案大体上会保持一贯性,但也会根据每次监测工作的具体情况进行部分修改制定,它与监测工作细则和监测数据录入软件共同成为每次体质监测工作实施的最重要工作文件。

全国国民体质监测工作每 5 年进行一次,一次监测从准备到测试完成,再到完成监测报告,国家层面需要 3 年左右时间,各省(自治区、直辖市)需要 2~3 年时间。各省(自治区、直辖市)必须按照全国的统一步骤进行。工作步骤是工作方案中的重点。

下面以某省(2014 年)第四次国民体质监测工作步骤为例,简述一个监测周期的工作步骤。该省体育局计划在配合国家国民体质监测完成本省三个国家监测点工作的同时,开展全省国民体质监测。在制定本地区工作方案前,省体育局派人参加 2013 年底全国国民体质监测培训班培训,并获得第四次国家国民体质监测工作方案和工作手册。

1. 准备阶段(2014 年 1~4 月)

1)制定工作方案

(1)2014 年 1 月底前,省体育局会同有关部门制定并下发某省《2014 年国民体质监测工作方案》。

(2)2014 年 3 月底前,各市(州)制定并向省国民体质监测中心报送本市(州)国民体质监测工作方案(包括组织领导、监测网络、监测队队数及人数、培训时间、监测时间、器材配备计划及到位时间、工作流程、经费落实情况等详细内容)。

2)培训人员

(1)省体育局群体处和省国民体质监测中心计划 2014 年 3 月中旬举办全省国民体质监测技术骨干培训班,聘请有关专家和学者培训省体质监测人员。

(2)培训教材使用总局编写的《2014 年国民体质监测工作手册》,主要内容包括工作方案、检测方法、质量控制方法、器材使用方法等。

(3)参加培训的人员须参加理论与测试操作考核,合格者颁发 2014 年国民体质监测测试人员培训合格证书。

(4)各市(州)也应在 2014 年 4 月底前组织相应的培训,严格按要求培训一支业务精湛、技术娴熟的测试队伍。

3)发放监测仪器,制作、发放数据登录书、工作手册及录入软件

(1)2014 年 2 月底前,省体育局进行监测器材招标,并购买、制作数据登陆书、工作手册及录入与评价软件。

(2)2014 年 4 月底前,省国民体质监测中心将监测仪器、数据登录书、工作手册及录入与评价软件发放到市(州)监测点。

2. 测试阶段(2014 年 5~8 月)

(1)各市(州)可根据本地区的气候等情况,在此期间内自行确定测试时间,测试自开始之日起,须在 3 个月内完成本市(州)所承担的监测任务,国家监测点须在 2 个月内完成所承担的监测任务。

(2)省体育局和国民体质监测中心根据各市(州)的测试时间,将组织人员在测试现场进行质量监控及检查、督导工作。

(3)国家监测点测试进度随时向国家国民体质监测中心汇报。

3. 数据处理阶段(2014 年 9 月~2015 年 1 月)

(1)2014 年 9 月底前,国家监测点将数据登陆书及监测工作总结报送省国民体质监测中心。省国民体质监测中心将汇总国家监测点的数据登陆书报送国家国民体质监测中心。

(2)2014 年 9~11 月,各市(州)整理数据登陆书、录入数据、撰写监测工作总结。

(3)2014 年 12 月底前,各市(州)将数据连同监测卡片及监测工作总结报送省国民体质监测中心。

(4)2015 年 1 月底前,省国民体质监测中心完成全省监测数据的检查验收、统计,并将结果报送省体育局和省统计局。

4. 总结阶段(2015 年 2 月~2016 年 6 月)

(1)2015 年 2~8 月,省国民体质监测中心组织撰写《某省 2014 年国民体质监测公报》。

(2)2015年9月底前,省体育局会同有关部门召开监测结果发布会。

(3)2015年9月~2016年1月,省国民体质监测中心组织撰写、出版《某省2014年国民体质监测报告》。

(4)2016年2~7月,省国民体质监测中心组织撰写、出版《某省2014年国民体质监测研究报告》。

国民体质监测必须按照国家、省(自治区、直辖市)的统一安排进行,工作内容、工作步骤、时间节点要与上一级监测中心同步。省级单位的国民体质监测实施流程如图2.6所示。

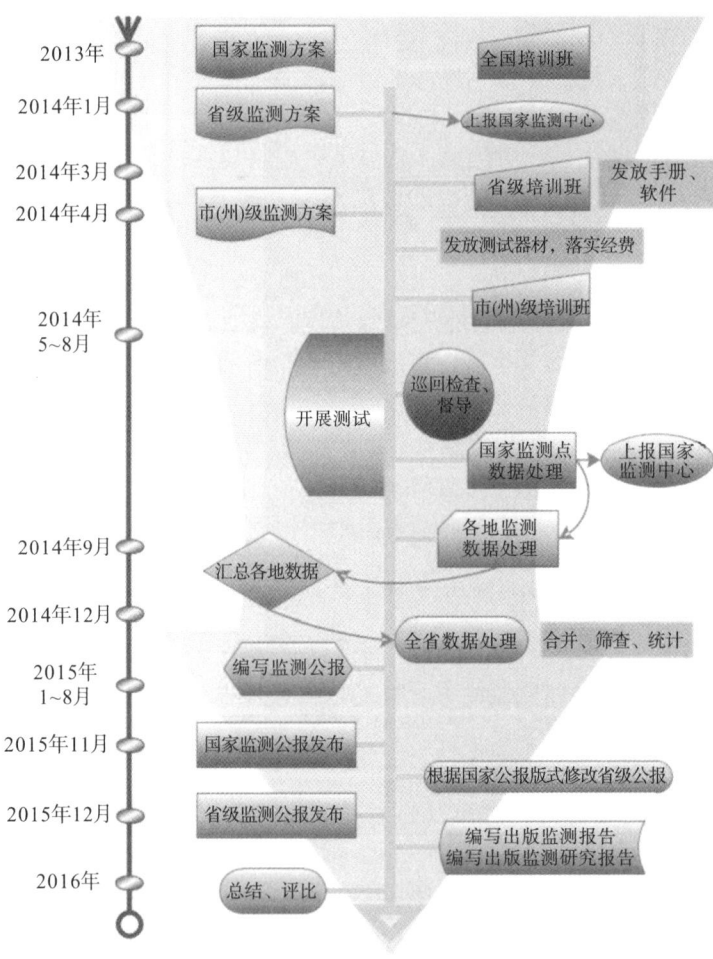

图2.6 国民体质监测实施流程图

2.4 国民体质监测工作细则

2.4.1 测试前的准备工作

1. 测试队组建

1)测试队构成

各省(自治区、直辖市)根据监测工作实际需要,组建若干测试队,各测试队尽量做到人员稳定、专业结构合理。各测试队需要填写体质监测测试队员登记表(表2.2)。按照测试指标、测试仪器、测试人员"三固定"原则进行分工,测试人员须持有国民体质监测测试人员培训合格证书方能上岗。测试队至少由15人组成(女性至少3名),其中包括:

(1)队长1名,负责全队的组织、协调、测试和验收等工作。

(2)测试人员10名,分为形态、机能和素质三个组,各组承担相应的测试任务,体重、围度和皮褶厚度指标应由同性别测试人员进行测试。

(3)检验人员1名,负责检测误差检验和数据登录书验收。

(4)问卷调查填写人员2名,负责填写问卷调查表。

(5)专业医务人员1名,负责测试现场的医务保障工作,确保发生意外伤害事故时能够及时进行处理,同时负责血压和安静脉搏的测试工作。

表2.2 国民体质监测测试队员登记表

_____省(自治区、直辖市)_____市(州)_____县(区)_____测试队

姓名	性别	年龄	工作单位	学历	专业	测试指标/工作内容	备注

2)人员培训

(1)培训方式。人员培训实行三级培训,即由国家级、省(自治区、直辖市)级和市(州)级,自上而下进行培训。各省(自治区、直辖市)级监测中心的技术骨干由国家体育总局、国家国民体质监测中心组织培训,考试合格者颁发国民体质监测测试人员培训合格证书;其他测试技术人员由省(自治区、直辖市)级或市(州)级国民体质监测中心组织培训,培训教师由参加过国家级国民体质监测培训,并持有合格证书者担任。

(2)培训教材。培训教材使用国家体育总局、国家国民体质监测中心编写的《国民体质监测工作手册》(图2.7),其主要内容包括工作方案、检测方法、质量控制方法、器材使用方法等。

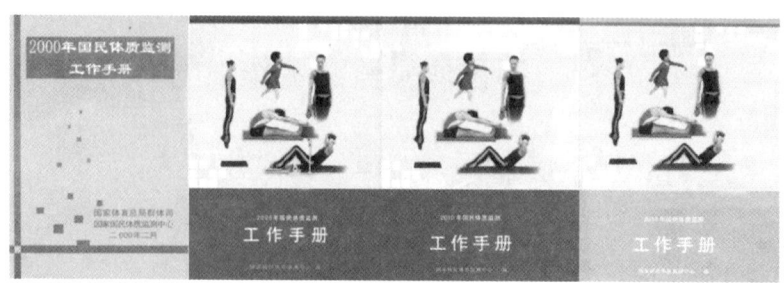

图 2.7　2000~2014 年国民体质监测工作手册式样

(3)考核方式。考核方式包括理论考试与测试操作考核两部分。其中,理论考试采取闭卷形式,试题从国民体质监测培训考试题库中随机抽取,考试时间 100min;测试操作考核采取每人随机抽测 4~6 个检测指标的形式进行。理论考试与测试操作考核均合格者,颁发国民体质监测测试人员培训合格证书。

2. 质量控制的准备

国家国民体质监测中采用了"质量控制网络系统"平台,对全国各监测点的数据采集过程的质量和进度进行跟踪,各省(自治区、直辖市)国民体质监测中心应抽调专门人员作为质量监督员,并配备相应工作设备(便携式电脑、上网卡),负责国家监测点的测试质量控制,并使用"质量控制网络系统"上报相关数据等。

3. 场地准备

室内测试场地应地面平坦、宽敞、明亮,有利于测试仪器的摆放、人员的组织和分流。机能指标的测试应选择在较为安静的场所进行。体重、围度和皮褶厚度指标的测试应按性别分开进行。

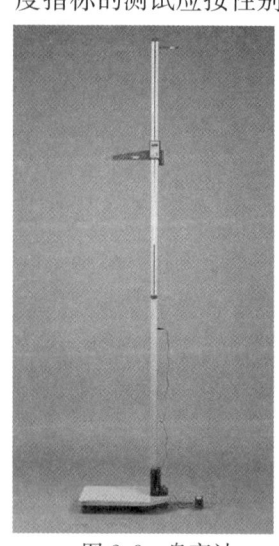

图 2.8　身高计

4. 器材准备

必须使用由国家体育总局统一配发的国民体质监测成套器材。器材使用前须由专业技术人员按照使用要求进行安装、调试和校验,确保测试仪器能正常使用,同时测试人员必须熟练掌握仪器的使用方法。器件的校验方法如下。

(1)身高计。打开电源开关,待仪器进入正常工作状态后,使用 150cm 长的标准钢尺进行校验。将钢尺的"0"点放在身高计的底板上,并使钢尺紧靠身高计立柱;然后,将身高计水平板向下滑动至钢尺上端,比较身高计的测试数值与钢尺的额定长度,误差不超过 0.1cm 为符合要求。身高计如图 2.8 所示。

(2)体重秤。打开电源开关,待仪器进入正常工作状态后,将备用的10kg、20kg、30kg重的标准砝码或等重标定物分别放置在体重计的量盘上,如果显示屏上显示的数值与砝码重量相同,表示仪器准确;再将备用的100g重的标准砝码加到量盘上,如果显示屏上显示的数值增加了0.1kg,表示仪器灵敏度符合要求。体重秤与校准砝码如图2.9所示。

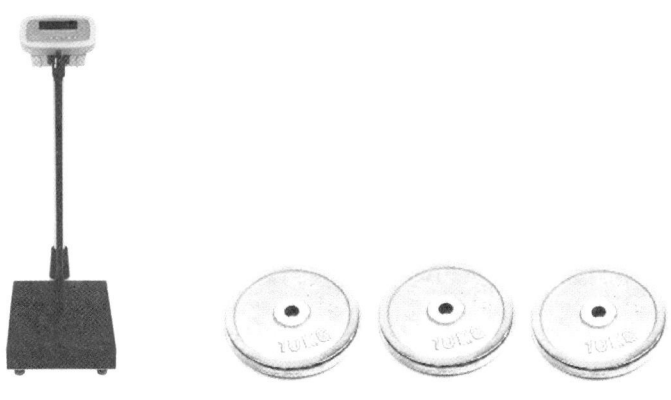

图2.9 体重秤与校准砝码

(3)肺活量计。打开电源开关,待仪器进入正常工作状态后,使用2000mL容量的气体容积测量器(作为校标)对肺活量计进行校验。先拉动测量器的活塞到最大刻度,再将测量器的出气口与肺活量计的进气口紧密连接,然后,缓慢地推动活塞将测量器内的气体全部注入到肺活量计中。如果肺活量计的刻度值在2000±40mL区间内,表明肺活量计符合要求(图2.10)。

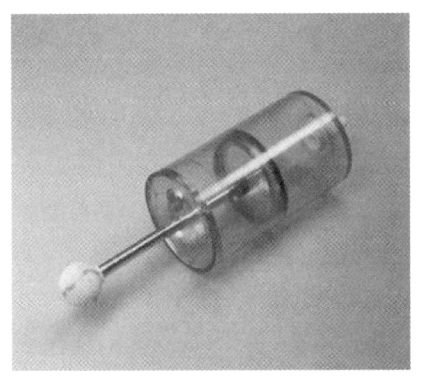 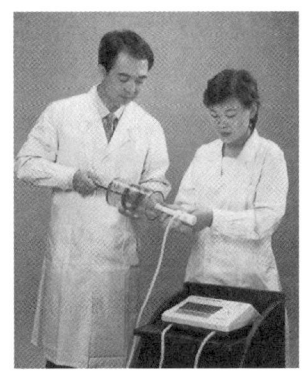

图2.10 肺活量计的校验

(4)尼龙带尺。使用标准钢尺与尼龙带尺对比,如果每米误差不超过0.2cm,表明带尺准确,符合要求。图2.11为尼龙带尺实物图。

(5)秒表。按照北京时间对秒表进行校验,如果每分钟误差不超过0.2s,表明秒表准确,符合要求。图2.12为秒表实物图。

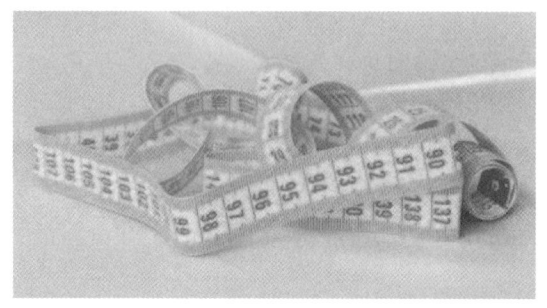 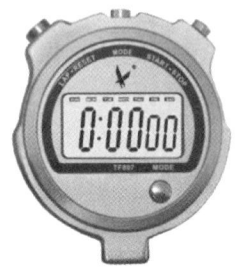

图 2.11　尼龙带尺　　　　　　　　　图 2.12　秒表

(6) 血压计。检查水银柱式血压计的橡胶球、橡胶管、气阀旋钮是否能够正常使用。图 2.13 为水银柱式血压计实物图。

(7) 皮褶厚度计。调整"0"位：将皮褶厚度计上下两臂接点合拢，检查指针是否指在"0"位，如不在"0"位，轻轻转动刻度盘，使指针对准"0"位。

校正压力：在皮褶厚度计下侧臂顶端的小孔上挂校验砝码(200g)，使下侧臂的根部与该臂顶端的接点呈水平线，如果指针处在 15～25mm(红色区域)范围内，说明钳口压力符合要求，无须调节旋钮。如指针位于 25mm 以上，说明压力偏低，须卸下砝码，向左侧方向转动旋钮；如指针位于 15mm 以下，说明压力偏高，须卸下砝码，向右侧方向转动旋钮，直至指针调至符合要求(图 2.14)。

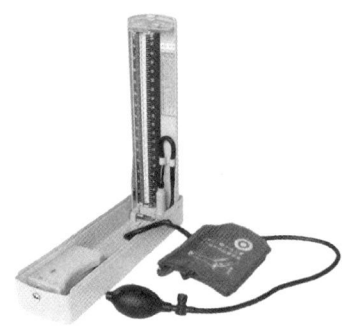 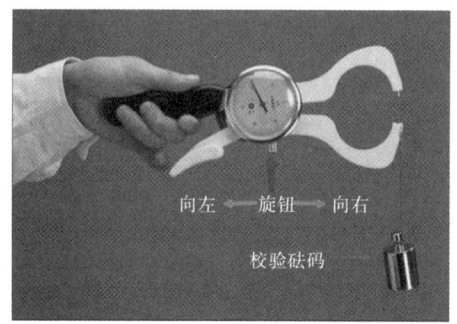

图 2.13　水银柱式血压计　　　　　　图 2.14　皮褶厚度计的校验

2.4.2　测试工作

1. 问卷调查

问卷调查是每个受试者在监测现场做的第一个事项，问卷调查的内容印制在数据登录书内，在进行体质测试前需独立填写完成。具体内容和内容要点解析参见《2014 年国民体质监测工作手册》。

问卷调查的目的是结合客观的体质测试考察个体和群体的意识、行为及其影响因素。

问卷调查属于纯社会学调查,将体质测试与社会环境和个体的日常行为,尤其是体力活动、体育锻炼行为联系起来,更全面、细致、深入地分析体质形成的影响因素,分析社会变迁造成的体质变化。现代社会随着经济、科技的发展,劳动和工作形式、日常生活行为等发生了根本性改变,诸多因素致使人们的体力活动急剧下降,静态生活时间显著增加,身体形态增长,尤其是超重、肥胖日渐严重,身体素质难以保持。通过问卷调查可在一定程度上了解人们目前工作、生活、休闲、锻炼等行为的特征,结合体质测试数据进行分析研究,达到宣传、提倡、鼓励有利于增强体质、促进健康的良好行为的目的。将社会因素与体质数据结合分析是国内外有关研究的新思路、新途径。

2. 监测指标的测试方法

全身骨骼和主要骨性标志(图 2.15)可作为测量定点的参照。形态、机能、素质指标测试方法见本书第 4 章。

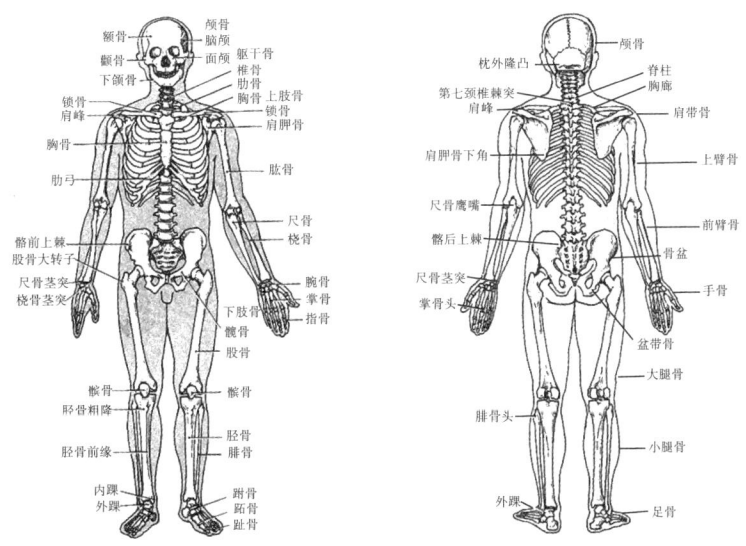

图 2.15 全身骨骼和主要骨性标志

3. 检测流程

测试按机能类指标(脉搏、血压和肺活量)→形态类指标→素质类指标→台阶试验的顺序进行,即先静态后动态,先易后难(图 2.16)。如果上述流程确有困难,在确保先完成脉搏、血压测试的前提下,形态、机能和素质类指标可交叉进行,但台阶试验必须安排在最后进行。测试完毕后,数据登录书由检验员统一收回,进行检验。

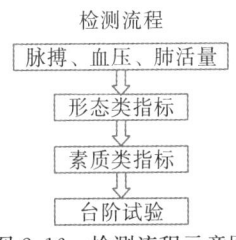

图 2.16 检测流程示意图

4. 对测试人员的要求

(1) 提前 30min 进入测试现场，做好检查、校正仪器等各项准备工作。
(2) 测试前，应向受试者介绍测试要求。
(3) 及时复查数据，以便现场补测。
(4) 严格执行监测的各项要求，不得擅自改变监测内容、测试方法及检验的质量要求。

5. 对受试者的要求

(1) 测试前 12h 内，应避免剧烈运动或重体力劳动及饮酒。
(2) 保持测试现场安静。
(3) 需要按各项测试要求尽力认真完成每项测试。
(4) 测试着装要求：应穿运动衣、裤、鞋。其中，形态测试时，男性穿短裤，女性穿短裤、背心或短袖衫。
(5) 素质测试前要做好准备活动，测试后做好整理活动，以免受伤。
(6) 原则上每位受试者的所有检测指标应在一天内完成，若遇特殊情况也必须在一周内完成。

6. 数据登录书填写方法

国民体质监测数据登录书(以下简称登录书)式样如图 2.17 所示。

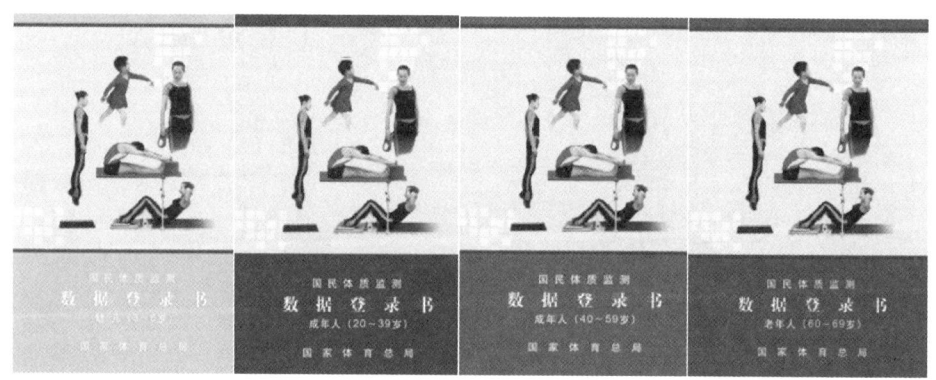

图 2.17　国民体质监测数据登录书式样

1) 登录书的结构

(1) 首页部分，包含受试者的姓名、性别、年龄、单位、联系方式等个人信息。这些信息便于识别问卷属性，校验、更正错误等，同时也是为了方便问卷的备查，与受试者再次联络等。
(2) 正文部分，由受试者类别属性，调查问卷的题干、备选答案、编码框、检测指标结果登录表组成。根据功能又分成三部分：分类编码；调查问卷，包括受试者个人基本情况、体力活动状况、体育锻炼状况；检测指标，包括身体形态、机能、素质指标。

(3) 结尾部分，包括感谢语及《中华人民共和国统计法》的相关规定。

2) 登录书的题型

(1) 问卷部分，包括封闭式题目、开放式题目和跳问三种。

封闭式题目：封闭式题目一般提供了一些可选择的答案，让受试者从中选择符合自己情况的答案。本问卷包括：①单选题，只能选择唯一一个答案的题目，②多选题(也称复选题)，可以选择多个选项的题目；③限制排序题，这种题目也标示为多选题，但答案数量有一定的限制，要求根据选项的重要程度排序选择，如答案限选三项，您选择的答案可以有1个、2个、3个，但最多不能超过三个答案。

开放式题目：问卷中有些题目没有提供任何答案提示，需要受试者自己自由回答，这样的题目称为开放式题目。开放式题目需要访问员逐字逐句地将受试者回答的原话记录下来，不能更改被访者的措辞或按照自己理解后的语句填写答案。本问卷主要涉及多选开放题。

跳问：问卷中经常会出现跳问的题目，即满足某种回答条件的受试者回答这一部分的题目，不满足回答条件的受试者则跳过不答。

(2) 检测指标部分。这一部分是由检测人员将受试者的检测结果，按照要求正确地填写到相应的编码框内。

3) 登录书的填写

人群不同，登录书填写者不同：幼儿问卷中幼儿基本信息、幼儿本人情况(1~4题、15题)及幼儿父母情况(8~17题)由家长填写；幼儿在幼儿园中的活动情况(7题)由幼儿园教师填写；登录书的其余题目由检测人员填写；成年人、老年人群登录书分类编码、检测指标部分由检测人员负责填写；其余部分由本人完成。登录书详细内容请见国家国民体质监测中心编写的《2014年国民体质监测工作手册》。

(1) 首页内容及分类编码。首页内容是指受试者的姓名、年龄、性别、联系方式等个人基本信息，是监测工作质量控制中的重要评价指标，内容填写必须真实、完整。其中，没有上幼儿园的幼儿，可填写家庭住址；从社区或街道参加测试的老年人，单位名称填写社区或街道的名称。联系方式如本人没有联系电话，应填写转叫的电话号码，不能空项。各测试点测试完成后，按性别、年龄组分别归类。分类编码主要包括以下内容。

省(自治区、直辖市)代码：受试者所属省(自治区、直辖市)的代码，采用国家编码(表2.3)，每个数字占一格，例如，北京市填写为☐☐。

表 2.3　省(自治区、直辖市)编码

省(自治区、直辖市)名称	代码	省(自治区、直辖市)名称	代码
北京市	11	湖北省	42
天津市	12	湖南省	43
河北省	13	广东省	44
山西省	14	广西壮族自治区	45
内蒙古自治区	15	海南省	46
辽宁省	21	重庆市	50
吉林省	22	四川省	51
黑龙江省	23	贵州省	52
上海市	31	云南省	53
江苏省	32	西藏自治区	54
浙江省	33	陕西省	61
安徽省	34	甘肃省	62
福建省	35	青海省	63
江西省	36	宁夏回族自治区	64
山东省	37	新疆维吾尔自治区	65
河南省	41		

地(市)分类代码：受试者所属监测地(市)的分类代码。各省、自治区按表 2.4 的规定对抽样地(市)进行编码。直辖市按经济发展状况良好、较好、一般选三个郊区(县)抽取农村样本，分别编号为 1、2、3；在城区内选三个区抽取城市样本，也按经济发展状况良好、较好、一般编号为 1、2、3。

表 2.4　地(市)分类编码

名称	代码
经济状况良好(省会城市)	1
经济状况较好地(市)	2
经济状况一般地(市)	3

地市代码：是指受试者所属监测地(市)的代码。各省(自治区、直辖市)按表 2.5 所列的代码进行编码，每个数字占一格，例如，北京市海淀区填写为 0 8 。

表 2.5 地市编码

省(自治区、直辖市)	地市代码	名称
北京市	08	海淀区
	05	朝阳区
	06	丰台区
	11	房山区
	28	密云县
	29	延庆县
天津市	00	和平区
	03	河西区
	04	南开区
	12	津南区
	13	北辰区
	23	静海县
河北省	01	石家庄市
	09	沧州市
	08	承德市
山西省	01	太原市
	08	运城市
	02	大同市
内蒙古自治区	01	呼和浩特市
	04	赤峰市
	08	巴彦淖尔市
辽宁省	01	沈阳市
	13	朝阳市
	06	丹东市
吉林省	01	长春市
	02	吉林市
	24	延边朝鲜族自治州
黑龙江省	01	哈尔滨市
	05	双鸭山市
	12	绥化市

续表

省(自治区、直辖市)	地市代码	名称
上海市	04	徐汇区
	15	浦东新区
	10	杨浦区
	17	松江区
	14	嘉定区
	20	奉贤区
江苏省	01	南京市
	02	无锡市
	03	徐州市
浙江省	01	杭州市
	03	温州市
	04	嘉兴市
安徽省	01	合肥市
	12	阜阳市
	10	黄山市
福建省	01	福州市
	04	三明市
	02	厦门市
江西省	01	南昌市
	11	上饶市
	07	赣州市
山东省	01	济南市
	06	烟台市
	16	滨州市
河南省	01	郑州市
	12	三门峡市
	14	商丘市
湖北省	01	武汉市
	11	黄冈市
	03	十堰市
湖南省	01	长沙市
	02	株洲市
	08	张家界市

续表

省(自治区、直辖市)	地市代码	名称
广东省	01	广州市
	08	湛江市
	02	韶关市
广西壮族自治区	01	南宁市
	03	桂林市
	09	玉林市
海南省	01	海口市
	92	琼海市
	93	儋州市
	33	乐东黎族自治县
重庆市	03	渝中区
	08	南岸区
	07	九龙坡区
	18	永川区
	30	丰都县
	14	黔江区
四川省	01	成都市
	03	自贡市
	08	广元市
贵州省	01	贵阳市
	02	六盘水市
	27	黔南布依苗族自治州
云南省	01	昆明市
	08	普洱市
	09	临沧市
西藏自治区	01	拉萨市
	26	林芝地区
	24	那曲地区
陕西省	01	西安市
	06	延安市
	09	安康市

续表

省(自治区、直辖市)	地市代码	名称
甘肃省	01	兰州市
	05	天水市
	06	武威市
青海省	01	西宁市
	28	海西蒙古族藏族自治州
	26	果洛藏族自治州
	20	互助土族自治县
	20	乐都区
宁夏回族自治区	01	银川市
	02	石嘴山市
	03	吴忠市
	04	固原市
新疆维吾尔自治区	01	乌鲁木齐市
	31	喀什地区
	43	阿勒泰地区

数据采集时间截止 2014 年 12 月 31 日。

监测点代码：对各监测地(市)所承担国家监测样本的抽样单位进行编码(单位指机关、团体、法人、企业等非自然人的实体或其下属部门)。各省(自治区、直辖市)抽取的国家样本须在 2010 年的抽样单位进行，原则上不能更改。特殊情况须上报省国民体质监测中心，经批准后方可调整。编码时，按照以下方法进行。如抽样单位是 2010 年原抽样单位，按此次使用的"质量控制网络系统"上抽样单位的代码进行编码；如出现新增抽样单位，在 2010 年已有单位代码的基础上顺序编码，范围是 001~999。填写时每个数字占一格。

测试序号：对监测对象的编号，以一个监测点(抽样单位)为整体，不分年龄组，不分性别，按测试的先后顺序进行编号，范围是 001~999。填写时每个数字占一格。

民族编码：采用国家标准编码(表 2.6)。幼儿的民族按父亲的民族填写，每个数字占一格。

表 2.6 民族编码

中文名称	代码	中文名称	代码	中文名称	代码
汉族	01	藏族	04	彝族	07
蒙古族	02	维吾尔族	05	壮族	08
回族	03	苗族	06	布依族	09

续表

中文名称	代码	中文名称	代码	中文名称	代码
朝鲜族	10	东乡族	26	怒族	42
满族	11	纳西族	27	乌孜别克族	43
侗族	12	景颇族	28	俄罗斯族	44
瑶族	13	柯尔克孜族	29	鄂温克族	45
白族	14	土族	30	德昂族	46
土家族	15	达斡尔族	31	保安族	47
哈尼族	16	仫佬族	32	裕固族	48
哈萨克族	17	羌族	33	京族	49
傣族	18	布朗族	34	塔塔尔族	50
黎族	19	撒拉族	35	独龙族	51
傈僳族	20	毛南族	36	鄂伦春族	52
佤族	21	仡佬族	37	赫哲族	53
畲族	22	锡伯族	38	门巴族	54
高山族	23	阿昌族	39	珞巴族	55
拉祜族	24	普米族	40	基诺族	56
水族	25	塔吉克族	41	其他	57

性别编码：采用国家标准代码，男为1，女为2。

城乡或工作种类编码：不同监测人群按表2.7中代码填写。

表 2.7 城乡或工作种类编码

人群	城乡或工作种类	代码
幼儿	乡村	1
	城镇	2
成年人	农民	1
	城镇体力劳动者	2
	城镇非体力劳动者	3
老年人	乡村	1
	城镇	2

是否乡村变城镇：指受试者（在农村居住的农业户口者）是否变为城镇户口。选择"1"代表乡村人口变成城镇人口，"0"代表没变。

是否复测：指受试者是否被检验员随机抽取，对形态指标进行复测过。选择"1"代表被复测过，"0"代表没被复测。

出生日期：填写公历的出生日期。月份或日期为1位数时，在月或日前填0，例如，1975年3月9日填写为 ⒈⒐⒎⒌⓪⒊⓪⒐。

测试日期：填写开始测试当日的日期。填写方式可参照出生日期填写方式。

(2) 问卷部分，包括单选题、多选题和填空题。

填写单选题时，应将答案的代码填写到编码框中。编码框的位置在问卷的右侧，样式为"□"。在"□"里只能填写数字，不能填写汉字，每个数字占一格编码框。如选择答案①，则在编码框内填"①"；如选在答案为⑩，则将"10"填入同一个编码框，即"⒑"。例如，"01. 受教育程度□"，包括"①未上过学""②扫盲班""③小学""④初中""⑤高中或中专""⑥大学(含大专)""⑦研究生及以上"。若选"①未上过学"，则在相应的编码框中填写数字"1"，即为 ⒈。

填写多项选择题时，如果仅选择一个或两个答案，应在剩余编码内填"0"。特别注意的是，多项选择题应至少选择一个答案，不能出现全部填"0"的现象。例如，"07. 是否患有下述疾病(经医院确诊)"包括"①高血压""②高血脂""③高胆固醇""④糖尿病""⑤冠心病""⑥消化性溃疡""⑦骨关节疾病""⑧颈椎病""⑨职业病""⑩不知道""⑪无"。此题中编码框与本题答案选项是一一对应关系，即答案按从1~11(从小到大顺序)与编码框从左到右的顺序是一一对应关系。受试者根据答案，在与各答案选项相对应(按从左到右顺序)的编码框中填写答案代码，若该答案被选中，则填写"1"，若没有选中，则填写"0"。假设受试者选择的是"①高血压""③高胆固醇""⑤冠心病"，则在相应的编码框中填写数字(图 2.18)。请受试者注意：没有被选中的选项对应的编码一定要填写"0"。

```
 1   2   3   4   5   6   7   8   9   10  11
⒈   ⓪   ⒈   ⓪   ⒈   ⓪   ⓪   ⓪   ⓪   ⓪   ⓪
```

图 2.18　多项选择题填写实例

填空题填写时，将答案直接填写到编码框内。例如，"07. 通常情况下，您使用的交通工具和时间"。假设受试者张某每周交通情况：周一至周五每天上下班乘坐地铁时间为 50min，步行时间为 20min；每周六自驾车送孩子上音乐辅导班，时间为 30min。应填写为"07. 通常情况下，您使用的交通工具和时间"，如表 2.8 所示。

表 2.8　张某每周使用交通工具和时间

交通方式	每周平均天数/天	每天平均时间/min
乘车(船)	5	50
自驾车	1	30
骑摩托车、电动车、助动车	—	—
骑自行车	—	—

续表

交通方式	每周平均天数/天	每天平均时间/min
步行	5	20
其他_____		

注：1. 快走锻炼属于体育锻炼范畴，本表中的步行只包含外出交通；2. 表 2.8 只统计单次时间在 10min 以上的活动。

(3) 检测项目部分。这一部分的题目由检测人员填写。所有编码框均须填满，测试值的每位数字占一个编码框，如小数点后为"0"，则小数点后的编码框内填写"0"。如果数据登录书上有三个编码框，而测试值为两位整数，则在第一个编码框内填写"0"。如身高 172.5cm，体重 75.0kg，分别填写为"身高 1 7 2 . 5 (cm)，体重 0 7 5 . 0 (kg)"。如果专设记录员，记录员在记录时，要复唱测试值。如测试人员报 168.5，记录人员须大声复唱 168.5，以起到复核作用。坐位体前屈的第一个编码框内应填写"+"或"－"，表示测试值的正或负，从第二个编码框开始填写测试值。幼儿平衡木若两脚交替前进完成，编码框内填"1"；挪步横走完成，编码框内填"2"；未完成，编码框内填写"3"，相应的完成时间填写"000.0"。双脚连续跳不能完成时，填"99.9"。

注意：填写登录书一律使用钢笔(蓝色)或圆珠笔(黑色或蓝色)，严禁使用铅笔；字迹要工整、清晰，特别是阿拉伯数字要规范，不能潦草，如 1 和 7，5 和 8 等。

7. 数据登录书的检验

1) 全面检查

(1) 检验员在每位受试者测试结束时，都要逐项检查数据登录书的分类编码、问卷和检测指标的记录及书写方式是否符合规定，字迹是否清楚。对不符合规定的应及时向测试人员提出，并当场改正。如果发现缺、误、疑数据，应补测或重测，确保数据无缺、无误、无疑。

(2) 按"复测参考表"(表 2.9、表 2.10)要求，逐项检查各指标的检测数据。凡是形态、机能指标测试值超出"复测参考表"范围，且数据登录书上未注明已复测、病残等原因，则视为可疑数据，必须复测，即由原测试人员当场再测一次。复测后如有误则改正，无误则在数据登录书的该项目前注明"已复测"。

(3) 素质指标超出"复测参考表"者，视为可疑数据，应结合其他有关指标进行逻辑检验，排除疑点，防止误记，一般不再复测；实在无法判断时，应将其剔除，不参加统计。凡有缺项的，应及时补测。

(4) 观察受试者，视其情况推测可疑数据。例如，受试者明显身材瘦小，但体重数据很大，则视为数据可疑，应复测。

表 2.9 幼儿复测参考表

指标	3 岁	4 岁	5 岁	6 岁
男				
安静心率/(次/min)	70~120	70~120	70~120	70~120
身高/cm	85~125	90~135	95~140	108~145
坐高/cm	45~70	50~75	53~80	55~85
体重/kg	10~25	11~27	13~34	15~40
胸围/cm	48~60	49~65	51~75	52~80
上臂部皮褶厚度/mm	2~30	2~30	2~30	2~30
肩胛下部皮褶厚度/mm	2~30	2~30	2~30	2~30
腹部皮褶厚度/mm	2~30	2~30	2~30	2~30
坐位体前屈/cm	−5~20	−5~20	−5~20	−5~20
10 米折返跑/s	7.0~20.0	6.0~18.0	6.0~15.0	5.0~12.0
立定跳远/cm	20~100	30~130	40~150	50~160
网球掷远/m	1.0~8.0	1.0~10.0	2.0~13.0	2.5~16.0
双脚连续跳/s	5.0~38.0	4.0~20.0	3.0~15.0	3.0~13.0
走平衡木/s	5.0~80.0	3.0~70.0	3.0~50.0	2.0~30.0
女				
安静心率/(次/min)	72~130	70~130	70~120	70~120
身高/cm	85~120	90~130	95~140	108~145
坐高/cm	45~70	50~79	53~80	55~85
体重/kg	10~25	12~28	13~35	15~40
胸围/cm	40~65	42~70	45~75	48~80
上臂部皮褶厚度/mm	2~30	2~30	2~30	2~30
肩胛下部皮褶厚度/mm	2~30	2~30	2~30	2~30
腹部皮褶厚度/mm	2~30	2~30	2~30	2~30
坐位体前屈/cm	−5~20	−5~21	−5~22	−5~22
10 米折返跑/s	7.0~20.0	6.0~18.0	6.0~15.0	5.0~12.0
立定跳远/cm	20~100	30~120	40~130	50~140
网球掷远/m	1.0~6.0	2.0~10.0	2.0~12.0	2.0~16.0
双脚连续跳/s	5.0~35.0	5.0~20.0	4.0~15.0	4.0~13.0
走平衡木/s	5.0~100.0	4.0~70.0	3.0~50.0	2.0~30.0

表 2.10 成年人、老年人复测参考表

指标	男		女	
	20~39 岁	40~69 岁	20~39 岁	40~69 岁
安静心率/(次/min)	50~120	50~120	50~120	50~120

续表

指标	男		女	
	20~39 岁	40~69 岁	20~39 岁	40~69 岁
收缩压/mmHg	90~180	90~180	80~180	80~180
舒张压/mmHg	50~100	60~100	50~100	55~100
身高/cm	145~200	145~200	135~190	135~190
体重/kg	35~110	35~110	35~90	35~95
胸围/cm	60~120	60~120	60~120	60~120
腰围/cm	60~120	63~120	56~120	59~120
臀围/cm	70~120	70~120	70~120	75~120
上臂部皮褶厚度/mm	2~60	2~60	2~60	2~60
肩胛下部皮褶厚度/mm	2~60	2~60	2~60	2~65
腹部皮褶厚度/mm	2~60	2~65	2~65	2~70
肺活量/mL	1000~7000	1000~6000	800~6000	800~5000
1 分钟后心率/次	30~90	30~90	30~90	30~90
2 分钟后心率/次	30~80	30~80	30~80	30~80
3 分钟后心率/次	30~70	30~70	30~70	30~70
运动时间/s	60~180	60~180	60~180	60~180
握力/kg	20~80	20~80	15~60	15~60
坐位体前屈/cm	−15~26	−15~26	−10~30	−11~30
纵跳/cm	15~75	—	10~70	—
背力/kg	30~220	—	20~150	—
俯卧撑/次	0~50	—	—	—
1 分钟仰卧起坐/(次/min)	—	—	0~60	—
闭眼单脚站立/s	2~180		2~180	
选择反应时/s	0.22~0.90	0.3~2.00	0.22~0.90	0.3~2.00

2)随机复测检验

(1)复测检验流程。检验员每天随机抽取当日受试者总人数的 5%,对形态指标进行复测,检验测试误差。具体步骤包括:①收回原始数据登录书,另发一张复测卡(表 2.11),由原测试人员按原测试程序和方法,将全部形态指标重新复测一遍;②复测完毕后,将复测卡片交检验员,由检验员将原数据登录书中的指标测量值填入复测卡片相应的项目中,务必细心核对,以保证填写正确;③复测卡需每日汇总,并由队长上报质量监督员,由质量监督员上报国民体质监测中心。

表 2.11 复测卡

```
姓名_____                          单位_____
1. 省(自治区、直辖市)代码                              □□
2. 地(市)代码                                        □□
3. 监测点代码                                         □□□
4. 测试序号                                          □□□
5. 性别(男=1,女=2)                                   □
6. 城乡/工作种类                                      □
   (乡村=1,城镇=2/农民=1、城镇体力劳动者=2、城镇非体力劳动者=3)
7. 出生日期  □□□□年□□月□□日
8. 测试日期  □□□□年□□月□□日
```

指标	复测值	原测试值	超出参考范围记(●)
身高/cm			
坐高/cm(仅幼儿使用)			
体重/kg			
胸围/cm			
腰围/cm			
臀围/cm			
上臂部皮褶厚度/mm			
肩胛下部皮褶厚度/mm			
腹部皮褶厚度/mm			

（2）"测试误差"范围。检验员每天依据"测试误差"范围标准（表2.12）对形态指标进行复测工作。

表 2.12 "测试误差"范围参考表

指标	范围	指标	范围
身高/cm	$-0.5\sim0.5$	胸围/cm	$-1.0\sim1.0$
坐高/cm	$-0.5\sim0.5$	腰围/cm	$-1.0\sim1.0$
体重/kg	$-1.0\sim1.0$	臀围/cm	$-1.0\sim1.0$
皮褶厚度/mm	$-2.0\sim2.0$		

（3）复测检验方法。由检验员和监测队长共同计算检验误差，将复测卡片中每一测试指标的原测值减去复测值，其差值即是两次检测的误差。统计每一抽测对象的测试误差超出允许范围的项次，并计算"测试误差"发生率。误差发生率按下式计算：

$$P = \sum n/AN$$

其中，$\sum n$ 为复测卡片中测试误差超出允许范围的总项次；A 为每张卡片形态指标数的总和；N 为复测卡片数（即抽测人数）。

(4)检验评估。"测试误差"发生率每日不能超过5%,超过此限值必须进行整改。连续三日的累计"测试误差"发生率不得超过10%,否则这三日的测试数据无效,须重新测试。

2.4.3 测试后的数据录入及验收工作

1. 数据登录书的验收

数据登录书的验收包括以下两方面内容。

(1)确认数据登录书是否合格。一本数据登录书如果出现一项分类编码或三个数据项缺失,即为不合格数据登录书,应及时补测,否则应予以剔除。

(2)填写数据登录书分类记录表。各监测点、县(区)、市(州)、省(自治区、直辖市)均须分别填写(表2.13)。若样本量不足须及时补充。

表 2.13 数据登录书分类汇总表

_____省(自治区、直辖市)_____市(州)_____县(区)_____监测点

年龄/岁	组别	城镇			乡村			合计			备注
		男	女	合计	男	女	合计	男	女	合计	
3											
4											
5											
6											
合计											
20~24											
25~29											
30~34											
35~39											
合计											
40~44											
45~50											
50~54											
55~59											
合计											
60~64											
65~69											
合计											
总计											

2. 数据录入

数据录入采用双重录入方法,并由计算机进行自行比对。数据录入软件使用方法在此省略。数据录入的出错率控制在 0.5‰ 以下。对出错的数据及时复核。如超过 0.5‰,则应停止该录入人员的录入工作。待培训合格后再上岗,并将其录入的数据删除,重新录入。

3. 数据验收

数据验收包括以下内容:
(1) 读操作检验。依照数据登录书验收中的方法与要求,对数据登录书及其相应的数据库中的数据进行两人逐项比对。若两者数据不一致,则按数据登录书修改数据库。
(2) 逻辑检验。编制逻辑程序,由计算机将超过复测范围上下限的数据打印出来。检验人员将这些可疑数据与原数据登录书进行核对,对超出复测范围参考表的数据需进行逻辑推理,排除疑点,实在无法判断时,应将其剔除。

4. 监测点信息检验

监测点信息检验采取电话回访的方式进行。在各省(自治区、直辖市)的每个年龄组中随机抽取一人进行电话回访,确认监测点及个人有关监测信息。电话回访率为总样本的 0.5%。2014 年国家国民体质监测时,每个省(自治区、直辖市)均抽出测试总人数的 0.5%(36 人)进行电话回访,由国家国民体质监测中心依据电话回访提纲统一进行,并填写电话回访记录。

2.5 国民体质监测的抽样框

2.5.1 国家层面监测对象与抽样

1. 监测对象

国民体质监测对象为 3~69 周岁的中国国民,分为幼儿(3~6 岁)、儿童青少年(学生)(7~22 岁)、成年人(20~59 岁)和老年人(60~69 岁)4 个年龄段。

2. 类别与样本量

1) 幼儿

幼儿分为城镇幼儿、农村幼儿两种人群,按性别分为 4 类样本。以每岁为一组,4 类样本共计 16 个年龄组。每个省(自治区、直辖市)、每一年龄组抽样 100 人,总样本量 1600 人。

城镇幼儿是指父母拥有非农业户口,本人生活在城镇的幼儿;农村幼儿是指父母拥有农业户口,本人生活在农村的幼儿。

2) 学生

汉族学生:7~22 岁汉族学生按城、乡、男、女分为 4 类,每岁一组,共 64 个年龄组。7~18 岁学生每片每类每个年龄组样本含量为 50 人(好、中、差三个片);19~22 岁学生每类每个年龄组样本含量为 100 人(不分片)。每省样本总量 8800 人。

少数民族学生:7~18 岁的蒙古族、回族、维吾尔族、壮族、朝鲜族学生按城、乡、男、女分为 4 类,每岁一组,共 48 个年龄组。其他少数民族 7~18 岁学生按男、女分为 2 类,每岁一组,共 24 个年龄组。7~18 岁学生每类每个年龄组样本含量为 100 人。2014 年少数民族学生体质与健康调研样本见表 2.14

表 2.14 2014 年少数民族学生体质与健康调研样本表

省(自治区)	调研民族	组数	样本含量/人
吉林省	朝鲜族	48	4800
内蒙古自治区	蒙古族	48	4800
海南省	黎族	24	2400
湖南省	土家族	24	2400
广西壮族自治区	壮族、瑶族	48+24	7200
四川省	彝族、羌族	24×2	4800
贵州省	苗族、布依族、侗族、水族	24×4	9600
云南省	白族、哈尼族、傣族、傈僳族、佤族、纳西族	24×6	14400
宁夏回族自治区	回族	48	4800
甘肃省	东乡族	24	2400
新疆维吾尔自治区	维吾尔族、哈萨克族、柯尔克孜族	48+24×2	9600
青海省	土族、撒拉族	24×2	4800
西藏自治区	藏族	24	2400
总计	26 个民族	744	74400

当 12 岁样本量不足时,可从附近小学或中学的学生中补足,但必须按小学检测项目要求进行检测。当 18 岁样本量不足时,可从附近中学、中等职业学校、高校的学生中补足,但必须按中学检测项目要求进行检测。上述样本均需要选择本地户籍的学生。

鉴于各地小学生入学年龄不一,6 岁年龄组学生样本数量不作具体规定。学生监测对象与抽样方案见附录5。

3）成年人

成年人分为农民、城镇体力劳动者和城镇非体力劳动者三种人群，按性别分为6类样本。每5岁为一个年龄组（20～24岁、25～29岁、30～34岁、35～39岁、40～44岁、45～49岁、50～54岁、55～59岁），6类样本共计48个年龄组。每个省（自治区、直辖市）每一年龄组抽样100人，总样本量4800人。

农民是指拥有农业户口、从事农业工作的人员；城镇体力劳动者是指拥有非农业户口、从事体力工作的人员；城镇非体力劳动者是指拥有非农业户口、从事脑力工作的人员。

4）老年人

老年人分为城镇老年人、农村老年人两种人群，按性别分为4类样本量。每5岁为一个年龄组（60～64岁、65～69岁），4类样本共计8个年龄组。每个省（自治区、直辖市）每一年龄组抽样100人，总样本量为800人。

城镇老年人是指拥有非农业户口，本人生活在城镇的老年人；农村老年人是指拥有农业户口，本人生活在农村的老年人。

每个省（自治区、直辖市）幼儿、成年人和老年人总样本量合计7200人，全国总样本量共计223200人。每个省（自治区、直辖市）汉族学生总样本量合计8800人，全国汉族学生总样本量共计264000人；全国少数民族学生总样本量共计74400人。

2.5.2 省级、市级层面体质监测抽样

1. 省级国民体质监测

以四川省2014年国民体质监测为例。

1）监测对象

省级国民体质监测对象为3～69周岁的本省公民，按年龄分为幼儿（3～6岁）、成年人（20～59岁）和老年人（60～69岁）三个年龄段，儿童青少年（学生）（7～19岁）年龄段监测工作由省教育厅安排。

监测对象要求身体健康，发育健全，无先天、遗传性疾病（如先天性心脏病、瘫痪、聋哑、痴呆、精神异常、发育迟缓等），以及急、慢性疾病（如心脏病、高血压等），具有生活自理能力、语言表达能力、思维能力和接受能力，具有基本的运动能力。

2）类别与样本量

（1）幼儿。与国家层面幼儿的类别相同，每个市（州）每一年龄组抽样50人，总样本量为800人。全省幼儿总样本量为16800人。

(2)成年人。与国家层面成年人的类别相同,每个市(州)每一年龄组抽样50人,总样本量为2400人。全省成年人总样本量为50400人。

(3)老年人。与国家层面老年人的类别相同,每个市(州)每一年龄组抽样50人,总样本量为400人。全省老年人总样本量为8400人。

各市(州)幼儿、成年人和老年人样本总量为3600人,全省幼儿、成年人和老年人总样本量为75600人。

3)抽样原则

采取分层随机整群抽样原则抽取监测对象。

四川省国民体质监测工作从2000年开始,除了完成国家抽样点(成都、自贡、广元)样本量采集,还将全省另外18个市(州)纳入四川省国民体质监测体系,国家抽样点除了完成国家抽样任务,还需要完成四川省国民体质监测抽样任务。表2.15为四川省国民体质监测抽样市(州)一览表,表2.16为每个市(州)体质监测样本量分布。

表2.15 四川省国民体质监测抽样市(州)一览表

行政区划代码	市(州)	行政区划代码	市(州)	行政区划代码	市(州)
01	成都	09	遂宁	17	达州
03	自贡	10	内江	18	雅安
04	攀枝花	11	乐山	19	巴中
05	泸州	13	南充	20	资阳
06	德阳	14	眉山	32	阿坝藏族羌族自治州
07	绵阳	15	宜宾	33	甘孜藏族自治州
08	广元	16	广安	34	凉山彝族自治州

表2.16 市(州)体质监测样本量分布

年龄组	年龄/岁	性别	城镇体力劳动者/人	城镇非体力劳动者/人	城镇/人	乡村/人	样本量合计/人
幼儿	3	男	—	—	50	50	100
		女	—	—	50	50	100
	4	男	—	—	50	50	100
		女	—	—	50	50	100
	5	男	—	—	50	50	100
		女	—	—	50	50	100
	6	男	—	—	50	50	100
		女	—	—	50	50	100
合计			—		400	400	800

续表

年龄组	年龄/岁	性别	城镇体力劳动者/人	城镇非体力劳动者/人	城镇/人	乡村/人	样本量合计/人
成年甲组	20~24	男	50	50	—	50	150
		女	50	50	—	50	150
	25~29	男	50	50	—	50	150
		女	50	50	—	50	150
	30~34	男	50	50	—	50	150
		女	50	50	—	50	150
	35~39	男	50	50	—	50	150
		女	50	50	—	50	150
	合计		400	400	—	400	1200
成年乙组	40~44	男	50	50	—	50	150
		女	50	50	—	50	150
	45~49	男	50	50	—	50	150
		女	50	50	—	50	150
	50~44	男	50	50	—	50	150
		女	50	50	—	50	150
	55~59	男	50	50	—	50	150
		女	50	50	—	50	150
	合计		400	400	—	400	1200
老年组	60~64	男	—	—	50	50	100
		女	—	—	50	50	100
	65~69	男	—	—	50	50	100
		女	—	—	50	50	100
	合计		—	—	200	200	400
						总计	3600

2. 市级国民体质监测

以成都市 2014 年国民体质监测为例。

1) 监测对象

同四川省国民体质监测对象。

2) 类别与样本量

类别与国家层面各监测对象的类别相同。

(1) 幼儿 4 类样本共计 16 个年龄组。每个区(市、县)每一年龄组抽样 45 人，总样本量为 720 人。全市幼儿总样本量为 14400 人。

(2) 成年人 6 类样本共计 48 个年龄组。每个区(市、县)每一年龄组抽样 45

人,总样本量为 2120 人。全市成年人总样本量为 43200 人。

(3) 老年人 4 类共计 8 个年龄组。每个区(市、县)每一年龄组抽样 45 人,总样本量为 360 人。全市老年人总样本量为 7200 人。

各区(市、县)幼儿、成年人和老年人样本总量为 3240 人,全市幼儿、成年人和老年人总样本量为 64800 人。

3)抽样原则

采取随机整群抽样原则抽取监测对象。表 2.17 为成都市国民体质监测区(市、县)列表,表 2.18 为成都市每个区(市、县)抽样样本量的分布。

表 2.17 成都市国民体质监测抽样区

行政区划代码	区(县)	行政区划代码	区(县)	行政区划代码	区(县)
510104	锦江区	510114	新都区	510132	新津县
510105	青羊区	510115	温江区	510181	都江堰市
510106	金牛区	510121	金堂县	510182	彭州市
510107	武侯区	510122	双流县	510183	邛崃市
510108	成华区	510124	郫县	510184	崇州市
510112	龙泉驿区	510129	大邑县		
510113	青白江区	510131	蒲江县		

表 2.18 区(县)体质监测样本量分布

年龄组	年龄/岁	性别	城镇体力劳动者/人	城镇非体力劳动者/人	城镇/人	乡村/人	样本量合计/人
幼儿	3	男	—	—	45	45	90
		女	—	—	45	45	90
	4	男	—	—	45	45	90
		女	—	—	45	45	90
	5	男	—	—	45	45	90
		女	—	—	45	45	90
	6	男	—	—	45	45	90
		女	—	—	45	45	90
合计			—	—	360	360	720
成年甲组	20~24	男	45	45	—	45	135
		女	45	45	—	45	135
	25~29	男	45	45	—	45	135
		女	45	45	—	45	135
	30~34	男	45	45	—	45	135
		女	45	45	—	45	135
	35~39	男	45	45	—	45	135
		女	45	45	—	45	135
合计			360	360	—	360	1080

续表

年龄组	年龄/岁	性别	城镇体力劳动者/人	城镇非体力劳动者/人	城镇/人	乡村/人	样本量合计/人
成年乙组	40~44	男	45	45	—	45	135
		女	45	45	—	45	135
	45~49	男	45	45	—	45	135
		女	45	45	—	45	135
	50~54	男	45	45	—	45	135
		女	45	45	—	45	135
	55~59	男	45	45	—	45	135
		女	45	45	—	45	135
	合计		360	360	—	360	1080
老年组	60~64	男	—	—	45	45	90
		女	—	—	45	45	90
	65~69	男	—	—	45	45	90
		女	—	—	45	45	90
	合计		—	—	180	180	360
						总计	3240

3. 关于抽样方法

国民体质监测属于大样本的调查,类似于医学的流行病学调查和大型的社会学调查,涉及地区多、人群多、分层多(如年龄、性别、城乡),既要节约时间和经费,又要减少误差,因此必须采用符合国际惯例和统计学原则的抽样方法。

1)随机抽样

随机抽样是实验或调查最常见的抽样方法,它的主要特征是随机从总体中逐个抽取样本量。其优点是操作简便易行,缺点是总体过大不易实施。随机抽样常采取抽签法、随机样数表法来进行。

(1)抽签法。抽签法是把总体中的 N 个个体进行编号,把号码写在号签上,将号签放在一个容器中,搅拌均匀后,每次从中抽取一个号签,连续抽取 n 次,就得到一个容量 n 的样本。抽签法简单易行,适用于总体中个数不多时的抽样。当总体中的个数较多时,将总体"搅拌均匀"就比较困难,用抽签产生的样本量代表性差的可能性很大。

(2)随机数法。随机抽样中,另一个经常被采用的方法是随机数法,即利用随机数表、随机数骰子或计算机产生的随机数进行抽样。

2)分层抽样

在抽样时,将总体分为互不交叉的层,然后按照一定的比例,从各层独立地抽取一定数量的个体，将各层取出的个体合在一起作为样本，这种抽样方法就是分层抽样。其主要特征是分层按比例抽样，主要适用于总体中的个体有明显差异的情况。例如，国民体质监测的年龄组划分就是一种分层。

3) 整群抽样

整群抽样又称聚类抽样，是将总体中各单位归并成若干个互不交叉、互不重复的集合，称为群，然后以群为抽样单位抽取样本的一种抽样方式。整群抽样的优点是实施方便、节省经费；缺点是往往由于不同群之间的差异较大，而引起的抽样误差大于简单随机抽样。例如，体质监测中，对学生抽样时采取的一个教学班抽样，对乡村居民抽样时采取的一个行政村抽样，都是属于整群抽样。

4) 系统抽样

当总体中的个数较多时，采用简单随机抽样较为费事。这时，可将总体分为均衡的几个部分，然后按照预先定出的规则，从每一部分抽取一个个体，得到所需要的样本，这种抽样就叫做系统抽样。

我国国民体质监测工作在全国范围同时开展，由于涉及范围广、样本量层级复杂等客观因素，如果只采用单一的抽样方法，无法保证样本量的代表性和科学性，经过专家论证以及前预实验，最后确定采用多种抽样方法混合的分层随机整群抽样方法，尽可能地减小由于抽样造成的误差。

2000年，我国第一次在全国范围进行国民体质监测工作，在借鉴其他领域全国类似调查工作的基础上，结合国民体质监测特点，最终确定在31个省（自治区、直辖市）同时开展，每个省（自治区、直辖市）选择三个城市（直辖市选择6个区）作为抽样城市，城市选择标准主要考虑经济状况，分为经济良好城市、经济较好城市、经济一般城市。例如，四川省国家国民体质监测抽样城市分别为成都（经济良好城市）、自贡（经济较好城市）和广元（经济一般城市）。为了保证数据的连续性，从2000年第一次国民体质监测工作开始到2014年第四次国民体质监测，各省（自治区、直辖市）均固定在三个城市进行抽样，三个城市内的抽样区县以及每个抽样区县的抽样点也基本固定。

4. 关于国民体质监测抽样框的思考

1) 现有抽样框的局限

第一次全国国民体质监测工作于2000年在全国范围内展开，按照监测的规定，确定每省（自治区、直辖市）的三个城市为国家监测点，从这三个城市中抽取样本量开展监测工作。国民体质监测工作手册中对于监测样本量有着明确的规定，幼儿、成年人和老年人每一年龄组均抽样100人，每个监测城市抽样样本量均为2400人，三个监测城市抽样总人数为7200人，作为该省（自治区、直辖市）的代表样本上报国家。

影响抽样误差最重要的两个因素：①观测对象内部的变异水平，一般用标准差的离散统计量反映，变异水平越高，标准差越大，产生抽样误差的可能性越大；②样本量，样本量越小，产生抽样误差的可能性越大。由于对象变异水平的高低是客观存在的，不能加以控制，所以要尽量减小抽样误差，样本量的大小成为至关重要的控制因素。

国家国民体质监测采用等量抽样的方法，每个省（自治区、直辖市）总样本量均为7200人，31个省（自治区、直辖市）总样本量为223200人。2002年，中国居民营养与健康状况调查总样本量为25万人，2001年，在全国开展的全国人体重要寄生虫病现状调查总样本量为217829人，抽样比例均在0.17‰左右，从总样本量来看，历次国民体质监测样本量监测结果表面上是能够代表全国水平的。

调查区域越大，所需要的样本量就越大，而大区域内的样本变异程度通常较难掌握。以四川省为例，四川省地域面积约为48万平方千米，位居全国第五，与排名最后的上海市相差80倍。四川省2011年统计年鉴资料显示，2010年末四川省户籍总人数为9001.3万人，在全国排名第四，占全国总人口百分比为6.13%，而青海省、宁夏回族自治区等10个省（自治区、直辖市）人口占全国总人口比例在2%以下，西藏自治区总人口数最少。目前国民体质监测工作采用等量抽样方法，在每个省（自治区、直辖市）等量抽样7200人，并没有考虑各个省（自治区、直辖市）之间地域面积和人口数量的差异。或许国家层面是更多考虑均衡开展监测工作。

有研究者对2005年辽宁省14个市国民体质监测结果进行研究发现，不考虑各地人口数量，只将各地数量基本相同的样本量简单合并构成全省样本，最终可能会对全省平均水平的估计造成偏差。通过人口加权，比较加权前后各指标各年龄段中的表现，发现肺活量、坐位体前屈、握力均值差较大，坐位体前屈指标最大差达到7.8%，超出了可接受的范围。这种差值只是在辽宁省14个市平均抽取样本量的基础上得出的。2005年，辽宁省总人口为4221万人，处于全国中等水平，有15个省总人口数大于辽宁省，若以此推测，各省（自治区、直辖市）的集合误差必然会影响国家总体数据的准确性。

国家国民体质监测在省级层面抽取三个城市作为监测城市，每个城市也是采取等量抽样的方法，最小单位抽取100人，每个城市共抽取2400人。根据四川省统计局发布的2010年四川省统计年鉴关于人口数据的统计可以看出，截至2010年底，成都市总人口数为1059.7万人，自贡市和广元市总人口数分别为315.8万人和303.9万人，成都市总人口数分别是自贡和广元市的3.4倍和3.5倍。三个城市各自的2400人样本所代表的人口比例是完全不同的。

全国国民体质监测结果来自于31个省（自治区、直辖市）上报的数据，而每个省（自治区、直辖市）上报的数据来自于三个国家监测点的7200个样本量的数据，以上分析可以看出，目前的国民体质监测工作的三个省级监测城市数据在真实地反映一个省居民的体质状况上是有一定缺陷的，这些数据又组成了全国的总体数据。虽然从样本量数量来看，可满足全国性抽样调查样本量，但是样本的代表性不足,这也是等量抽样的固有缺陷。

2) 对不同抽样框的模拟研究

编著者曾以四川省三次(2000年、2005年和2010年)国民体质监测中20~59岁和60~69岁人群作为主要研究对象,以21市(州)作为研究层面,选取体质达标率、代表性体质单指标等作为体质数据分析指标,考虑地域和经济状况,将研究对象分5组不同抽样框,分别为总体[四川省21市(州)总体数据]、国家点(四川省3个国家监测点:成都、自贡、广元)、7监测点[3个国家监测点+四川省4个市(州)]、12监测点[7监测点+5个市(州)];18监测点[除去国家3个监测点剩余18个市(州)数据],对不同抽样框各项体质指标进行对比分析。

如表2.19所示,2000年不同抽样框成年人达标率差距较小。2005年,随着抽样框中监测城市的增多,达标率逐渐下降,而2010年,各抽样框成年人达标率之间差异各有不同,其中,12监测点达标率与四川省总体达标率均值最为接近。

表2.19 2000年、2005年和2010年不同抽样框成年人达标率比较(%)

抽样框	2000年	2005年	2010年
国家点	85.80	91.50	84.80
7监测点	83.00	87.70	84.60
12监测点	84.30	85.20	81.40
18监测点	83.10	81.20	80.30
总体	83.70	83.20	81.00

如表2.20所示,2005年和2010年国家点老年人达标率与四川省总体达标率差值最大,2005年7监测点与四川省总体达标率均值最为接近,而2010年12监测点与四川省总体达标率均值最为接近。

表2.20 2000年、2005年和2010年不同抽样框老年人达标率比较(%)

抽样框	2000年	2005年	2010年
国家点	80.30	86.20	84.20
7监测点	78.00	82.20	77.80
12监测点	79.20	80.00	74.40
18监测点	81.50	81.90	73.80
总体	81.30	82.70	75.40

不同抽样框人群达标率比较发现,幼儿人群各抽样框达标率差异较小。而成年人和老年人各抽样框达标率差异较大,且发现抽样框中覆盖监测城市越多,其达标率与四川省总体结果越接近。

对2000年、2005年和2010年不同抽样框体质测试指标的对比研究发现,随着抽样框中监测城市的增多，抽样框与总体之间的差距有逐渐缩小的趋势，且差异具显著性的指标数量逐渐减少。12监测点和18监测点与四川省总体之间差异提示，12监测点代表性与18监测点较为一致。

研究结果说明随着样本量的增加，监测结果与四川省总体越接近。从以上分析可以看出，目前国民体质监测抽样的设计和样本量的分布还有待完善。

建议在保持原国家监测点不改变的情况下，将更多的城市纳入国家监测点的选取和后续监测工作中来，特别是地域较为广阔的省份，选取的时候以地域分布为主，兼顾经济发展情况。根据监测年国家统计局全国人口统计数据，在现有等量抽样的基础上，在省(自治区、直辖市)内进行适当的增加样本量和调整抽样点分布，以四川省为例，建议在目前现有的三个国家监测点基础上，考虑地域分布，再将4~8个市(州)纳入国家国民体质监测体系，抽样方法可以借鉴地理信息系统（geographic information system，GIS）空间自相关理论，以地理信息或者某一属性为基础，建立空间权重，按照空间分层抽样策略设计流程进行抽样。

2.6 国民体质监测的质量控制系统

2.6.1 国民体质监测质量控制的意义

2000年，第一次国民体质监测工作后，由国民体质监测系统课题组撰编的《中国国民体质监测系统的研究》一书中，将国民体质监测系统划分为监测指标、计算机、监测网络三个子系统。随着国民体质监测工作的持续、深入开展，质量控制越来越重要，质量控制的技术、手段、方法的不断完善，使质量控制成为国民体质监测系统中的一个重要的子系统。国民体质监测的数据采集具有指标多、时间长、地域范围广、样本分层多、样本量大的特点，因此，在国民体质监测中，质量控制的目的就是最大限度地避免与减少误差，使测量与调查结果能客观准确地反映监测对象的真实状况。

所谓的质量控制就是指为达到质量要求所采取的作业技术和活动，也就是说，质量控制是为了通过监视质量形成过程，消除质量环上所有阶段引起不合格或不满意效果的因素，以达到质量要求，获取工作效益，而采用的各种质量作业技术和活动。

实施国民体质监测质量控制就是要保障国民体质监测在数据采集上的真实性、准确性、客观性和完整性，在数据整理以及数据筛查中的科学性、合理性，使国民体质监测最大限度地真实、准确地反映国民体质水平。因此，数据采集上应做到以下几点。

(1)真实性。受试者真实地参加了测试，数据是真实的。

(2)准确性。采用统一的仪器，规范的测试，测试数据准确无误。

(3)客观性。受试者认真努力参加测试、配合测试，测试数据客观反映受试者的水平。

(4)完整性。年龄组、城乡分层、性别分层抽样样本量完整，每个样本个体数据完整。

在数据筛查上的科学合理是指利用人工经验判断加上程序逻辑判断筛查数据，有理有据筛查和剔除无效、可疑的数据。做好国民体质监测的质量控制工作，就是为监测数据的真实性和准确性保驾护航。换句话说，质量控制是国民体质监测的生命线，质量控制的优劣直接关系到为国家、地区、社会提供的国民体质监测数据的真实性、可靠性和规范性。

在已经进行的4次国民体质监测中，幼儿、成年人和老年人三类人群在31个省(自治区、直辖市)的国家抽测点达到114个区县，规定的总样本量达到每次22.32万人。多数省(自治区、直辖市)还同时对本地区进行全覆盖的抽样测试，例如，2014年四川省的监测样本量为7.56万人(有效5.4万人)，山西省的监测样本量为4.6万人(有效4.5万人)，上海市的监测样本量为4.397万人(有效4.35万人)，北京市的监测样本量为5.8万人(有效5.09万人)，浙江省的监测样本量为4.19万人(有效3.93万人)等。大、中、小学学生人群的全国抽样调查人数，每次也达到34万人。

国民体质监测的测试指标简单易行，测试技术和方法也不复杂，但由于需要按规定的要求抽样，以及采集不同年龄段、年级段、城乡分类等大样本量数据，其宣传、组织、测试等实施过程无疑是一项浩大烦琐的工程。另外，各个地区的经济条件、人员配备、重视程度、技术条件等不尽相同，会影响监测质量。由于各种因素的影响和制约，历次国民体质监测中个别地区出现一些数据错报、漏报的情况，甚至谎报数据的现象(包括人为复制、人为编写数据等)也时有发生。这些行为和现象会严重影响国民体质监测数据的真实性，使国家和地区对国民体质水平的把握发生偏差，进而影响到全民健康、全民健身方针、政策的制定以及技术、方法的运用。欣慰的是，随着国民体质监测工作的开展，在国家国民体质监测中心、教育部学生体质专家组的引领和努力下，质量控制系统正在逐步完善并朝着最大限度地保障监测数据的真实可靠的方向迈进。

做好质量控制，就是为了最大限度地避免与减少误差，使测量与调查结果能客观准确地反映监测对象的真实状况。任何测试和调查都不可避免地会出现或大或小的误差，即使使用最严密的设计、最严格的控制，误差也会出现。在国民体质监测中常见的误差包括系统误差、随机误差、抽样误差、过失误差、配合误差，如图2.19所示。为了最大限度地消除误差，在国民体质监测中就必须做好质量控制工作。

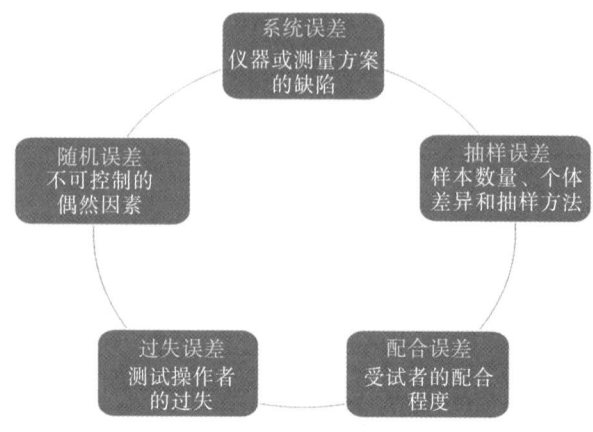

图 2.19 国民体质监测常见误差种类示意图

2.6.2 从国民体质监测历程看质量控制

1. 第一次国民体质监测（2000 年）

2000 年，第一次国民体质监测时，在工作方案中提出各地区要高度重视，加强对监测工作的检查和监督力度，确保操作过程严谨、规范，监测数据准确、真实，保质保量完成监测工作任务。可以看出，当时的方式是由上层对基层的测试质量提出要求，还处于质量控制的雏形，没有形成质量监控的具体措施和方法，没有有效的、全面的反馈通道。对数据的准确性和真实性的把握是建立在基层能完全按照工作要求进行严谨、规范的操作和严格抽样的基础上。

由于这是第一次全国性的监测，各地非常重视，在组织、实施中能够按照国家的要求开展工作，测试质量较好。虽然没有形式上的质量监控，但各地测试人员以朴实、认真的态度进行测试，使国家和地区获得了真实、可靠的数据。

2. 第二次国民体质监测（2005 年）

2005 年，第二次国民体质监测中，工作方案在上次监测要求的基础上进一步提出"加强监控，规范操作，确保数据质量"。国家国民体质监测中心举办的培训中设立了质量控制课程，开始从技术层面强调和建立质量控制，但受限于当时的技术条件和经济条件，其实施的线条和方法较粗略。

随着社会的变迁，城市体力劳动者减少、农村青年外出打工，给监测样本量的采集带来困难，加之一些地区检测人员的流动，个别地区检测人员的马虎和敷衍，以及硬件、软件等问题，使监测质量受到挑战。虽然国家和省级层面意识到了质量控制的重要性，也有了专门培训和提出了基础的方法，但落实到基层执行层面，其意识不到位，手段不给力就凸显出来。在当时的条件下，还不能对实施监测的每个地区和每个过程实现全面的质量监控，但又要努力保证数据的可靠性，减少因上述问题引起的数据误差。因此，在后期数据整理和筛查中，国家国民体质监测中心进行了技术改进，建立了监测数据逻辑检验方法的数学模型，形成了逻辑判断、逻辑筛查、专家判断相结合的数据筛查模式和数据清理流程。

3. 第三次和第四次国民体质监测（2010年、2014年）

2010年，第三次国民体质监测期间，在工作手册中首次出现"质量控制"的内容，并单独举办了"全国国民体质监测质量控制培训班"。在监测实施中，第一次明确提出和设立了国家国民体质监测质量控制系统，建立了国家国民体质监测质量控制系统网络中心平台，规定了具体的方法、网络、人员、职责，并运用互联网形式实时上报、查询、监控各地国民体质监测工作的进展和数据。在这次监测中，国家体育总局群众体育司、国家国民体质监测中心根据控制论理论基础，构建和实施了纵贯4级管理体系（监测现场、地市级监测队、省级国民体质监测中心、国家国民体质监测中心），以国家国民体质监测质量控制网络平台为主要工具、两种表格为依托、三个标准为依据、三次核查为实现途径贯穿于整个质量控制过程的国民体质监测质量控制体系。

2014年，第四次国民体质监测中，进一步强化了质量控制系统，加大了质量控制培训力度，改进了软件和网络平台，使监测进度和监控质量实时化、可视化，加大了实时监控力度，并在质量控制专项工作中设立了测量指标的质量评分方法。

2.6.3 国民体质监测质量控制的方法

1. 幼儿、成年人和老年人体质监测质量控制方法

由国家体育总局牵头并负责对幼儿、成年人和老年人进行体质监测，其质量控制的流程和方法如图2.20所示，具体步骤如下。

(1)组建国家质量监督员队伍。各省（自治区、直辖市）体育局相关部门委派三名工作人员作为国家级质量监督员，并且全程跟踪参与每个省（自治区、直辖市）的国家抽样点监测工作。

(2)举办质量控制培训班。国家国民体质监测中心为国家级质量监督员举办培训班，有针对性的安排培训课程（质量控制重要性、质量控制理论、质量控制网络上报系统操作、与测试队员以及受试者的沟通技巧等）。

(3)各地在进行监测时，由国家质量监督员现场监控。国家质量监督员现场监控的内容包括测试前期、测试中期和测试后期三个阶段，其具体内容如下。

测试前期：监督当地测试队伍的建立，包括队伍人员构成情况把控、测试工作人员设备操作培训等。

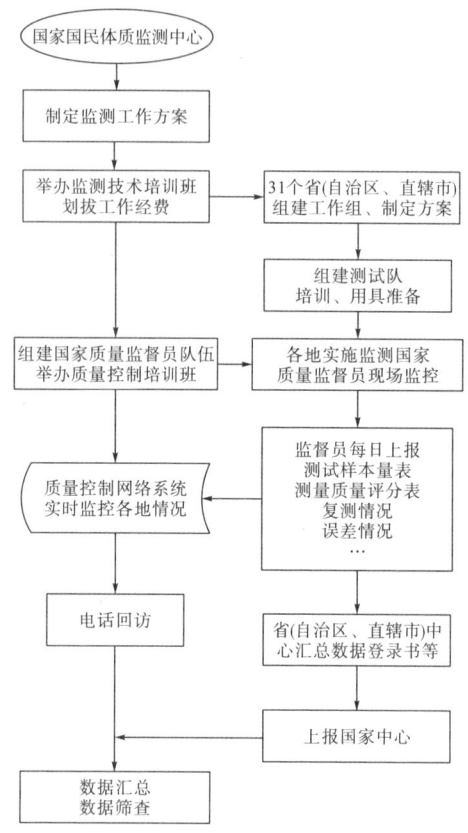

图 2.20 幼儿、成年人和老年人体质监测质量控制流程

测试中期：①全面检查测试现场每一份数据登录书的内容；②监测日随机抽取当日受试者总人数的 5% 进行复测，检验测试误差；③分类汇总每天完成的各年龄组各性别测试人数和总人数；④监测设备在使用中出现的问题及解决问题的方法；⑤每日上报以上情况；⑥监督、检查每天每项测试指标是否严格按照工作手册要求测试，并记录每项指标测试的不合格次数，每 7 天上报一次。

测试后期：按照国家国民体质监测中心要求对所有测试数据登录书进行分类整理、打包上报。

(4) 国家国民体质监测中心组织全国相关专家赴各地测试现场督查。
(5) 国家国民体质监测中心按 0.5% 的比例电话回访受试者。
(6) 国家中心统一录入全国数据并进行逻辑检验。
(7) 抽调全国专家集中进行数据筛查和清理。

2. 学生体质监测质量控制方法

学生体质监测是国民体质监测的重要组成部分，教育部根据国家开展的历次全国国民体质监测工作的要求，也同步开展大、中、小学学生体质与健康调研。

在实施方案中强调了检测队应尽可能依托现有的学校体育卫生专业机构,检测人员必须是体育卫生专业技术人员。

为了加强学生体质监测工作,教育部还要求每个学校每年要按《国家学生体质健康标准》进行一次学生体质测试,并覆盖全体学生。监测中,各地大、中、小学自主完成测试并通过互联网直接上报给教育部。由于人员、场地、器材、经费等的影响和限制,各地学校的测试数据质量参差不齐,应付任务、替测、造假等违规操作时有发生。

2012年,为了在测试质量控制上探索可行的方法,教育部进行了学生体质测试上报数据抽查复核的试点(甘肃、浙江、福建、云南),即委派非当地的第三方单位(体育专业院校)抽取目标地区部分学生进行体质测试,复核各地各校上报测试数据的一致性(图2.21)。2013年,结合国家学生健康标准的修订工作,在全国范围内启动了上报数据抽查复核工作,并在2014年继续进行上报数据抽查复核工作。从效果上看,上报数据抽查复核工作促进了学校对学生体质测试的重视,替测、造假大为减少,数据的真实性和准确性得以体现,质量控制提升到新的高度。

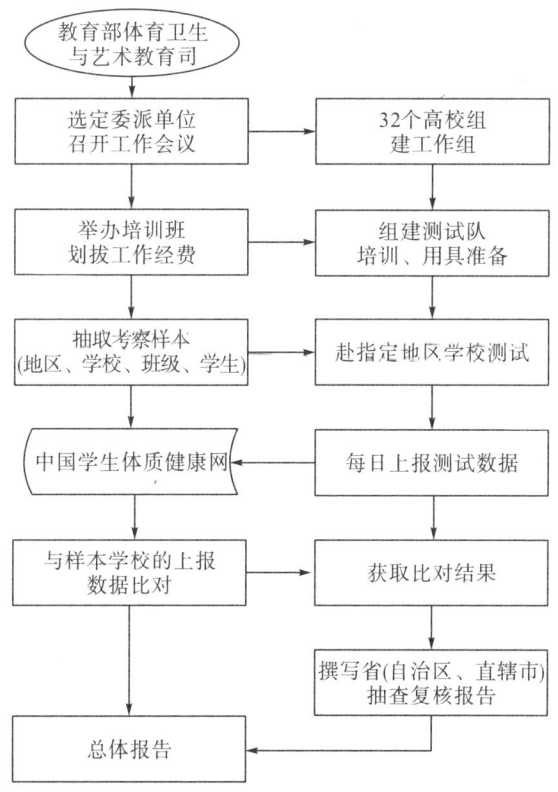

图2.21 《国家学生体质健康标准》测试抽查复核工作实施流程

教育部在2014年出台的《学生体质健康监测评价办法》中规定建立数据抽查复核制度，教育部每年委托第三方机构实施，还要求各地要结合本地实际按要求建立学生体质健康测试抽查复核工作机制。按教育部要求，各个学校自主测试上报需要在每年的10月完成，随后的一个月进行学生体质测试上报数据的抽查复核工作。其方法是随机抽取一定比例的学校作为考查样本，进行测试工作和测试数据的现场抽查复核，并将现场抽查测试数据与学校上报测试数据进行一致性比对、综合分析和反馈（即反馈到省市级教育主管部门）。抽查复核是一种检查各校测试与数据质量的手段，可以判定学校测试工作是否认真、测试是否作假、数据是否虚报，从形式上看这是一种后馈质量控制的方法，适于教育部实行全体学生测试制度这一特性。

2.6.4 国民体质监测质量控制的思考

2014年10月，《国务院关于加快发展体育产业促进体育消费的若干意见》（以下简称《意见》）出台，将全民健身上升为国家战略。《意见》提出完善国民体质监测制度，为群众提供体质测试服务，定期发布国民体质监测报告。在国家体育总局印发的《〈全民健身计划（2011—2015年）〉实施情况评估标准（试行）》中包含了《国民体质测定标准》的总体合格率、总体优秀率、城市居民合格率、农村居民合格率和《国家学生体质健康标准》的学生优秀率共5项涉及体质测定的"身体素质标准"。在国家体育总局开展的《全民健身计划（2011—2015年）》实施效果评估工作中，将《国民体质测定标准》总体合格率、《国家学生体质健康标准》优秀率列为核心评估指标。国家层面的系列举措，突出了国民体质监测的重要性，同时也给国民体质监测的质量控制提出了更高的要求。如何进一步提升体质监测的质量，给国家、社会提供准确、完整、具有代表性的数据，使国民体质监测更好地为全民健身国家战略服务，推动健康关口的前移，是我们面临的重大任务。

编著者作为4次国民体质监测工作（含4次学生体质测试数据抽查复核工作）的参与者，从省级层面进行思考，提出以下见解和建议，供商讨。

（1）技术培训工作下沉。将重点放在市、县、学校测试队的现场培训，每一位测试队工作人员必须掌握2~4项体质测试指标的测试方法及手段，并能准确判断数据错误产生的原因、提出解决办法。

（2）建立测试队队长负责制。由国家国民体质监测中心直接掌握各测试队队长电话等联系方式，随时沟通、了解现场工作状况及环境。

（3）改进监测器材。将复测参考标准内容固化在监测设备中，当出现较为离奇的数据时，仪器自动识别并报警提示或屏蔽测试结果。

（4）对监测指标和方法进行更新。如皮褶厚度指标测试可以使用身体成分测试仪代替，以减少体脂率的测试误差。

(5) 增加数据筛查内容。采用人工筛查重复数据和机器自动筛查相似数据，从各单位上报的数据中找出相同、相似或虚假数据并删除。

(6) 适当调整复测参考标准。目前所使用的"复测参考标准"相对宽松，可以根据4次监测工作的数据结果，适当调整，使之更加科学、合理。

(7) 将各省市上报监测数据的有效率纳入任务业绩工作考核，并通报各省市体育局群体主管部门。

(8) 建立"质量控制评估体系"。将现场测试技术、方法、城乡抽样分层、经费投入、仪器使用、质控员管理、巡查条例、质控过程、督查总结报告等进行细化和条例化。

(9) 统一制作和印发测试和质量控制流程图。标明各个节点、流程、要点、要求，悬挂于测试现场，便于检测人员、质控人员、巡查人员按图索骥。

2.7 地方体质监测中心（站）的运营

2000年至今，随着四次全国性国民体质监测工作的开展，国民体质监测网络逐步完善，各省（自治区、直辖市）国民体质监测中心相继建立，各级基层体育部门和高等院校纷纷设立体质监测中心（站）和实验室，大量配备体质测定与评估设备，在保证完成国民体质监测任务的同时，大力推动国民体质测定和科学健身指导的常态化开展。

国民体质测定以《国民体质测定标准》和《国家学生体质健康标准》为基础，运用科学的方法对国民个体的身体形态、生理机能、运动素质等进行测试与评定。目的是指导群众科学健身，提高群众参与体育锻炼的积极性，推动全民健身可持续发展。它是《中华人民共和国体育法》《全民健身计划纲要》《全民健身条例》中的重要内容，体现了党和政府对大众体质和健康状况的高度重视，是国家要求广泛开展的一项为广大老百姓服务的工作，是全民健身公共服务体系中的一个重要部分，是对群众健身科学化指导的一项重要工作。只有参加测定的人员越多，对推动全民健身活动的作用越大。

体质监测中心（站）的主要功能是对大众群体和个体进行体质检测与评价。这种检测有别于运动员选材，有别于医院的体检，着重于对普通人的身体质量及健康程度的甄别与评价。通过对体质的测定，诊断亚健康状况，帮助人们提高健康意识，加强运动锻炼。从身体检查角度讲，国民体质测定正在发展成为医学检查的重要补充。实践表明，许多在医院体检中查不出疾病的人，通过国民体质测试与评价，能够真正了解自己的健康水平，了解体质存在的不足和毛病，从而认识到运动锻炼、科学健身的重要性。

经过近二十年的发展，各地体质监测中心（站）逐步形成了一定的规模和特色。而保持和发展体质监测中心(站)的特色,关系到全民健身运动的健康发展,关系到全民健身服务体系的完善,关系到国民体质监测和国民体质测定工作的可持续发展。

2.7.1 规划设计

基层单位应该如何规划、设计"体质监测中心(站)"是很多单位在建立时会提出的问题。那么,根据多年的实践和各类体质监测中心(站)的特色,其经验是"测定是基础,评价是关键,咨询是核心,指导是支撑"。

1. 测定是基础

国民体质测定的工具是《国民体质测定标准》和《国家学生体质健康标准》,涵盖了幼儿(3~6岁)、大中小学学生(7~19岁)、成年人(20~59岁)、老年人(60~69岁)等(图2.22),也就是说可以满足不同年龄段的使用。因此,只有使用这两个标准,才能了解个体体质状况,制定运动锻炼方案,促进科学健身指导,才能对不同地方、不同城市的不同人群进行全面分析、比较,才能找出差距,找出问题,推动全民健身活动深入开展。

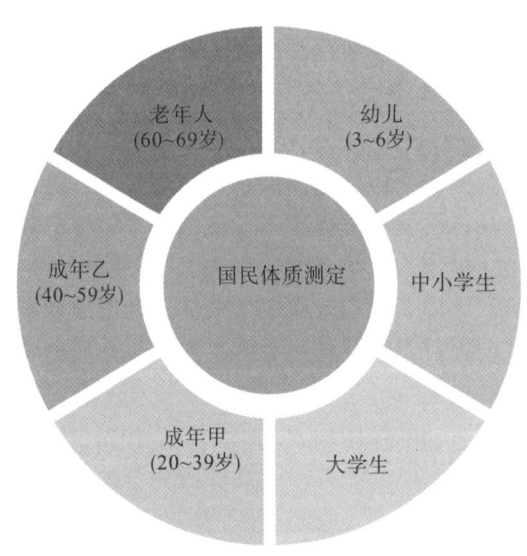

图2.22 国民体质监测年龄段的划分

通过对体质的测定并进行综合评估,可较为全面地反映个体的体质状况和健康水平,并结合生活方式、饮食习惯提供适合个体的运动处方、康复方案及营养补充计划,指导个体进行有效的体育锻炼和生活保健,促进健康,改善生活质量。同时,定期进行体质测定,也可检查阶段性健身效果,调整健身计划。

体质测定有别于医院的体检，医院体检主要对病症的有无作判断，帮助人们检测是否有疾病或患病的程度，而体质测定则倾向于身体本身的质量检测，为体能作定量分析，并科学地指导运动健身与锻炼，其作用更多地体现在疾病预防和身体机能改善方面。相对于大多数生理功能正常，身体主要脏器无疾病的人来说，进行体质测定与评估更有实际意义。

多年来，众多体质测试中心（站）（图 2.23）在运用《国民体质测定标准》和《国家学生体质健康标准》对身体形态、生理机能、运动素质的测试和评价的基础上，增加了部分扩展项目，如评估骨龄、骨密度、身体成分、动脉机能、心脏功能等。这些扩展项目的使用有利于丰富体质测定的内容，提升体质测定的科技含量，具有准确、快速、便捷、无损伤的特点，特别受群众的重视与欢迎。但这类设备不宜过多，避免过于偏向于医学。体质监测中心（站）不是医院，更不是体检中心，其优势不在于诊断疾病、治疗疾病，而在于增强体质和通过运动促进健康。更多的应该是增加运动能力评定与运动风险评定相关的设备，这样才能引导大众通过运动锻炼增强运动能力，改善和管控运动风险，提高健康水平。因此，扩展设备与项目的增加，只是丰富体质测定的内容，增加体质测定的科技含量，适用于进行运动锻炼与营养干预的咨询与指导。当然，也可根据当地的特点，增加部分专业性较强的扩展项目（图 2.24），如跑步人群运动锻炼与风险评估、羽毛球人群的锻炼指导、户外活动及登山人群的心脏风险评估等。也可以在青少年人群中开展生长发育监测、身高预测、肥胖评定与指导、运动能力提高等项目，围绕青少年的生活习惯改变、饮食结构改善、体育锻炼增加等，促进儿童青少年生长发育，增强体质水平。

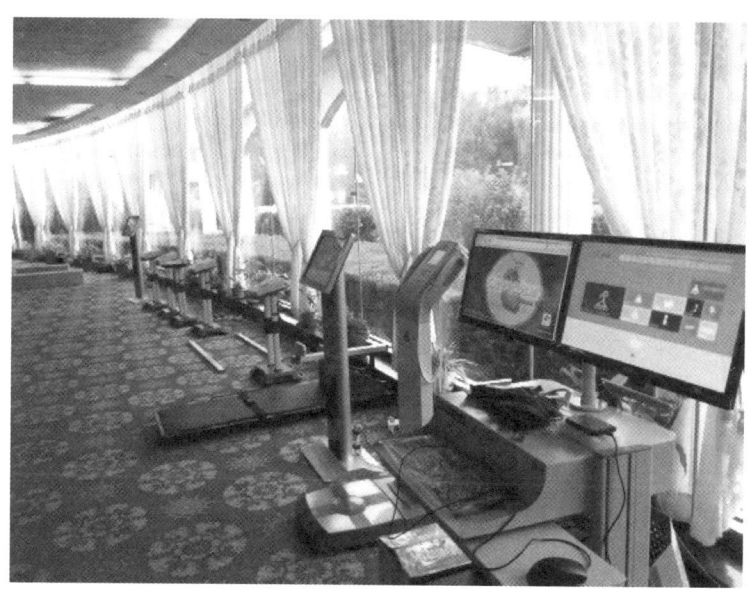

图 2.23 国民体质监测中心（站）场地设备

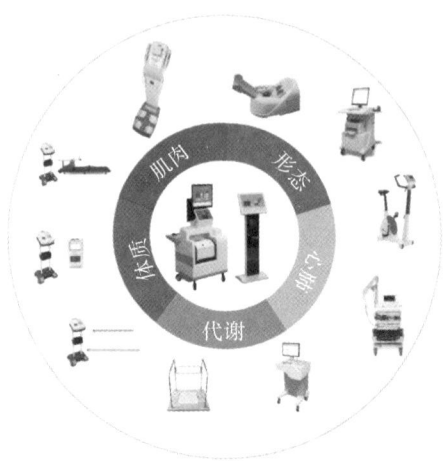

图 2.24 体质监测与扩展检测内容与设备

2. 评价是关键

评价是推动科学健身的基础环节。有了各类测试设备与项目，自然就需要完善的控制、评估系统，负责体质评价与反馈过程的管理，建立体质测试与评价数据库，为不同人群的健身活动提供科学反馈及切实可行的健身指导。从图 2.25 中可以看出，控制系统不仅是提供运动处方，更关键的是其必须贯穿体质测定与科学健身指导的全过程。

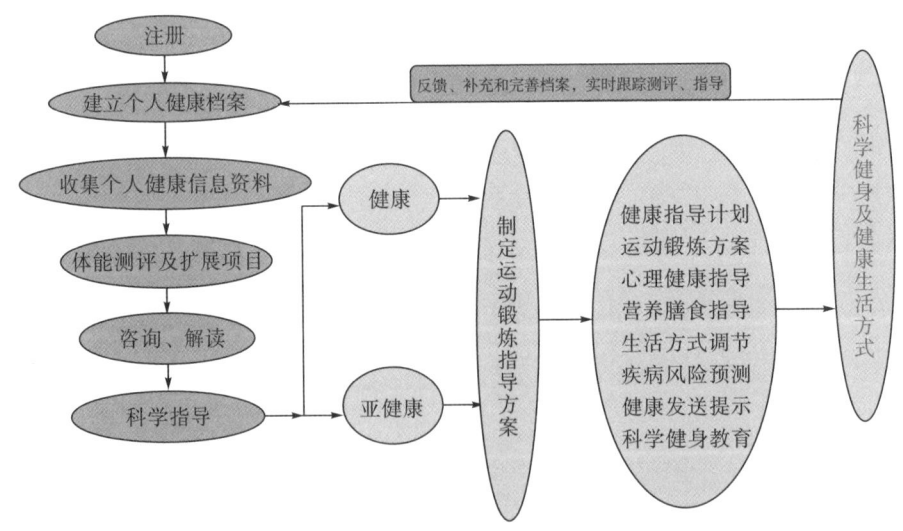

图 2.25 国民体质监测中心（站）控制系统

通过控制系统的运行，就会针对测试结果，对不同人群提供体质评定报告，并制定相应的运动处方和营养方案，指导运动健身锻炼，并进行跟踪反馈。目前广泛使用的是奥美之路公司的"健康体适能管理系统"(图 2.26、图 2.27)。它特别适用于设备众多、技术人员较少的站点。

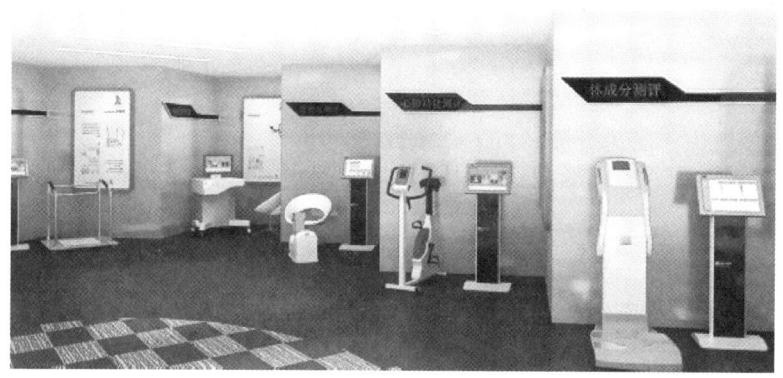

图 2.26　健康体适能管理系统

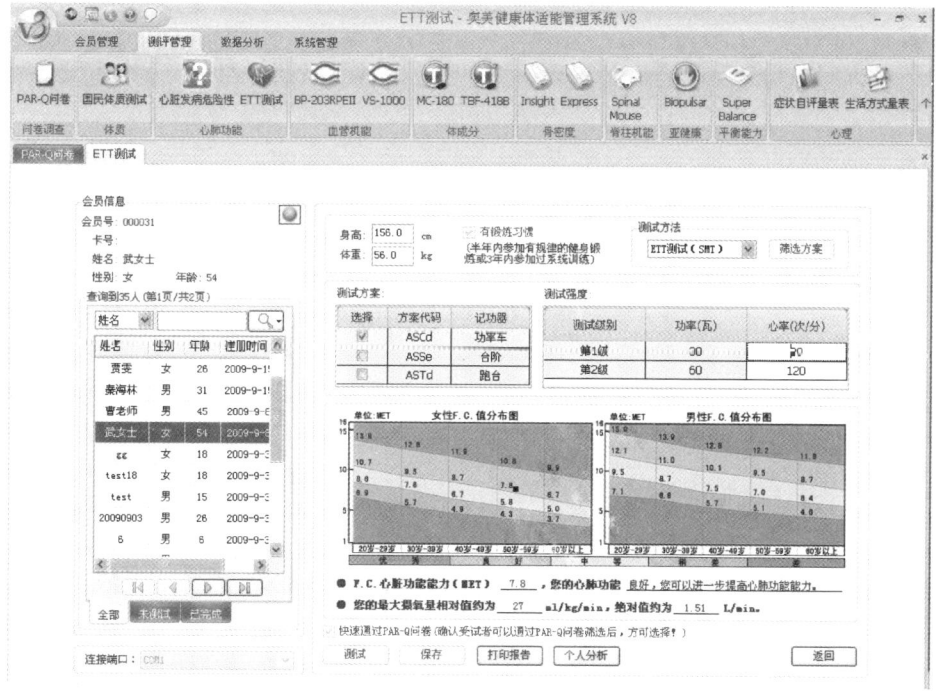

图 2.27　健康管理档案示例

3. 咨询是核心

只有对个体和群体进行全面、准确地测定，才能作出客观的评价，而客观、准确的评价则为咨询提供了依据。在体质测定工作中，咨询是重头戏，它是一个互动的过程，是专家运用专业知识解读评价结果，并根据个体具体情况为受测者提供恰当、有效的运动方式与运动负荷的过程。

咨询、解读不仅能够帮助人们了解自身体质状况，实施运动锻炼，更能在一定程度上影响和改变人们的生活观念、生活习惯，并对健康、营养和运动有更深入、贴切的认识。其内容涉及以下几个方面。

(1)锻炼计划：根据个体测试数据及运动需求，按照科学健身方法，讲解锻炼周期、时间、次数、运动量大小。

(2)康复方案：根据个体身体状况，建议采用的康复方法、手段及康复设备(包含使用时间、次数和功效)。

(3)营养建议：根据个体生活习惯、膳食结构，锻炼内容，提出补充营养食品的种类和方式。

(4)健康生活：围绕科学锻炼、合理膳食、营养补充，促进生活方式改善，培养良好的生活习惯。

咨询对于科学指导全民健身活动的开展，发挥体质测定对全民健身运动的促进作用，发挥体育对增强人民体质的积极作用，都有非常重要的意义。可以说，咨询水准的高低代表了一个体质监测中心(站)的"软"实力。

咨询、指导案例

某男，44岁，大型企事业单位中层主管，工作繁忙，应酬较多，无疾病现象。平时没有运动锻炼的习惯，有少量饮酒和吸烟，饮食及生活无规律。

1.测试状况

(1)体质测试。身高为167cm，体重为80kg，体型肥胖。体质能力测试结果显示心肺功能、肌肉耐力、爆发力、敏捷度及平衡感极差，肌肉力量和柔软度中等。分析表明心肺功能不足，身体脂肪较多，很容易引起循环系统疾病及糖尿病、肥胖症等成人病，且综合体质水平有较大幅度下降，计算健康年龄为53岁，超过实际年龄9岁，出现严重的健康透支现象，为典型的亚健康状况。

(2)体成分测试。肥胖度达133%(正常人体为90%~110%)，身体质量指数达$28.4kg/m^2$(正常人体为$18.5~24kg/m^2$)，测试结果显示体重严重超标，且身体脂肪含量远大于肌肉重量，其脂肪主要集中在皮下与腹部，形成肌肉逐渐减少，脂肪加速堆积，身体明显松弛，缺乏弹性，需减少脂肪17kg。

(3)骨密度测试。骨量指数为 92.9,测试结果显示骨量处于安全状态,且与同龄人基本一致。分析表明其出现骨质疏松与骨折的风险较小,但有明显随年龄增加而逐渐下降的趋势。

(4)动脉血管测试。测试结果显示动脉血管未出现阻塞,流通情况良好。但动脉血管的弹性减弱,出现较硬状况。分析表明有高血压的潜在风险,应加以注意。

2. 综合评估

该男性因工作原因,长期饮食习惯及生活方式无规律,且平时又没有运动锻炼习惯,已明显出现肥胖、体质下降、疾病风险加大,健康年龄透支,属于典型的亚健康状况,并有进一步加重的趋势。我们认为,这种现象较为普遍,目前,上班族中处于"亚健康"状态的人占 70% 左右,而在这类人群中,仅有 25% 的人意识到自己的状况,剩下 75% 的人群还每天生活在"我没病,很健康"这样的想法中,这是非常危险的。

3. 建议

(1)生活方式。减少应酬,保持有规律的生活方式。有意识地增加活动,特别是户外活动,将体育锻炼融入到日常生活中。多晒太阳,多走路,克服畏难情绪及懒惰思想,养成积极休息的习惯。

(2)饮食结构。注意三餐食物热量的合理分配,建议:早餐 30%,午餐 45%,晚餐 25%。保证食物杂而全,以保持均衡地摄取多种多样的营养,如米、面 400g/天,蔬菜及水果 500g/天,肉类 150g/天,牛奶及豆制品 150g/天,油类 20g/天。尽可能避免摄取高热量、高油脂、高淀粉类的食物,并少食用即食性食品。

(3)运动锻炼。有规律地参加体育锻炼是获得和保持健康的首要因素。因此,必须制定适合自己并能坚持的锻炼计划,建议每周不少于三次,每次 40~60min 左右,以适当的强度(40%~60%)做 40~50min 的有氧运动(走路、跑步、骑自行车、登台阶、游泳、跳绳或球类)及等张性运动(引体向上、哑铃、器械练习)。力争热量消耗保持在 400~500cal(1cal=4.184J),心率控制在 120~140 次左右。

4. 指导是支撑

在运动锻炼时,通过对健身过程进行监测、指导,才能了解和评估健身效果,发现和解决健身活动过程中出现的问题,及时调整计划,控制锻炼质量,以保证运动处方的顺利实施和取得预期效果,真正达到提高大众身体素质的目的。

而进行科学健身指导时,一定要使用权威、科学的理论及方法,结合运动实践，分类、分人群进行科学健身指导。切忌人云亦云、道听途说，将民间传说当成科学知识，更不要推销产品，将科学健身指导作为牟利的工具。一些可供参考的科学健身指导丛书如图 2.28 所示。

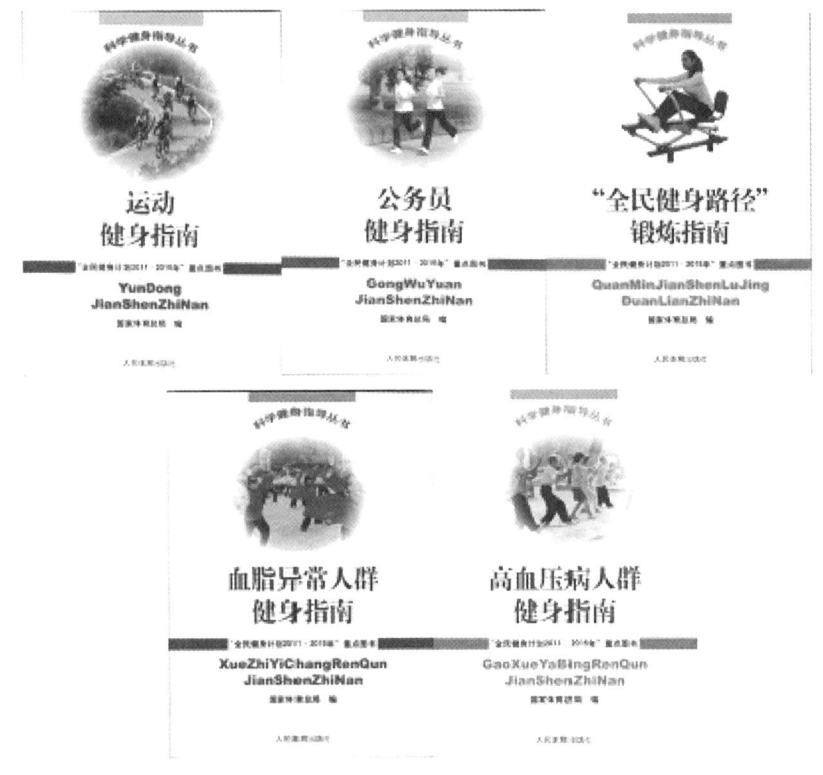

图 2.28　科学健身指导丛书

同时，体质测定不管是使用部分医学仪器测试，还是进行综合评价与咨询、解读，最终要进行科学健身指导，要以体育为主体，以宣传体育，指导运动健身为己任，这是必须永远保持的本色。因此，在进行科学健身指导的过程中，一定要做到"医为体用、体医结合、体医渗透"。只有这样，才能使得健康指导、健身指导、营养指导通过体质测评发挥更好的作用，使体育部门为全民健身的服务更加丰富多彩。因此，体医结合、体医渗透体现了国民体质监测与评价的发展趋势，更是科学健身指导的追求的方向。

2.7.2　工作性质分类

1. 体质测定的属性

国民体质测定工作是准公共产品，兼具公益性和非公益性的特点。其公益性通过社会效益来反映,而非公益性则用经济效益来体现。

国民体质测定的社会效益表现在宣传体育工作、宣传国民体质监测,为个人和单位提供体质测试和咨询,指导个体进行运动健身,促进全民健身活动的开展。获取最大的社会效益是国民体质监测和国民体质测定的生存之本。体质监测中心(站)必须以获取社会效益为己任,在社会认可的基础上才能得到政府的支持,才能有国民体质监测和国民体质测定工作的可持续发展。

2. 工作内容

体质监测中心(站)既有人员又有设备和场地,具备使国民体质测定工作面向社会,为社会提供专业性服务的能力和水平。而面向社会的服务则是盘活体质监测中心(站)的有效途径,既能充分发挥现有仪器设备的作用,又能调动工作人员的积极性,对于国民体质监测和国民体质测定工作的长期持久地良性开展具有现实意义。体质测定的服务方式,是一种既能发挥其公共产品功能,又能实现可持续服务供给的兼顾公益与效率的服务供给模式。

体质监测中心(站)的工作内容主要包括:①完成政府下达的阶段性或年度监测任务;②对市民进行公益性体质测评、咨询及锻炼效果跟踪;③对经常参加体育锻炼的人群进行科学健身指导;④组织、参与各类全民健身科普宣传活动;⑤参与各类人群"体质测定及健身指导"研究课题;⑥为相关部门提供本地市民体质状况和群众体育锻炼现状调查;⑦参与学生体质测试与评价;⑧参与青少年运动俱乐部的科学选材与评估。

3. 平台服务

平台指进行某项工作所需要的环境或条件。体质监测中心(站)就是一个技术平台和业务平台,集国民体质监测、国民体质测定的工作、服务、教学、科研、实习为一体,面向社会提供服务。平台服务的特点使国民体质测试面向的服务对象涵盖了从幼儿、青少年学生到成年人、老年人等个体和团体(单位)。平台服务的模式就是将体质监测中心(站),包括人力、物力及相关资源,作为一个平台向社会推出,任何有需要的个人、群体、单位、公司等都可以使用和利用。这个平台是开放的,具有专业性强、资源丰富、档次较高、可操作性强等特点。体质监测中心(站)本身可以通过这个平台获得社会效益和经济效益,社会各界也可以利用这个平台获取各自的社会效益和经济利益。

随着国民体质监测工作的广泛开展,体质监测中心(站)的功能将不断完善和扩展,而其特色将不断提升和发展。体质监测中心(站)成为全民健身服务体系的不可或缺的重要内容,成为全民健身的有力保障。

2.7.3 岗位分工及日常管理

1. 人员岗位设置

国民体质监测中心（站）的岗位设置见表 2.21。

表 2.21 国民体质监测中心（站）的岗位设置

类别	岗位	人员数/人	岗位条件及职责
专家类	专家团队	2~4	大学体育老师、专业教练、健身教练等优先，要求具有一定的运动医学知识水平，通晓运动锻炼与部分医学知识
检测咨询类	国民体质检测	2~3	人体科学专业及运动医学专业学生优先，要求具备运动医学知识，了解运动锻炼理论与实际运用
	心肺功能评估		
	体成分评估		
	骨密度评估		
	血管机能评估		
志愿类	社会体育指导员	4~8	兼职或全职的各级社会体育指导员，要求能够深入社区、小区，组织和指导健身队伍
	健身志愿者		与周边的大学合作，建立大学生志愿服务团队，能够定期参与工作
专职类	日常管理与维护	1	全职工作人员，能够进行数据分析与研究，进行体测设备及系统维护
合计/人		9~16	

2. 测试过程注意事项

测试过程中的注意事项如图 2.29 所示。

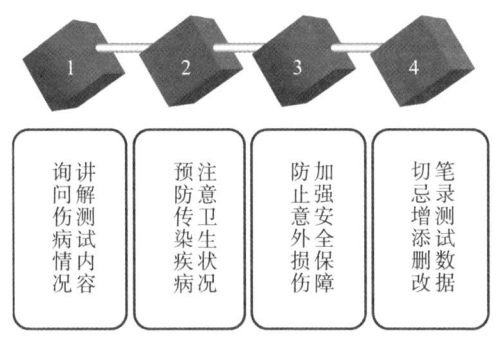

图 2.29 测试过程中的注意事项

3. 咨询过程注意事项

咨询过程中的注意事项如图 2.30 所示。

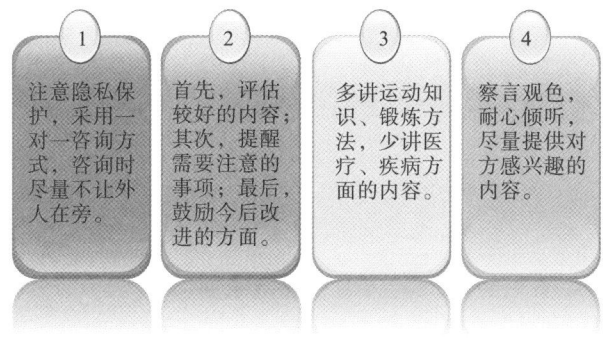

图 2.30 咨询过程的注意事项

4. 管理制度

体质监测中心（站）的管理制度如图 2.31 所示。

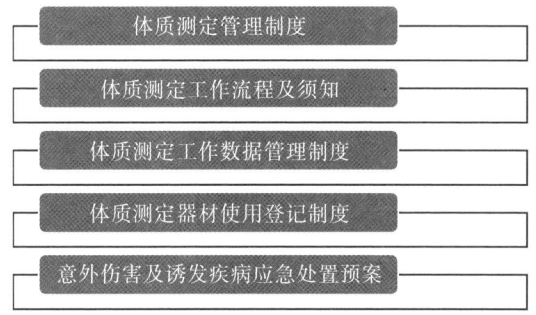

图 2.31 体质监测中心（站）的管理制度

2.7.4 运行流程

1. 指导思想

体质监测中心（站）的指导思想包括：①以体质监测为载体；②以测试评价为基础；③以锻炼计划为媒介；④以咨询指导为手段；⑤以运动健身为支撑；⑥利用公益体育场所；⑦发挥社会体育指导员的作用；⑧实现体质测定与科学健身指导。

2. 工作内容

（1）提供常态化免费体质测定服务 3000 人次以上，并制订锻炼计划，建立、完善"会员管理系统"。

（2）利用社会资源，与周边的体育中心、运动场馆、健身俱乐部、学校设施建立合作关系,为会员提供在规定时间内进行体育锻炼的免费场所。

(3)发挥社会体育指导员的作用,在相关体育场所帮助社会体育指导员及志愿者建立"体育锻炼兴趣小组",定期开展各类培训、指导,帮助居民建立良好的运动习惯。

(4)探索、完善"体质监测中心(站)"的运作模式。

3. 服务体系

体质监测中心(站)的服务体系如图 2.32 所示。

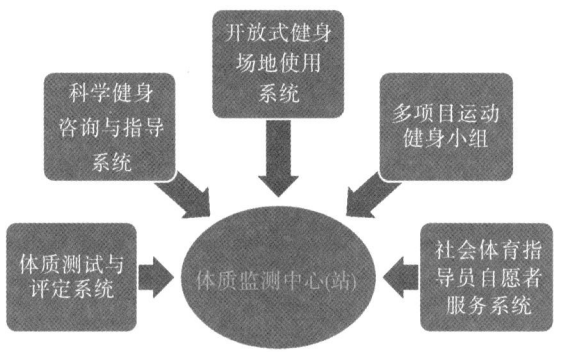

图 2.32 体质监测中心(站)的服务体系

4. 行动路线

体质监测中心(站)的运行应以各级体育局为主导,以本级体质监测中心(站)为实施机构,以社区居民、企事业单位职工、附近乡镇居民为服务对象,以体育中心运动场馆、附近健身俱乐部、学校对外开放的体育设施等为实施场地。具体实施路线如图 2.33 所示。

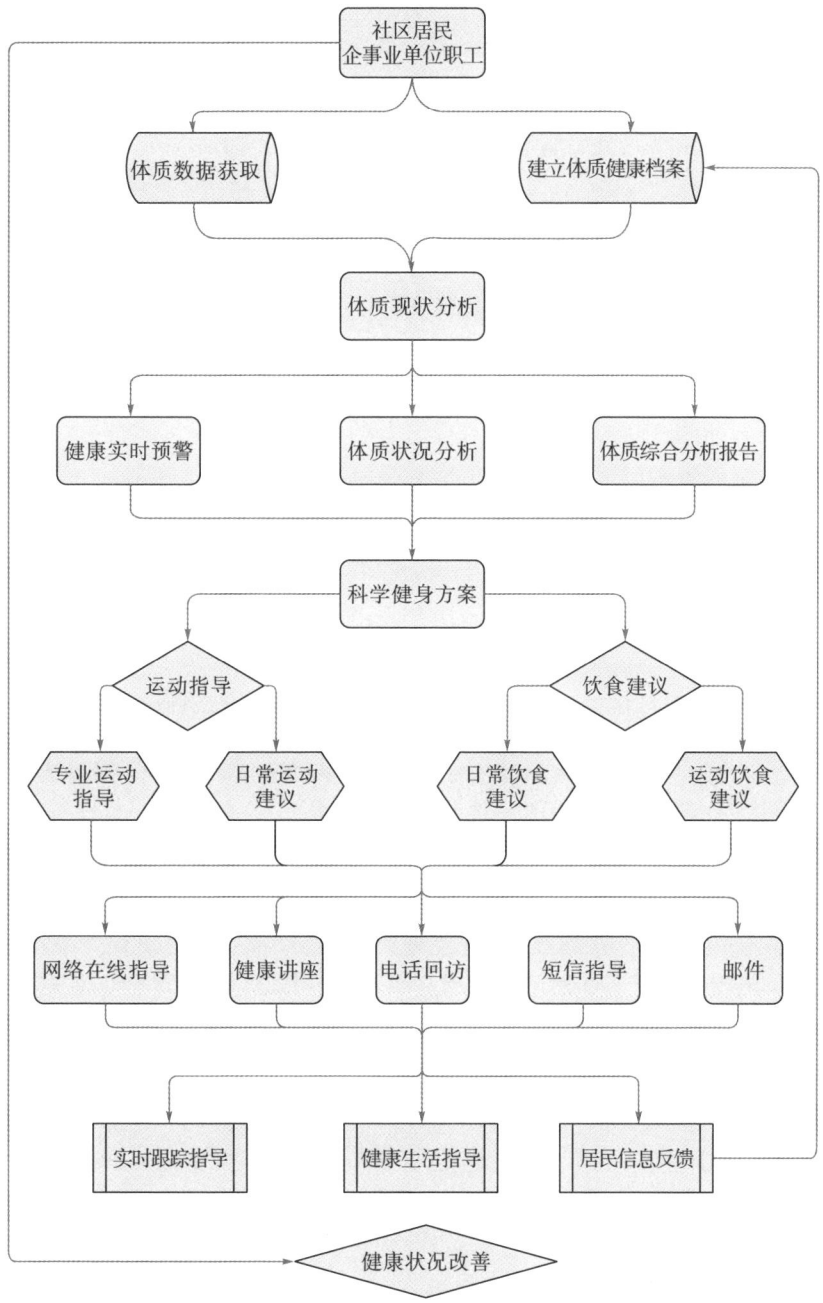

图 2.33 体质监测中心(站)的运行流程

【本章重点】

1. 监测指标的建立方法。
2. 国民体质监测三级网点、三级网络的构成。

3. 监测方案的制定与实施流程。
4. 测试队伍的组成。
5. 体质测试前、体质测试中、体质测试后的注意事项。
6. 国民体质监测质量控制的重要性。
7. 测量误差。

【练习题】

1. 试制定一个县本级地区的国民体质监测实施方案。
2. 简述体质测试过程中怎样消除测试误差。
3. 简述组建一支测试队的具体要求。
4. 分别叙述测试时对检测人员和受试者的具体要求。
5. 为什么要强调国民体质监测的质量控制？

参 考 文 献

[1] 国家体育总局. 关于印发《国民体质测定标准施行办法》的通知(体群字〔2003〕69号)[EB/OL]. http：//baike.baidu.com/view/8703953.htm[2016-11-01].
[2] 教育部. 教育部关于印发《学生体质健康监测评价办法》等三个文件的通知[EB/OL]. http：//www.moe.gov.cn/srcsite/A17/s7059/201404/t20140428_168528.html[2014-04-28].
[3] 张艺宏, 何仲涛, 李纪江. 国民体质监测质量控制的发展与思考[C]. 中国体育科学学会, 第十届全国体育科学大会论文摘要汇编, 2015：631-632.
[4] 张彦峰, 江崇民, 蔡睿, 等. 国民体质监测质量控制体系的建立与应用[J]. 山东体育科技, 2012, 34(4)：87-91.
[5] 国家体育总局. 《全民健身计划(2011－2015年)》实施效果评估办法[EB/OL]. http：//www.sport.gov.cn/n16/n33193/n33208/n33418/n33598/5478276.html[2014-07-01].
[6] 中国国民体质监测系统课题组, 国家体育总局科教司. 中国国民体质监测系统的研究[M]. 北京：北京体育大学出版社, 2001.
[7] 国家国民体质监测中心. 2014年国民体质监测工作手册[M]. 北京：人民体育出版社, 2014.
[8] 教育部. 2014年全国学生体质与健康调研实施方案[EB/OL]. http：//www.moe.edu.cn/srcsite/A17/moe_943/moe_947/201402/t20140227_165320.html[2014-02-27].
[9] 国务院. 国务院关于加快发展体育产业促进体育消费的若干意见[EB/OL]. http：//www.sport.gov.cn/n16/n5573340/5802561.html[2014-10-20].
[10] 国家体育总局. 《全民健身计划(2011—2015年)》实施情况评估标准(试行)[EB/OL]. http：//www.sport.gov.cn/n16/n33193/n33208/n33418/n33598/5480802.html[2014-07-02].
[11] 教育部. 学生体质健康监测评价办法[EB/OL]. http：//www.moe.edu.cn/publicfiles/business/htmlfiles/moe/s7059/201405/168528.html[2014-04-21].

第 3 章 国民体质监测的指标与测试方法

3.1 形态指标

身体形态包括体格、体型、身体姿势、身体成分,体质监测的内容主要是体格(包括长度、围度、量度)和身体成分(脂肪含量)。体格测量和身体成分测量是研究人体外部形态结构、生长发育水平等必不可少的方法手段。各年龄组形态检测指标如表 3.1 所示。

表 3.1 体质监测的形态指标

检测指标	幼儿组 3~6 岁	学生组 7~19 岁	成年甲组 20~39 岁	成年乙组 40~59 岁	老年组 60~69 岁
身高	●	●	●	●	●
坐高	●				
体重	●	●	●	●	●
胸围	●		●	●	●
腰围			●	●	●
臀围			●	●	●
上臂部皮褶厚度	●		●	●	●
腹部皮褶厚度	●		●	●	●
肩胛部皮褶厚度	●		●	●	●
体重指数		●			

3.1.1 身高

身高反映了人体的骨骼状况,是身体纵向发育水平的重要指标。
1)测试仪器
测量仪器常采用电子身高计。
2)测试方法
身高计进入工作状态,然后,将水平压板移至立柱的上端。受试者赤足,背向立柱站立在身高计的底板上,躯干自然挺直,头部正直,两眼平视前方。耳屏上缘与眼眶下缘最低点呈水平位。上肢自然下垂,两腿伸直。两足跟并拢,足尖分开约60°。足跟、骶骨部及两肩胛间与立柱相接触,成"三点一线"站立姿势(图 3.1)。图 3.2 为身高测试的错误姿势,应注意。

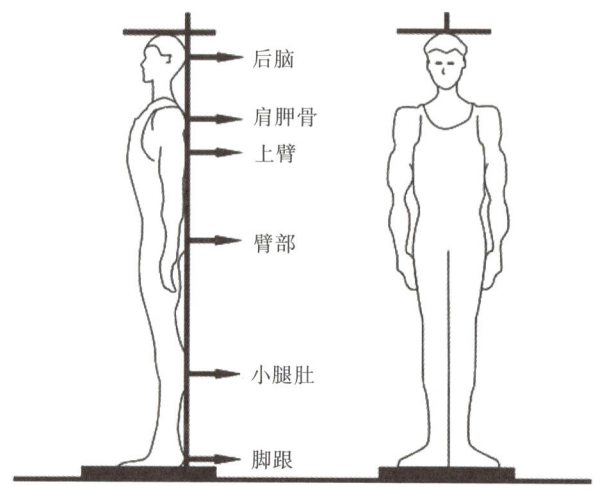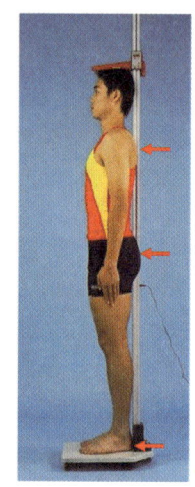

图 3.1　身高测试

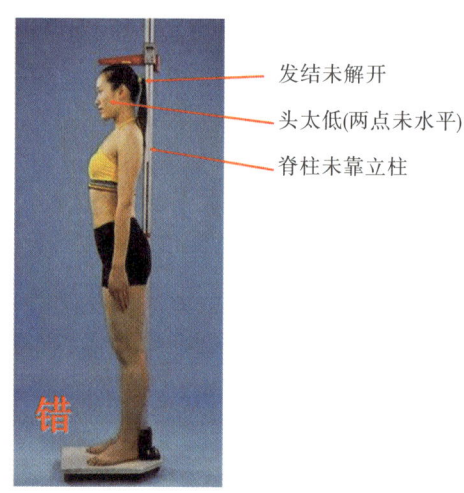

图 3.2　身高测试错误姿势

测试人员单手将水平压板沿立柱向下滑动至受试者头顶(或水平压板自动下移至受试者头顶),等显示屏上显示的数值稳定后,记录显示的数值。记录以 cm 为单位,精确到小数点后一位。测试人员应大声念出读数,以便让受试者知道测量结果,并登记在登录书上。

3)注意事项

(1)身高计应选择平坦地面,靠墙放置。

(2)测试人员移动水平压板时,必须手握"手柄"。

(3)在测量过程中,不能随意按按键。如果已经按按键,则必须将水平压板重新放回到挡板处,再按按键,使其重新进入工作状态。

(4)严格执行"三点靠立柱、两点呈水平"的测量要求。

(5)水平压板与头部接触时,松紧要适度,头发蓬松者要压实,妨碍测量的发辫、发结要放开,饰物要取下。

(6)读数完毕,立即将水平压板轻轻推向安全高度,以防碰坏。

> 【小贴士】世界身高排位
>
> 世界上哪个国家的人身高最高?瑞士《商报》2016年7月26日称,一个国际研究团队日前公布的调查结果显示:荷兰男性以1.825m、拉脱维亚女性以1.7m,分别夺得男女平均身高第一。东帝汶男性(1.6m)和危地马拉女性(1.49m)为全球最矮。
>
> 来自英国、瑞士等国家的800人研究团队,选取WHO关于各国1914年和2014年18岁人口的身高、卫生和营养等资料进行分析,结果显示:男女身高排名前十位的都是欧洲国家。男性身高前十位依次是荷兰、比利时、爱沙尼亚、拉脱维亚、丹麦、波黑、克罗地亚、塞尔维亚、冰岛和捷克。女性身高前十位依次是拉脱维亚、荷兰、爱沙尼亚、捷克、塞尔维亚、斯洛伐克、丹麦、立陶宛、白俄罗斯和乌克兰。
>
> 报告还显示:100年来,一些国家人口的身高增长很快。伊朗男性平均身高增加16.5cm,韩国女性平均身高增加20.2cm。中国大陆男性和女性的平均身高分别是1.718m(93位)和1.597m(87位),百年来分别长高11cm和10cm。日本男女平均身高分别是1.708m和1.583m,韩国为1.749m和1.623m。一些国家人口的身高近年出现停滞现象。例如,美国男女的平均身高在100年前分列3位、4位,2014年跌到37位和42位。而撒哈拉以南的非洲地区还出现身高变矮的趋势。专家认为,身高不仅取决于基因,还与营养和环境因素存在极大关系。

3.1.2 坐高

坐高反映了躯干长度,用于评价人体体型和营养状况。

1)测试仪器

测量仪器常采用坐高测试仪(图3.3)。

2)测试方法

受试者坐于坐高测试仪的座板上,使骶骨部、两肩胛间靠立柱,躯干自然挺直,头部正直,两眼平视前方,以保持耳屏的上缘与眼眶下缘呈水平位;上肢自然下垂,双手不得撑压座板;两腿并拢,双足平踏在地面上,大腿与地面平行并与小腿呈直角(根据受试者小腿长度,适当调节踏板高度以保持正确测量姿势)(图 3.4)。图 3.5 为坐高测试的错误姿势,应予以注意。

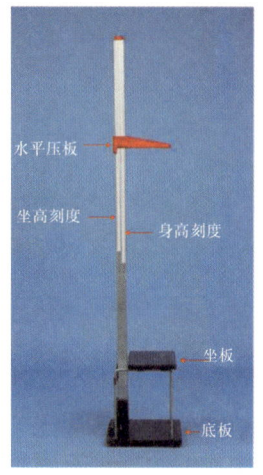
图 3.3 坐高测试仪

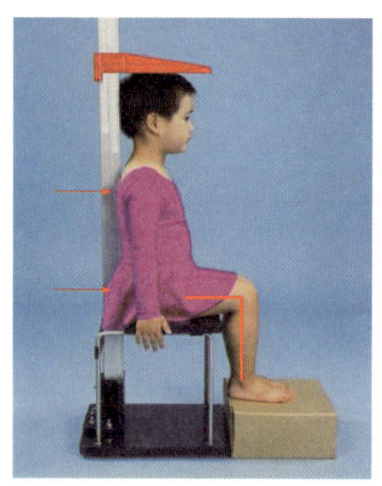
图 3.4 坐高测试

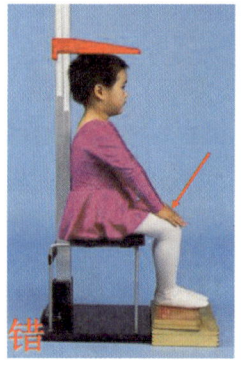
(a) 手的位置不对

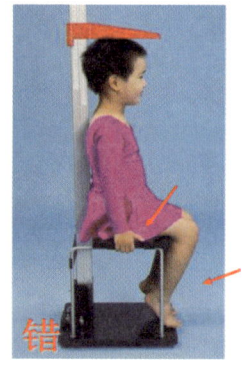
(b) 腿的位置太低且手撑住坐板

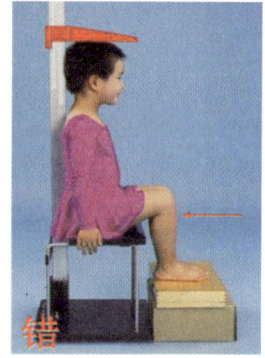
(c) 腿的位置太高

图 3.5 坐高测试错误姿势

测试人员站在受试者右侧,将水平压板沿立柱下滑至受试者头顶,两眼与压板呈水平位进行读数(图 3.6)。记录以 cm 为单位,精确到小数点后一位。测试人员应大声念出读数,并登记在登录书上。

3)注意事项

(1)测量时,受试者应先弯腰使骶骨部紧靠立柱后再坐下,以保证测试姿势正确。如图 3.7中的 A 部分所示。

(2)较矮的幼儿应选择高度适宜的踏板,避免测量时身体向前滑动。如

图 3.7 中的 B 部分所示。

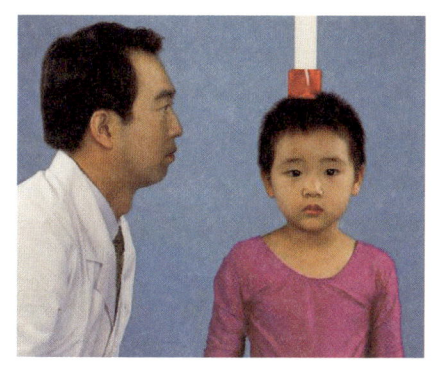
图 3.6 坐高测试数据读取

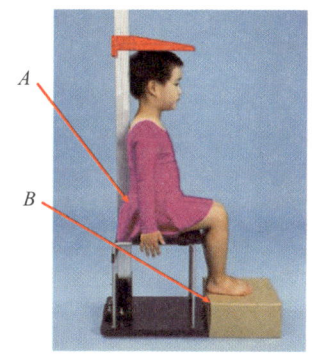
图 3.7 坐高测试正确姿势

(3)其他注意事项同身高。

3.1.3 体重

体重反映人体发育程度和营养状况,是身体横向、纵向发育水平的重要指标。

1)测试仪器

测量仪器常用电子体重计。

2)测试方法

仪器进入正常工作状态后,受试者穿短衣裤、赤足,自然站立在体重计踏板的中央,保持身体平稳(图3.8)。等显示屏上显示的数值稳定后,记录显示的数值。记录以 kg 为单位,精确到小数点后一位。测试人员应大声念出读数,并登记在登录书上。

3)注意事项

(1)测量时,体重计应放置在平坦地面上。

(2)受试者应尽量减少着装。

(3)上、下体重计时,动作要轻缓。

(4)男、女分开独立测试。

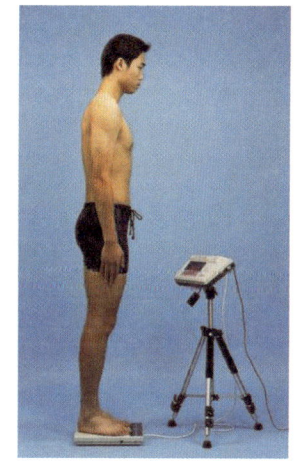
图 3.8 体重测试

3.1.4 胸围

胸围是指胸的围度,反映胸廓大小和胸部肌肉发育的状况。

1)测试仪器

测试仪器常用尼龙带尺。

2)测试方法

受试者自然站立,双肩放松,两臂自然下垂,两足分开与肩同宽,保持平静呼吸。测试人员面对受试者,将带尺上缘经背部肩胛下角下缘至胸前围绕一周,带尺下缘在胸前乳头上缘,带尺围绕胸部的松紧度应适宜(皮肤不产生明显凹陷)(图3.9、图3.10)。带尺上与"0"点相交的数值即为测量值。测量时应避免图3.11所示的错误。

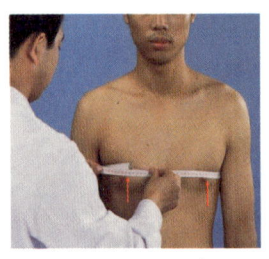
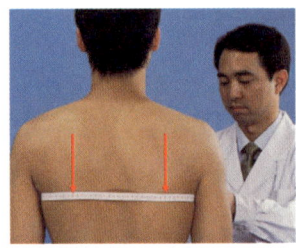

图3.9 胸围测试带尺位置

图3.10 胸围测试站立姿势

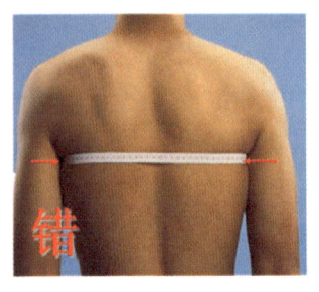
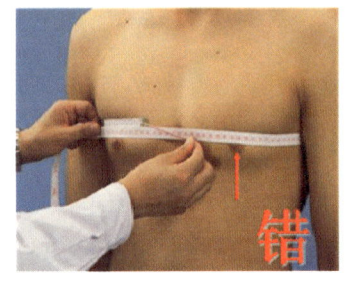
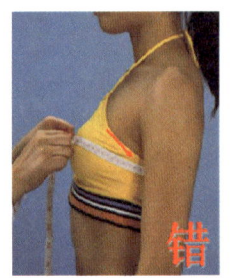

(a) 皮尺拉太紧　　　　(b) 压住乳头　　　　(c) 不在水平面

图3.11 胸围测试常见错误

测试人员在受试者呼气末(平静呼吸)时读取数值。测试人员应大声念出读数,并登记在登录书上,测量结果以cm为单位,精确到小数点后一位。

3)注意事项

(1)进行测量时,注意受试者姿势是否正确,如有低头、耸肩、挺胸、驼背等状况,要及时纠正。

(2)测试人员应严格控制带尺的松紧度。

(3)如触摸不到肩胛下角,可让受试者扩胸,待触摸清楚后,受试者应恢复正确测量姿势。

(4)如两侧肩胛下角高度不一致,以低侧为准。

(5)男女分开独立测试。

3.1.5 腰围

腰围是指腰的围度,反映人体躯干体型特点。

1)测试仪器

测量仪器常用尼龙带尺。

2)测试方法

受试者自然站立,两肩放松,双臂交叉抱于胸前。测试人员面对受试者。将带尺经脐上 0.5~1cm 处水平绕一周,如图 3.12、图 3.13 所示。对肥胖者测量腰部最粗处,如图 3.14 所示。带尺围绕腰部的松紧度应适宜(使皮肤不产生明显凹陷)切勿测量点太高[图 3.15(a)]、皮尺拉得太紧[图 3.15(b)]。带尺上与"0"点相交的数值即为测量值。测试人员应大声念出读数,并登记在登记书上,记录以 cm 为单位,精确到小数点后一位。

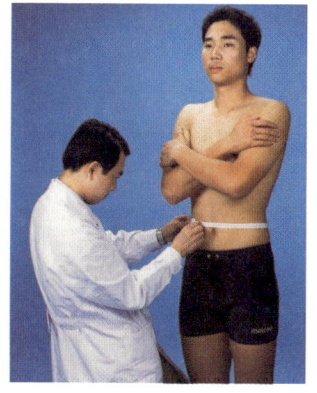

图 3.12　腰围测试

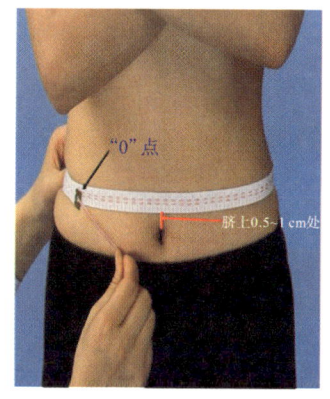

图 3.13　腰围测量点

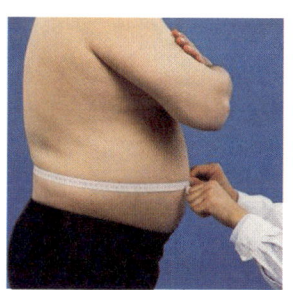

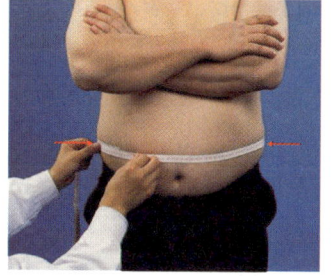

图 3.14　肥胖者腰围测试位置

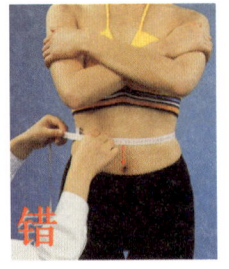
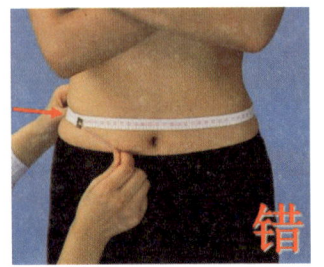

(a)测量点太高　　　　　　　(b)皮尺拉得太紧

图 3.15　腰围测试常见错误

3)注意事项

(1)测试人员应严格控制带尺的松紧度。
(2)测量时,受试者被测部位要充分裸露。
(3)测量时,受试者不能有意识地挺腹或收腹。
(4)男女分开独立测试。

3.1.6　臀围

臀围是臀部的围度,反映人体躯干下部体型特点和肌肉发育程度。

1)测试仪器

测量仪器常用尼龙带尺。

2)测试方法

受试者自然站立,两肩放松。双臂交叉抱于胸前。测试人员立于受试者侧前方,将带尺沿臀大肌最突起处水平围绕一周。带尺围绕臀部的松紧度应适宜(使皮肤不产生明显凹陷),如图 3.16、图 3.17 所示。带尺上与"0"点相交的数值即为测量值。测试人员应大声念出读数,并登记在登录书上,记录以 cm 为单位,精确到小数点后一位。

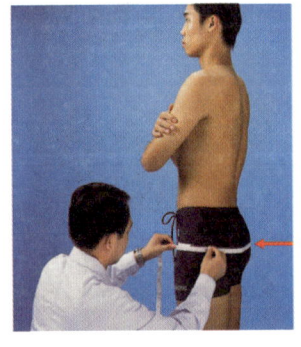
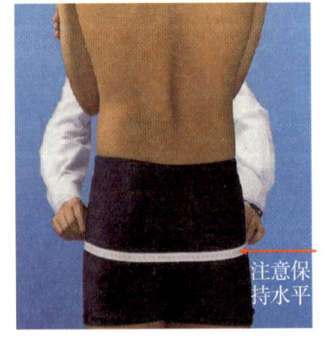

图 3.16　臀围测试　　　　　　图 3.17　臀围测量位置

3)注意事项
(1)测试人员应严格控制带尺的松紧度。
(2)测量时,受试者穿短裤、短袖衫。
(3)测量时,受试者不能有意识地挺腹或收腹。
(4)男女分开独立测试。

3.1.7 皮褶厚度

1)测试仪器

测量仪器常用皮褶厚度计(或皮脂厚度计)如图3.18所示。

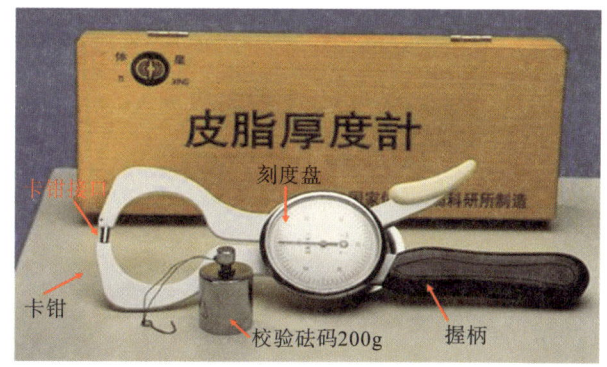

图3.18 皮脂厚度计

2)测试部位

测试部位为上臂部、肩胛部和腹部。其中,上臂部测量点为右上臂肩峰后面与鹰嘴连线中点处,测量时沿上肢长轴方向纵向捏提皮褶(图3.19)。肩胛部测量点为右肩胛骨下角下方1cm处,测量时与脊柱成45°方向捏提皮褶(图3.20)。腹部测量点为脐水平线与右锁骨中线交界处,测量时沿躯干长轴方向纵向捏提皮褶(图3.21)。

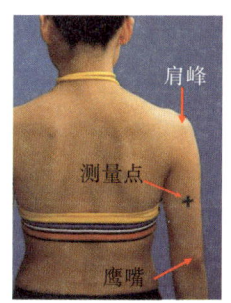 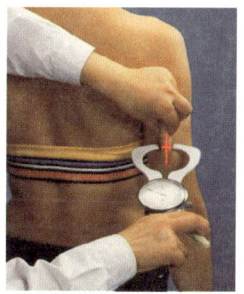

图3.19 上臂部皮褶厚度测量

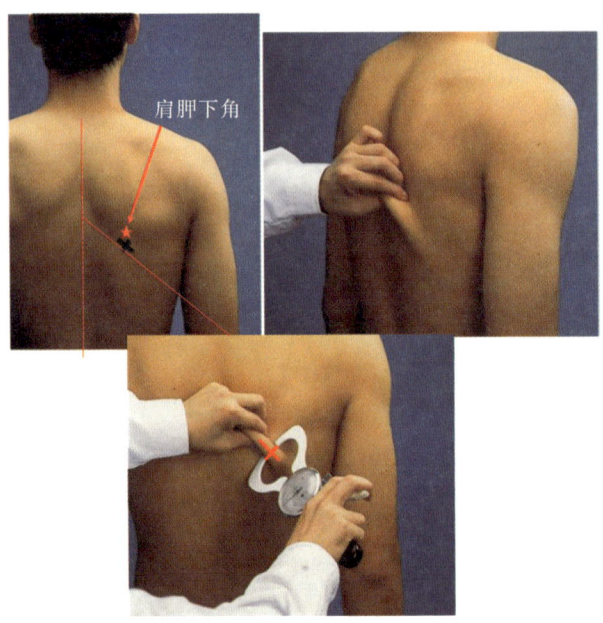

图 3.20 上臂部皮褶厚度测量

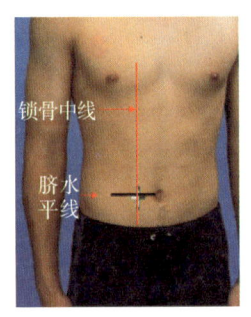 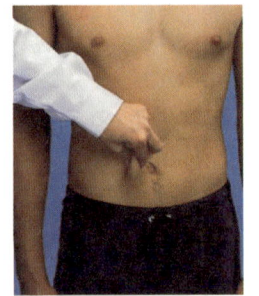 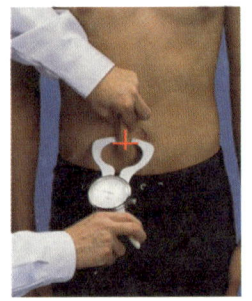

图 3.21 腹部皮褶厚度测量

3) 测试方法

受试者自然站立，充分裸露被测部位。测试人员用左手拇指、食指和中指将被测部位皮肤和皮下组织捏提起来(图 3.22)。测量皮褶捏提点下方 1cm 处的厚度，共测量三次，取中间值或两次相同的值(数值达不到上位则就低位值，皮褶厚度计精度为 0.5mm)。测试人员应大声念出读数，并登记在登录书上。记录以 mm 为单位，精确到小数点后一位。

4) 注意事项

(1) 受试者自然站立，肌肉放松，体重平均落在两腿上。

(2) 测试时，要把皮肤与皮下组织一起捏提起来，但不能把肌肉捏提起来。

(3) 测试时，皮褶厚度计的钳口连线应与皮褶走向垂直。

(4) 测试过程中，皮褶厚度计的刻度盘和钳口压力应经常校正。

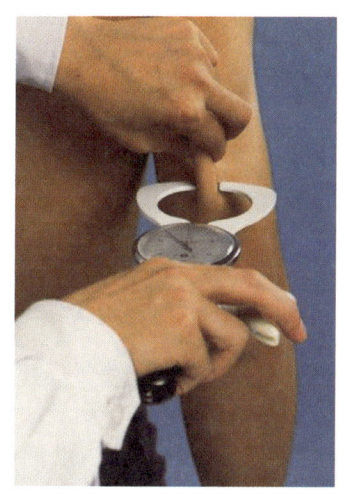
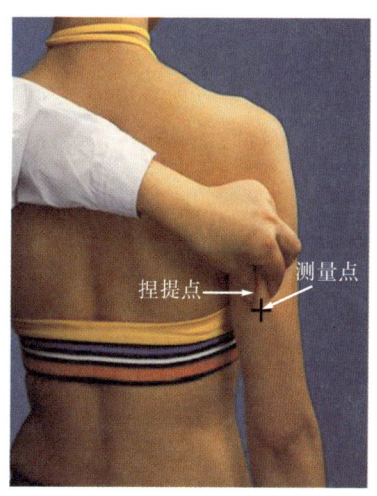

图 3.22 皮褶厚度测量

3.1.8 派生指标

派生指标(body mass index,BMI)也称为体重指数或身体质量指数,计算公式为

$$BMI=体重/身高^2$$

其中,体重单位为 kg;身高单位为 m。

BMI 反映了体重与身高之间的关系,WHO 一直将它作为判别人体胖瘦程度的一项重要指标。在《国家学生体质健康标准(2014 年修订)》中,BMI 是评价学生体型的一个指标。请注意,成年人的 BMI 与处于生长发育期的学生有很大差异,两者的 BMI 评价要用不同的标准。

3.2 机 能 指 标

体质监测主要针对心血管循环机能和呼吸机能进行监测,各年龄组机能检测指标如表 3.2 所示。

表 3.2 体质监测的机能指标

检测指标	幼儿组 3~6 岁	学生组 7~19 岁	成年甲组 20~39 岁	成年乙组 40~59 岁	老年组 60~69 岁
安静脉搏(心率)	●		●	●	●
血压			●	●	●
肺活量		●	●	●	●
台阶试验			●	●	

3.2.1 安静脉搏(心率)

安静脉博(心率)是指正常人安静状态下每分钟心跳的次数,可反映人体的健康状况。

1)测试仪器

测试仪器常用秒表和医用听诊器。

2)测试方法

受试者取坐位,右前臂平放在桌面上,掌心向上。测试人员坐在右侧,以食指、中指和无名指的指端触压受试者手腕部的桡动脉,测量脉搏。测量幼儿心率时,取平卧位,将听诊器的听诊头放置在心前区(左锁骨中线与第五肋间隙交界处)(图3.23)。

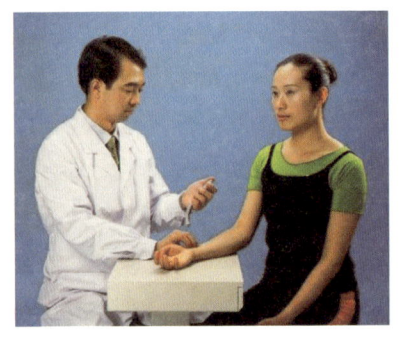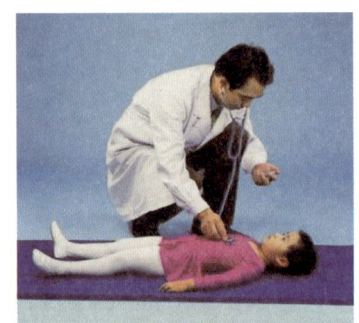

图 3.23 安静脉搏(心率)的测量

测量脉搏前应先确定受试者为安静状态(以 10s 为单位,连续测量三个 10s 的脉搏,若其中两次测量值相同并与另一次相差不超过一次,即可认为受试者处于相对安静的状态;否则应适当休息,直至符合要求),然后测量 30s 的脉搏,所得数值乘以 2 即为测量值。记录以次为单位。

3)注意事项

(1)测试前 1~2h 内,受试者不要进行剧烈的身体活动。

(2)成年和老年人测试前,要静坐 10min 以上才能进行测试,或用听诊法测量心率。

(3)幼儿测试可于午睡后进行。

3.2.2 血压

血压是血管内血液对血管壁的侧压力。正常的血压是血液循环流动的前提,血压在多种因素调节下保持正常,从而提供给各组织器官足够的血量,以维持正常的新陈代谢。

1）测试仪器

测试仪器常用立柱式水银血压计、医用听诊器。

2）测试方法

受试者取坐位，右臂自然前伸，平放在桌面，掌心向上。血压计"0"位与受试者心脏和右臂袖带应处于同一水平。测试人员捆扎袖带时，应平整、松紧适度，肘窝部要充分暴露。摸准肱动脉的位置，将听诊器听诊头放置其上，使听诊头与皮肤密切接触，但不能用力紧压或塞在袖带下（图3.24）。打气入带，使水银柱急速上升，直到听不到肱动脉搏动声，再升高20~30mmHg。随后缓缓放气，当听到第一个脉跳声时，水银柱高度值即为收缩压；继续放气，脉跳声经过一系列变化，脉跳声消逝瞬间的水银柱高度值为舒张压（图3.25）。血压测试力求一次听准，否则重新测量。分别记录收缩压、舒张压，以mmHg为单位（1mmHg=0.1333kPa）。

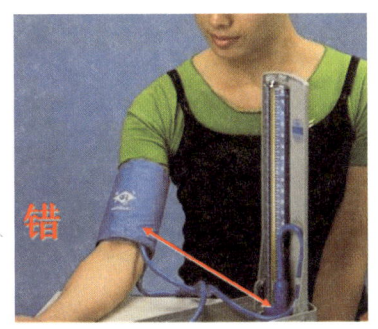
(a)"0"位与袖带未在一平面

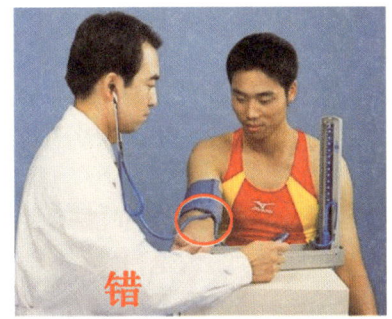
(b)听诊头压在袖带中

图3.24 血压测量常见错误

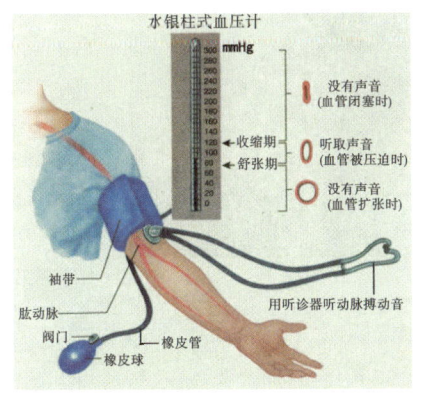

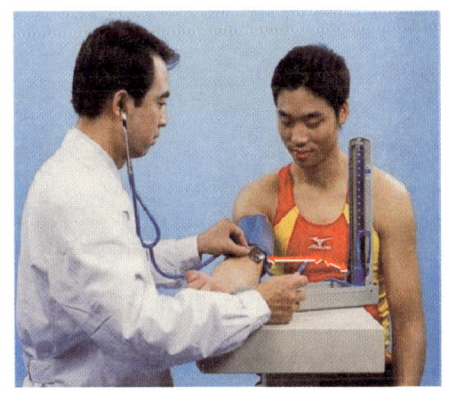

图3.25 血压测量

3）注意事项

(1)测试前1~2h内，受试者不要进行剧烈的身体活动。

(2)测试前受试者静坐10~15min,稳定情绪,接受测试。

(3)测试前应检查血压计水银柱是否在"0"位,若不在"0"位,应予校正。应观察水银柱有无气泡,如有气泡应予排除。

(4)测试时,上衣袖口不应紧压上臂。

(5)袖带下缘应在肘窝上2.5cm处。

(6)需重测时,应等待血压计水银柱下降至"0"位后再进行。

(7)血压重测者,必须在休息10~15min后才能进行。对血压持续超出正常范围者,要及时请现场医务人员观察其情况。

3.2.3 肺活量

肺活量测试肺通气功能,反映人体肺的容积和扩张能力。

1)测试仪器

测试仪器常用电子肺活量计。

2)测试方法

测试人员首先将口嘴装在文式管的进气口上,交给受试者。受试者手握文式管手柄,将导压软管保持在文式管上方;受试者头部略向后仰,尽力深吸气直到不能再吸气,如图3.26(a)所示。然后,将嘴对准嘴口缓慢地呼气,直到不能呼气,如图3.26(b)所示。此时,显示屏上显示的数值即为肺活量值。测试两次,在登录书上只记录最大值,以mL为单位,不计小数。

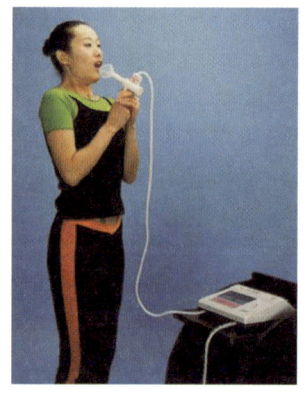 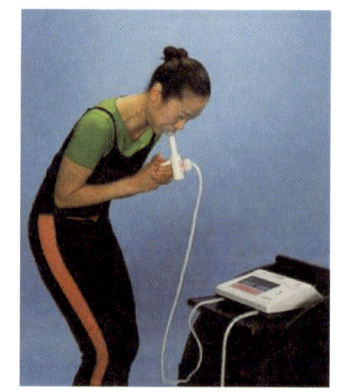

(a) 尽力深吸气　　　　　　　(b) 尽力呼气

图3.26　肺活量测试

3)注意事项

(1)测试应使用一次性口嘴。如果需重复使用,必须严格消毒。

(2)测试前,测试人员应向受试者讲解测试要领,做示范演示,受试者可试吹一次。

(3)测试时,受试者呼气不可过猛,防止漏气,且必须保持导压软管在文式管上方。

(4)受试者在呼气过程中,不能再进行吸气。

(5)测试人员要及时纠正受试者用鼻呼气的错误动作。如果无法纠正,可让受试者带上鼻夹或用手捏住鼻子,防止鼻呼气(图 3.27)。

(6)下一次测试开始前,须按按键,回到"0"位。

(7)派生指标:

$$肺活量指数 = 肺活量/体重$$

其中,肺活量单位为 mL;体重单位为 kg。

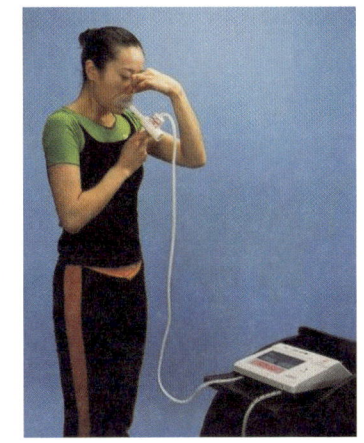

图 3.27 防止用鼻呼气

3.2.4 台阶试验

台阶试验反映人体心血管系统机能水平。台阶试验是一项定量负荷机能实验,以相同的频率、相同的时间上下台阶,测试运动后的恢复心率。

1)测试仪器

测试仪器为台阶若干(成年男子台阶高度为 30cm、成年女子台阶高度为 25cm)、电子台阶试验仪、秒表(备用)。

2)测试方法

受试者自然站立在台阶前方,做好准备。测试人员按"启动"键,使台阶试验仪进入工作状态;3s 后台阶试验仪的蜂鸣器发出三次预备声,然后受试者按照蜂鸣器发出的提示音开始进行上下台阶运动(图 3.28)。

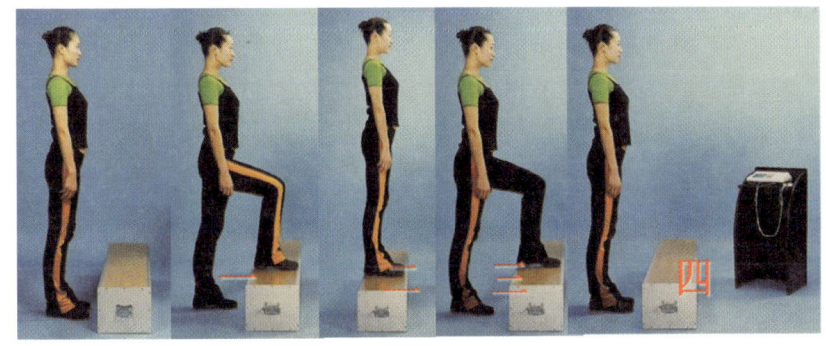

图 3.28 台阶试验

当蜂鸣器发出第一声响时,一只脚踏上台阶;第二声响时,另一只脚踏上台阶,双腿伸直,呈站立姿势;第三声响时,先踏上台阶的脚下台阶;第四声响时,另一只脚下台阶。持续运动 3min。当蜂鸣器发出一声长鸣后,受试者结束上下台阶运动，立刻静坐，前臂前伸，掌心向上，手指自然分开，呈弯曲状。测试人员随后将指脉夹夹在受试者中指或食指的远节指骨，传感器贴紧指腹（图3.29）。

台阶试验仪开始测量运动后三次脉搏，当仪器发出结束提示音后，表明测试结束。测试人员按"功能"键，依次将运动时间、运动后第1分钟末、第2分钟末、第3分钟末30秒脉搏记录在登录书中。

在测试过程中，如果受试者不能坚持运动或连续三次不能按规定频率上下台阶，测试人员应立即让受试者停止运动，同时按下相应的"功能"键，并为受试者夹上指脉夹，使试验仪进入脉搏测试程序。

台阶试验脉搏记录示例如图3.30所示。

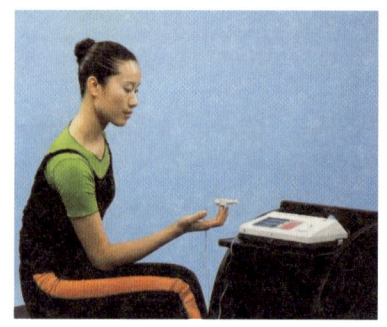

图3.29　恢复期脉搏测量

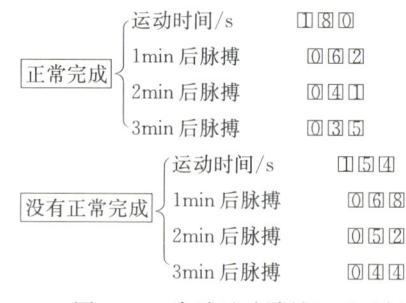

图3.30　台阶试验脉搏记录示例

3）注意事项

(1)心脏功能不良或患有心脏疾病者，不能进行此项测试(以医生建议为主)。

(2)受试者在测试前不得从事任何剧烈活动。

(3)受试者在每次登上台阶时，腿必须伸直，膝关节不得弯曲。

(4)受试者必须严格按照提示音的节奏完成上下台阶运动。

(5)测试人员在仪器测量脉搏时，应经常用手指触压桡动脉搏动，与试验仪进行对比。如果10次脉搏相差超过两次，可视为仪器不准，及时改用人工的方法测量脉搏。

(6)人工测试脉搏的方法：测试运动停止后1～1.5min、2～2.5min、3～3.5min的三次脉搏数。

【小贴士：哈佛台阶试验】

台阶试验，是以一定的频率，上下一定高度的台阶，持续一定时间，根据登台结束后恢复期脉搏的变化来评定心血管功能的一种体能测试。最早的台阶试验是由美国哈佛大学研究设计的，称为哈佛台阶试验，较适合训练有素者，以后有不少改良和发展。

1. 哈佛台阶试验方法

台阶高度，男子为 50.8cm，女子为 42.6cm。令受试者以 30 次/min 的频率登台阶(一上一下为一次)，持续时间为 5min 或直至不能坚持。要求上的时候双脚站在台中央；下时全脚掌着地，身体和膝应充分伸直，不得跳跃和故意用力蹬踩，但允许换脚 1~2 次。中途连续 20s 跟不上节奏即停止试验。试验结束后，受试者坐在椅子上休息，测恢复期第 2、3、4 分钟的每分钟前 30s 脉搏，记为 F_1、F_2、F_3（图 3.31）。

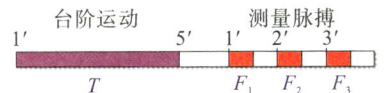

图 3.31 哈佛台阶试验方法脉搏测量示例

2. 哈佛台阶指数

按下列公式计算评定指数，指数越大，表明机能越好。

$$哈佛台阶指数 = \{T/[2 \times (F_1 + F_2 + F_3)]\}/100$$

其中，T 为完成时间，单位 s。

3. 结果评价

哈佛台阶指数在 55 以下为"差"；55~79 为"中"；80~89 为"良好"；90 及以上为"优秀"。

目前，国民体质监测使用的是改良过的台阶试验，即台阶高度降低、运动时间缩短，可广泛适用于青壮年的体能测试。

3.3 素质指标

各年龄组体质监测的身体素质指标如表 3.3 所示。

表 3.3 体质监测的身体素质指标

检测指标	幼儿组 3~6 岁	学生组 7~19 岁	成年甲组 20~39 岁	成年乙组 40~59 岁	老年组 60~69 岁
坐位体前屈	●	●(全体学生)	●	●	●
10 米折返跑	●				
网球掷远	●				
走平衡木	●				
双脚连续跳	●				
立定跳远	●	●(中学生和大学生)			
50 米跑		●(全体学生)			

续表

检测指标	幼儿组 3~6 岁	学生组 7~19 岁	成年甲组 20~39 岁	成年乙组 40~59 岁	老年组 60~69 岁
1 分钟跳绳		●（小学生）			
50 米×8 往返跑		●（小学五至六年级学生）			
1000 米（男生）/ 800 米（女生）跑		●（中学生和大学生）			
1 分钟仰卧起坐		●（小学三至六年级全体；中学女生和大学女生）	●（女子）		
引体向上		●（中学男生和大学男生）			
斜身引体		●（小学生）			
握力			●	●	●
背力			●		
纵跳			●		
俯卧撑			●（男子）		
闭眼单脚站立			●	●	●
选择反应时			●	●	●

3.3.1 立定跳远

立定跳远是反映下肢爆发力及身体协调能力的常用指标。立定跳远是幼儿组和学生组的测试指标。

1）测试仪器

测量仪器常采用电子立定跳远计或沙坑和卷尺。

2）测试方法

根据受试者的能力选择起跳线。受试者两脚自然分开，站立在起跳线后，然后，摆动双臂，双脚蹬地尽力向前跳。电子测量时，双脚落地后，显示屏显示测试值（图 3.32）。采用沙坑测量时，双脚落地后，丈量起跳线后缘至最近着地点后缘之间的垂直距离（图 3.33）。测试两次，记录最好成绩，以 cm 为单位，不计小数。

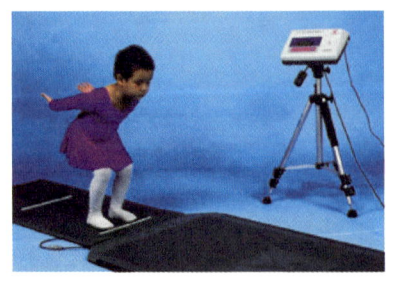 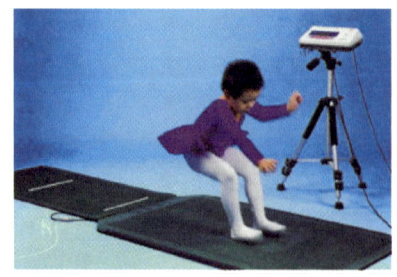

图 3.32 立定跳远电子自动测试

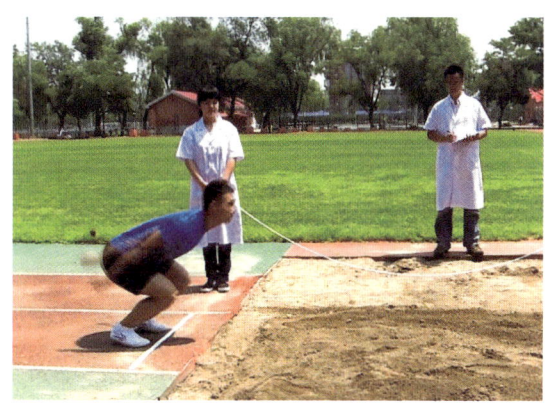

图 3.33 立定跳远沙坑测量

3)注意事项

(1)受试者起跳前,双脚均不能踩线、过线。
(2)犯规时成绩无效,继续测试直至取得成绩。
(3)起跳时,不能有垫跳、助跑、连跳等动作。
(4)每次测试前,须待仪器自动清空回零或按按键清空回零。

3.3.2 网球掷远

网球掷远反映幼儿上肢和腰腹肌肉力量,同时也反映动作协调能力。

1)场地器材

在平坦的场地上画一个长20m、宽6m的长方形,设一端为投掷线,在投掷线后每间隔0.5m画一条横线(图3.34)。卷尺和标准网球若干个(图3.35)。

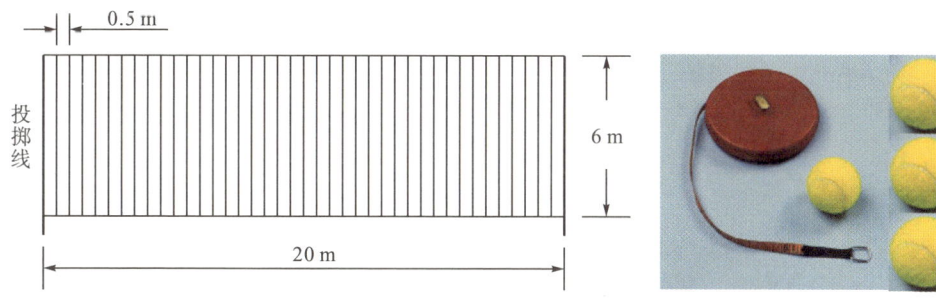

图 3.34 网球掷远场地　　　　　图 3.35 卷尺和标准网球

2)测试方法

受试者站在投掷线后,两脚前后分开,单手持球;将球从肩上方投出,球出手时后脚可以向前迈出一步,但不能踩线或过线(图3.36)。一位测试人员站在投掷线侧前方位置发令,另一位测试人员观察球的落点,并记录成绩。测试两次，取最好成绩。以 m 为单位，精确到小数点后一位。

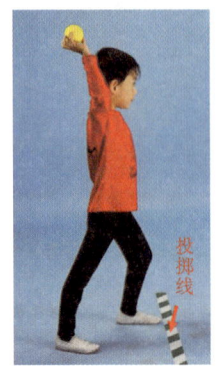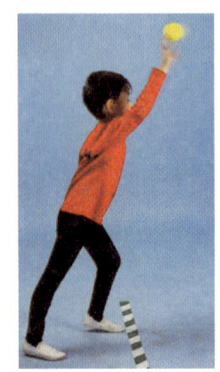

图 3.36　网球掷远

3)记录方法

如果球的落点在横线上，则记录该线所标示的数值；如果球的落点在两条横线之间，则记录靠近投掷线的横线所标示的数值；如果球的落点已超出 20m 长的测试场地，可用卷尺丈量实际距离；如果球的落点超出 6m 宽的场地，受试者要重新投掷。

4)注意事项

(1)测试时，测试人员应注意观察球的落点。

(2)受试者投掷时，脚不能踩线、过线，不能助跑投球。

3.3.3　10 米折返跑

10 米折返跑反映幼儿的移动速度和灵敏素质。

1)场地器材

在平坦的地面(地质不限)上画长 10m、宽 1.22m 的直线跑道若干条，一端为起、终点线，另一端为折返线；在起、终点线外 3m 处画一条目标线，在折返线处设一手触物体(木箱或墙壁)(图 3.37)，秒表若干块。

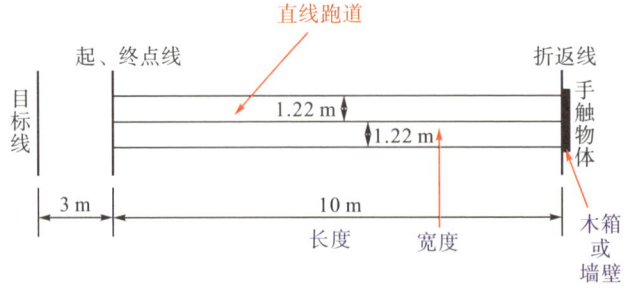

图 3.37　10 米折返跑场地

2）测试方法

受试者至少两人一组，两腿前后分开，站立在起跑线后；当听到起跑信号后，立即起跑，直奔折返线，用手触摸到物体（木箱或墙壁）后返回，直奔目标线（图3.38）。测试人员站在起跑线的斜前方发令，在受试者起跑的同时，计时。当受试者胸部到达终点线垂直面时停表。记录往返后通过终点的时间，以s为单位，精确到小数点后一位。小数点后第二位数，按非"0"进"1"的原则进位。

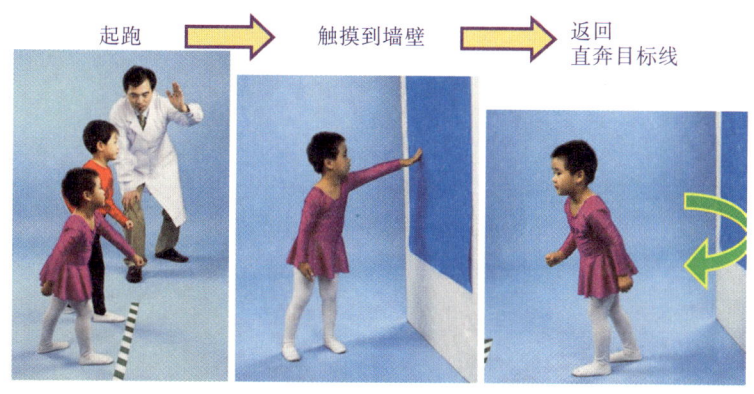

图3.38　10米折返跑

3）注意事项

（1）测试前，测试人员要明确告诉受试者要全速直线跑，途中不得串道。

（2）起跑前，受试者不得踩、跨起跑线。

（3）起跑时，如受试者未听到起跑信号，测试人员可轻推受试者的后背，促其起跑。

（4）受试者通过起、终点线后方可减速。

（5）在目标线处，要安排专人对受试者进行保护，防止摔倒发生意外。

3.3.4　双脚连续跳

双脚连续跳可反映幼儿协调性和下肢肌肉力量。

1）场地器材

卷尺、秒表、软方包（长10cm、宽5cm、高5cm）10个。在平地上按直线每间隔50cm放置一个软方包，距离第一块软方包20cm处画一条"起跳线"（图3.39）。

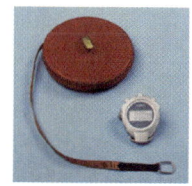 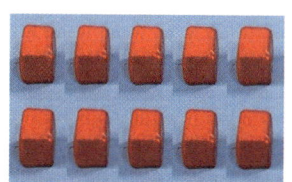

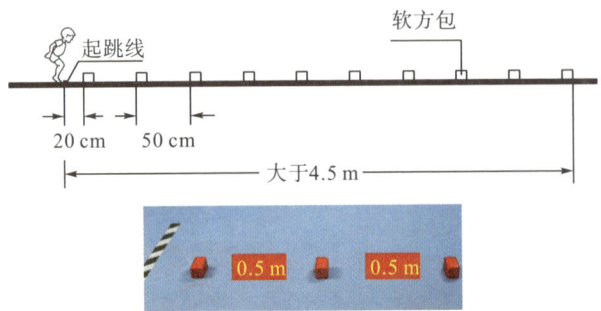

图 3.39　双脚连续跳场地器材

2)测试方法

受试者两脚并拢站在"起跳线"后,听到"开始"的口令后,双脚起跳,连续跳过 10 个软方包停止。在受试者起跳的同时,测试人员开表计时,当受试者跳过第 10 个软方包双脚落地时停表(图 3.40)。测试两次,取最好成绩,记录以 s 为单位,精确到小数点后一位。小数点后第二位数,按非"0"进"1"的原则进位。

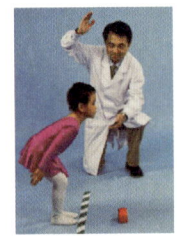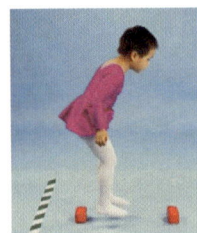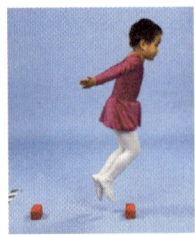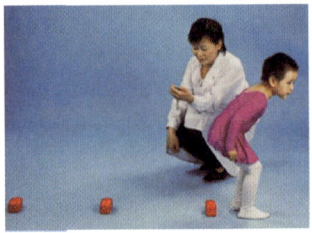

图 3.40　双脚连续跳测试

3)注意事项

(1)如果受试者出现跨越软方包、脚踩在软方包上、将软方包踢乱或两次单脚起跳等情况,要立即停止测试,重新开始。

(2)如果一次跳不过一个软方包,可以两次跳过。

3.3.5　走平衡木

走平衡木可以反映幼儿的平衡能力。

1)场地器材

高 30cm、宽 10cm、长 3m 的平衡木一副,设一端边线为起点线,则另一端边线为终点线。两端外各加一块与平衡木等高的宽 20cm、长 20cm 的平台(图 3.41);秒表若干。

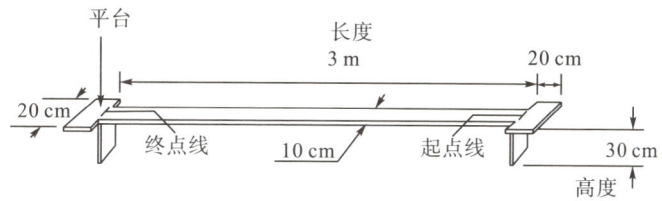

图 3.41　平衡木尺寸

2）测试方法

受试者站在"起点线"后的平台上，面向平衡木，双臂侧平举，当听到"开始"的口令后，两脚交替向"终点线"前进。测试人员在受试者的侧前方发令，在受试者起动的同时开表计时，并跟随受试者向"终点线"前进，同时注意观察受试者的动作，防止意外发生。当受试者任意一个脚尖超过"终点线"时，立即停表（图 3.42）。记录以 s 为单位，精确到小数点后一位。小数点后第二位数，按非"0"进"1"的原则进位。

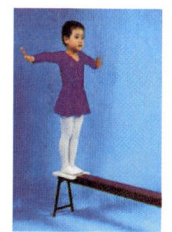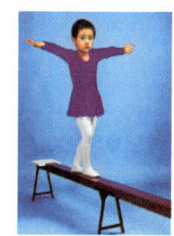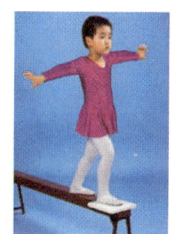

图 3.42　走平衡木测试

3）完成形式

双脚交替前进，完成者记录"1"；挪步横走者记录"2"；不能完成者记录"3"（图 3.43）。

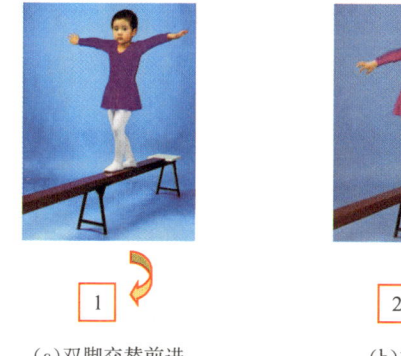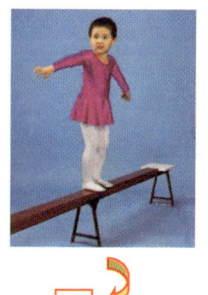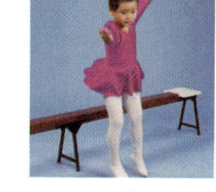

(a) 双脚交替前进　　　　(b) 挪步横行　　　　(c) 不能完成

图 3.43　完成形式及记录

4）注意事项

(1) 测试前，受试者脚尖不得超过"起点线"。

(2)中途落地者须重新测试。
(3)测试人员要注意保护受试者。

3.3.6 坐位体前屈

坐位体前屈是测量在静止状态下的躯干、腰、髋等关节可能达到的活动幅度,主要反映这些部位的关节、韧带和肌肉的伸展性和弹性及身体柔韧素质的发展水平,是全年龄段的测试指标。

1)测试仪器

测量仪器常用坐位体前屈计。

2)测试方法

测试人员打开电源开关,将游标推到导轨近端。受试者面向仪器坐在垫子上,双腿向前伸直;脚跟并拢,蹬在测试仪的挡板上,脚尖自然分开。测试人员调整导轨高度使受试者脚尖平齐游标下缘。测试时,受试者双手并拢,掌心向下平伸,膝关节伸直,上体前屈,用双手中指指尖推动游标平滑前进,直到不能推动(图3.44)。此时,显示屏上显示的数值即为测试值。测试两次,记录最大值,以cm为单位,精确到小数点后一位。

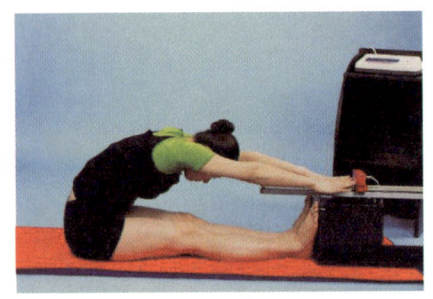

图3.44 坐位体前屈测试

3)注意事项

(1)测试前,受试者应做好准备活动。

(2)测试时,受试者双臂不能突然前振,不能用单手前推游标,膝关节不能弯曲,如图3.45所示。

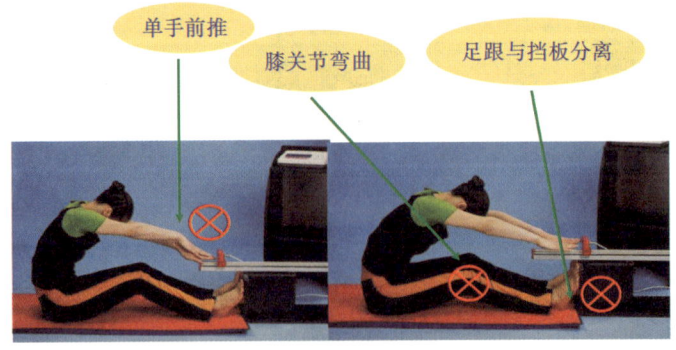

图3.45 坐位体前屈测试常见错误

(3)每次测试前,测试人员都要将游标推到导轨近端位置。
(4)测试人员要正确填写受试者测试值的"+"、"-"号。
(5)如果受试者测试值小于-20cm,按"-20cm"记录。

3.3.7 50米跑

50米跑测试学生的位移速度,可反映速度、灵敏、协调素质及神经系统灵活性的发展水平。

1)场地器材

标准田径场内50m的直道,秒表若干。

2)测试方法

受试者至少两人一组,两腿前后分开,站立在起跑线后;当听到起跑信号后,立即起跑,直奔终点线。发令人员站在起跑线的斜前方发令,计时员在受试者起跑的同时,开表计时(图3.46)。当受试者胸部到达终点线垂直面时停表。记录时间,以s为单位,精确到小数点后一位。小数点后第二位数,按非"0"进"1"的原则进位。

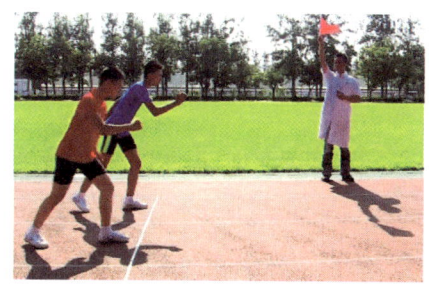

图3.46 50米跑测试

3)注意事项

(1)受试者测试时最好穿运动鞋或平底布鞋,赤足亦可。但不得穿钉鞋、皮鞋、塑料凉鞋。
(2)起跑前,受试者不得踩、跨起跑线。
(3)发现有抢跑者,要当即召回重跑。
(4)受试者要全速直线跑,途中不得串道。

3.3.8 1分钟跳绳

跳绳是一项人体在环摆的绳索中做各种跳跃动作的运动项目,能有效地综合反映学生身体的灵敏性、协调性、动作节奏感,以及下肢肌肉力量与心肺功能等,其成绩与学生参加体育锻炼的程度有关。该指标的测试适用于小学各个年级。

1)场地器材

秒表、跳绳、法令哨,平坦整洁的硬地面。

2)测试方法

测试时,两人一组,其中,一名为受试者,一名为计数员。测试前,受试者将绳的长短调至适宜长度,双腿并拢,呈自然站立。当听到开始信号时,受试者采用前脚掌起跳,同时,手腕弯成弧形摆动,身体以"正摇双脚跳"的方式完成循环跳跃运动(图3.47)。受试者每跳跃一次且摇绳一周,计数员计为一次。受试者听到结束信号,停止跳跃运动;同时,计数员停止计数。计数员大声报数,并记录。测试单位为次/min。受试者采用正摇单脚跳、双腿交替跳或行进跳等方式跳跃,该次不计数,立即纠正,继续测试。

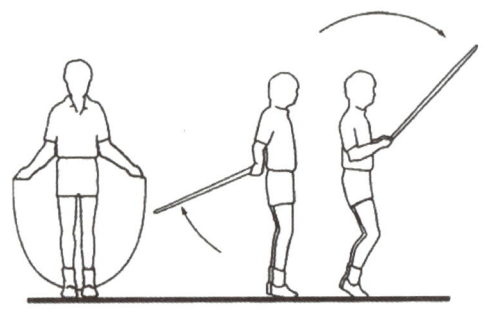

图3.47　1分钟跳绳测试

3)注意事项

(1)测试前,受试者须做充分的准备活动。
(2)受试者应穿运动鞋或胶鞋,不能穿钉鞋、皮鞋、凉鞋参加测试。
(3)跳绳应软硬、粗细适中,避免对学生造成伤害。
(4)小学低年级学生参加跳绳测试时,应由教师计数。
(5)测试过程中若跳绳绊脚,则该次不计数,但可以继续进行测试。

3.3.9　1000米(男)/800米(女)跑

1000米(男)/800米(女)跑是反映学生耐力素质的常用指标,可以有效地反映学生心血管、呼吸系统的机能及肌肉耐力。800米跑测试适用于初中至大学各个年级的女生,1000米跑测试适用于初中至大学各个年级的男生。

1)场地器材

标准400m田径场或300m、200m田径场(图3.48),秒表若干。若场地不正规,必须丈量准确,地面要平整,跑道线要清楚,地质不限。

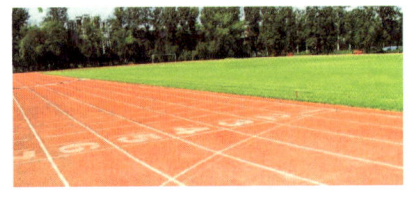 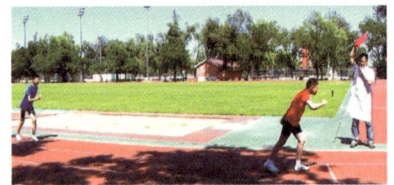

图3.48　标准田径场　　　　图3.49　1000米(男)/800米(女)起跑

2)测试方法

受试者至少两人一组,两腿前后分开,站立在起跑线后,当听到起跑信号后,立即起跑(图3.49),按设定的跑道跑完测试距离。发令人员站在起跑线的斜前方发令,计时员在受试者起跑的同时,开表计时(图3.50)。当受试者胸部到达终点线垂直面时停表。记录时间，以 s 为单位，精确到小数点后一位。小数点后第二位数，按非"0"进"1"的原则进位（图 3.51）。

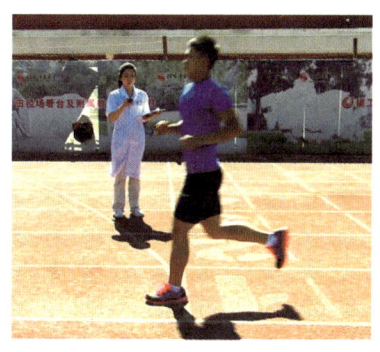

记录方式

先将成绩依分、秒写入到相应的横线内，再换算成秒，填入到方格中。

如某受试者成绩为3分40秒51写入横线

___3___分___40___秒___51___

| 2 | 2 | 0 | . | 6 |

图 3.50　1000 米（男）/800 米（女）起跑计时　　图 3.51　成绩记录方式

3)注意事项

(1)测试前，受试者须做充分的准备活动。

(2)在非 400m 标准场地上进行测试，测试人员应向受试者报告剩余圈数，以免跑错距离。

(3)受试者应穿运动鞋或胶鞋，不能穿钉鞋、皮鞋、凉鞋参加测试。

(4)起跑前，受试者不得踩、跨起跑线。发现有抢跑者，要当即召回重跑。

(5)测试人员在计时成绩进行分秒换算时要细心，防止差错。

3.3.10　50 米×8 往返跑

50 米×8 往返跑是 400 米跑的替代项目，是有效反映学生耐力及灵敏素质发展水平的常用指标。该指标测试仅适用于小学五、六年级学生。

1)场地器材

长 50m、宽 1.22m 的直线跑道若干条，秒表，发令旗。

2)测试方法

测试前，应在平坦地面上画长 50m、宽 1.22m 的直线跑道若干条，设一端为起终点线，另一端为折返线（图 3.52）；在距起终点线和折返线 0.5m 处的跑道中央，各设立一高度为 1.2m 的标杆（图 3.53）。受试者至少两人一组，采用站立式起跑，当听到起跑信号后，立即起跑，全力跑向折返线；在到达折返线时，按逆时针方向绕过标杆后跑回起、终点线，再按逆时针方向绕过标杆后跑向折返线，为完成一圈；共跑 4 圈。发令员站在起终点线侧面发令，在受试者起跑的同时，开表计时。当受试者胸部到达终点线垂直面时停表。记录以 s 为单位，保留小数点后一位。小数点后第二位数，按非"0"进"1"的原则进位。记录方法同1000 米/800 米跑。

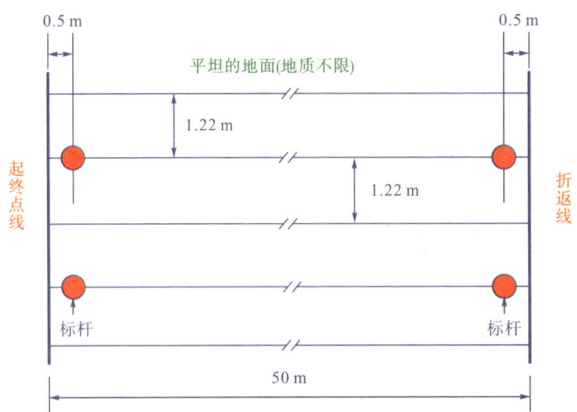

图 3.52　50 米×8 往返跑场地设置

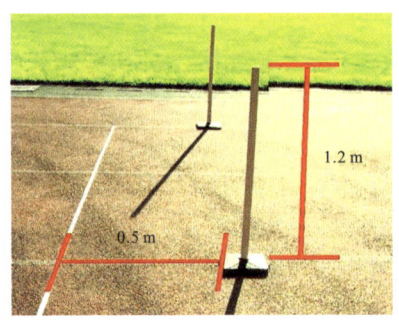

图 3.53　50 米×8 往返跑标杆设置

3) 注意事项

(1) 测试前，受试者应做好充分的准备活动。

(2) 测试人员应向受试者报告剩余圈数，以免跑错距离。

(3) 受试者应穿运动鞋或胶鞋，不能穿钉鞋、皮鞋、凉鞋参加测试。

(4) 测试人员在计时成绩进行分秒换算时要细心，防止差错。

3.3.11　1 分钟仰卧起坐

1 分钟仰卧起坐反映人体腰腹部肌肉的力量及持续工作能力。适用于小学 3~6 年级学生和中学、大学各年级女生及成年甲组女性。

1) 测试器材

电子仰卧起坐测试仪或海绵垫(厚度为 2~5cm)、秒表。

2) 测试方法

(1) 电子仪器测试。测试前，受试者两手手指交叉抱于脑后，两腿稍分开，仰卧于测试板上。根据受试者躯干和下肢的长度调节托膝架和搁脚板位置，使受试者屈膝呈 90°，并调节红外发射接收器和反射器的高度，使受试者在上体坐直时能阻断其红外信号。将托膝架移开，按下测试板上的红色开始键。受试者听到蜂鸣器"嘀"的一声响后，双手抱头、收腹使躯干完成坐起动作；双肘关节触及或超过双膝后，还原至开始姿势为完成一次仰卧起坐动作(图3.54)。受试者须连续不断地重复此动作，持续运动1min。当受试者听到结束提示音后，测试结束。测试人员直接记录显示屏上显示的数值，以次为单位。

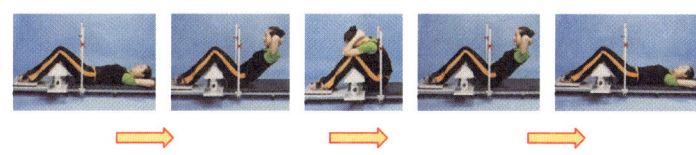

图3.54 仰卧起坐测试

(2)人工测试。受试者仰卧于海绵垫上，由同伴压住小腿踝部，测试动作同上(图3.55)。测试人员计时并记录受试者的完成次数。

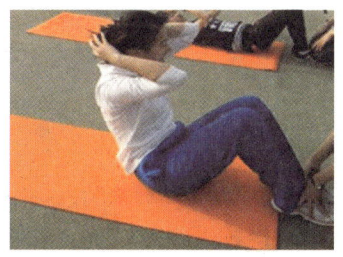

图3.55 仰卧起坐人工测试

3)注意事项

(1)测试时，如果受试者借用肘部撑起或臀部上挺后下压的力量完成起坐，或双手未抱头，或双肘未触及或未超过双膝，或还原仰卧姿势时背部未触及垫子(图3.56)，则该次仰卧起坐不计数。

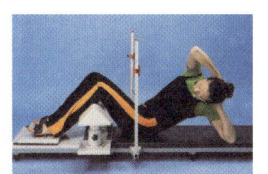 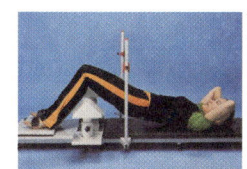 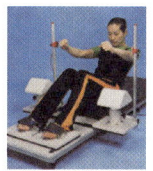

(a)肘部撑起　　　　(b)臀部上挺后下压　　　　(c)双手未抱头

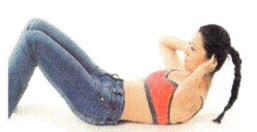 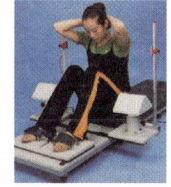

(d)还原时上背部未触及垫子　　　(e)双肘未触及或未超过双膝

图3.56 仰卧起坐测试常见错误动作

(2)测试中,测试人员要随时向受试者报告已完成次数。

3.3.12 引体向上

引体向上是反映上肢肌肉力量和耐力的常用指标。该指标的测试适用于初中至大学各年级的男生。

1)场地器材

高单杠或高横杠,杠的粗细以受试者手能握住为准。

2)测试方法

受试者面向单杠,自然站立,然后跃起正手握杠,双手分开与肩同宽,身体呈直臂悬垂姿势。待身体停止晃动后,两臂同时用力,向上引体;引体时,身体不得有任何附加动作。当下颌超过横杠上缘时,还原,呈直臂悬垂姿势为完成一次,如图 3.57 所示。测试人员记录受试者完成的次数,以次为单位。

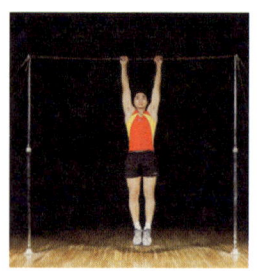 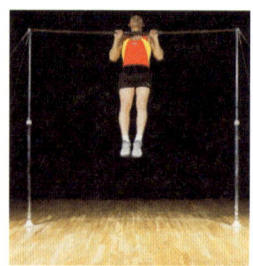

图 3.57 引体向上测试

3)注意事项

(1)测试前,受试者须做充分的准备活动。

(2)受试者向上引体时,两次引体向上的间隔时间超过 10s 即终止测试。

(3)若受试者身高较矮,不能自己跳起握杆,测试人员可以提供帮助。

(4)测试时,应有相应的保护措施,防止伤害事故的发生。

(5)引体向上常见错误见图 3.58。

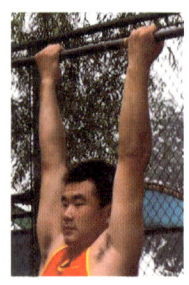 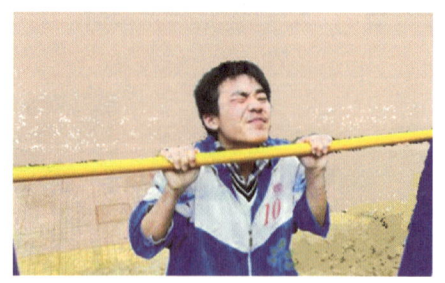 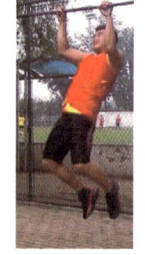

(a)反手握单杠　　　　　　(b)下颌没过杠　　　　　　(c)摆动、屈膝

图 3.58 引体向上测试常见错误

3.3.13 斜身引体

斜身引体是反映上肢肌肉力量和耐力的常用指标。该指标的测试适用于小学至初中年级的男生。斜身引体是我国小学学生5年一次的体质监测指标，并未列入《国家学生体质健康标准》。该指标在国外用于一些测试中由于学生手臂力量不足，不能完成引体向上时的一个替代指标。

1）场地器材

低单杠或低横杠，杠面高度与受试者胸部齐平，杠的粗细以受试者手能握住为准。

2）测试方法

受试者面向单杠，自然站立，两手分开与肩同宽，正握杠，两腿前伸，两脚着地并由同伴压住两脚，保持两臂与躯干呈90°，身体斜向下垂，然后做屈臂引体，当下颌超过横杠时，伸臂复原，为完成一次（图3.59）。测试人员记录受试者完成的次数，以次为单位。

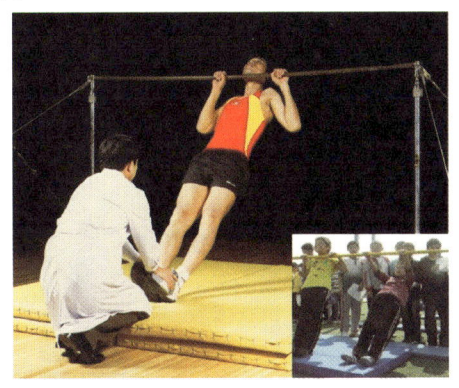

图 3.59　斜身引体测试

3）注意事项

(1) 受试者屈臂引体时，身体要保持挺直，不得塌腰和挺腹。若出现两脚移动或借用塌腰、挺腹力量引体或下颌未超过横杠时，该次屈臂引体不计。

(2) 受试者每次屈臂引体前，必须恢复到预备姿势。

(3) 单杠下可铺垫子，测试人员应站在其后侧方注意保护。

3.3.14 握力

握力反映人体前臂和手部肌肉力量，是成年人和老年人适用的测试指标。

1）测试仪器

测量仪器常用电子握力计。

2）测试方法

受试者用有力手握住握力计内外握柄，另一只手转动握距调整轮，调到适宜的用力握距，准备测试。测试时，受试者身体直立，两脚自然分开，与肩同宽，两臂斜下垂，掌心向内用最大力紧握内外握柄，如图3.60所示。测试两次，记录最大值以kg为单位，精确到小数点后一位。

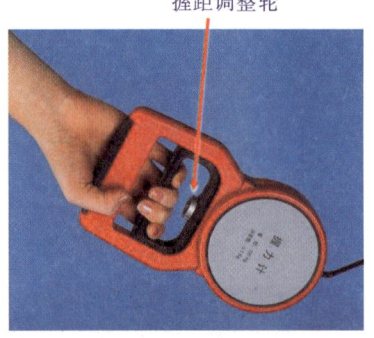 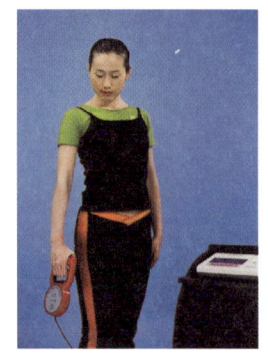

图 3.60　握力测试

3）注意事项

(1) 测试时，禁止将握力计接触身体[图 3.61(a)]或摆臂、下蹲[图 3.61(b)]。

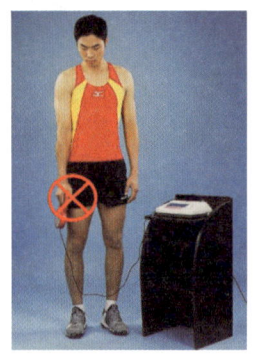 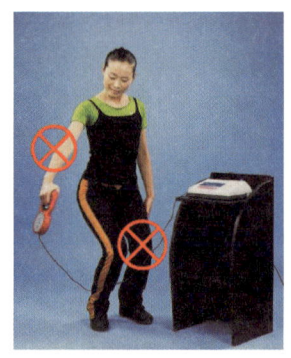

(a) 接触身体　　　　　　(b) 摆臂、下蹲

图 3.61　握力测试常见错误

(2) 如果受试者不能确定有力手，左、右手可各测试两次，记录最大数值。

(3) 每次测试前，须按按键清空回零。

【小贴士】柳叶刀：握力将成为重要的健康指标

心脏病、脑卒中和英年早逝的风险"隐藏在每个人自己手掌中"，这是世界著名医学杂志《柳叶刀》在 2015 年报道的一篇来自加拿大麦克马斯特大学等学术机构的大型流行病学研究文章发现的一个结论。研究由来自 17 个国家的超过 14 万人参与，结果显示手掌握力是比血压能更好地预测未来心脏健康风险的指标。研究表明，女士在二十几岁时握力约为 34kg，70 岁时下降到 24kg 左右，男士在二十几岁时握力为 54kg 左右，70 岁时降到 38kg 左右。手掌握力和所有因素的死亡率存在负相关关系，和心血管病死亡率、非心血管病死亡率、心肌梗死与脑卒中都存在不同程度的负相关关系。这项规模宏大的研究发现握力每减少 5kg 对应早亡的风险比就增长 16%，致命性心脏病风险比增加 17%，脑卒中风险比增加 9%。结果显示，手掌握力是一个非常可靠的预测所有原因死亡率和心血管病死亡率的指标。

文字来源：Darryl P. Leong. Reference ranges of handgrip strength from 125462 healthy adults in 21 countries: a prospective urban rural epidemiologic (PURE) study.

3.3.15 背力

背力反映人体腰背部肌肉力量，是成年甲组的测试指标。

1) 测试仪器

测量仪器常用电子背力计。

2) 测试方法

受试者两脚尖分开约 15cm 直立在背力计的底盘上，两臂和两手伸直下垂于同侧大腿的前面。测试人员使背力计握柄与受试者两手指尖接触，背力计握柄至底盘传感器挂钩的距离即为背力计拉链的长度。测试时，受试者两臂伸直，掌心向内紧握握柄，两腿伸直，上体绷直抬头，尽全力做背伸动作，如图 3.62 所示。测试两次，记录最大值，以 kg 为单位，不计小数。

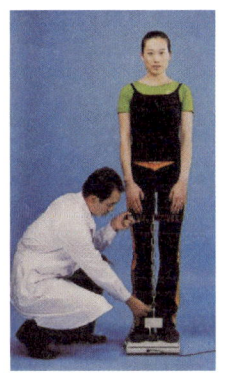
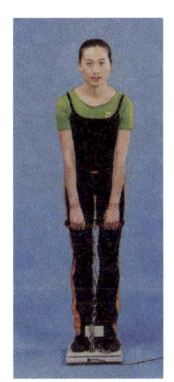
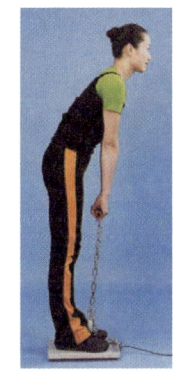
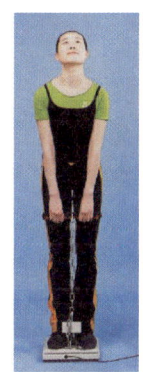

图 3.62 背力测试

3) 注意事项

(1) 测试前，受试者应做好准备活动。

(2) 测试时，受试者不能屈膝[图 3.63(a)]、弓背[图 3.63(b)]。

(3) 每次测试前，须按按键清空回零。

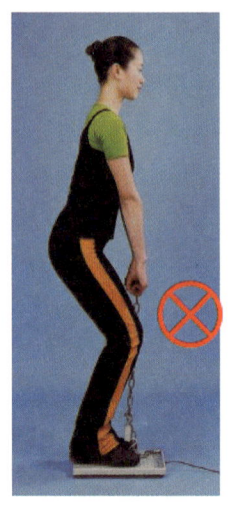 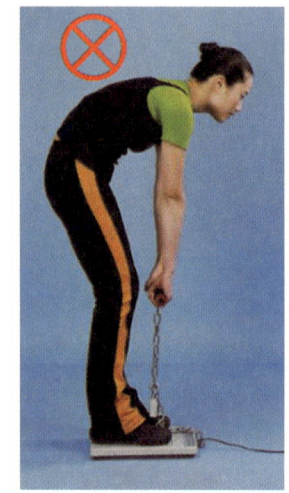

(a) 屈膝　　　　　　　　(b) 弓背

图 3.63　背力测试常见错误动作

3.3.16　纵跳

纵跳是反映人体腿部爆发力的指标,是成年甲组的测试指标。

1) 测试仪器

测量仪器常用电子纵跳计。

2) 测试方法

受试者踏上纵跳板,双足自然分开,呈直立姿势,准备测试。当看到显示屏上显示出"0.0"时,开始测试。受试者屈膝半蹲,双臂尽力后摆,然后向前上方快速摆臂,双腿同时发力,尽力垂直向上跳起,如图3.64所示。当受试者落回纵跳板后,显示屏显示出测试数值。测试两次,记录最大值,以 cm 为单位,精确到小数点后一位。

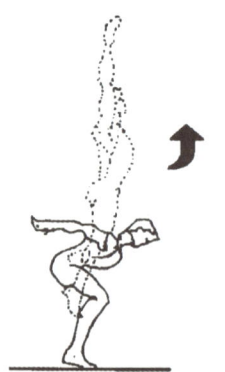 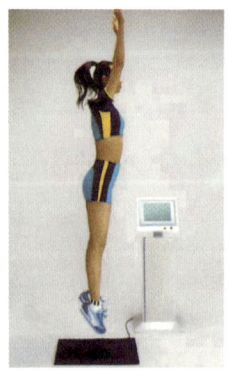

图 3.64　纵跳测试

3)注意事项

(1)起跳时,受试者双腿不能移动或有垫步动作。

(2)起跳后至落地前,受试者不能出现屈髋、屈膝[图3.65(a)]等动作。

(3)如果受试者没有落回到纵跳板上[图3.65(b)],测试失败,需重新测试。

(4)每次测试前,须待仪器自动清空回零或按"按键"清空回零。

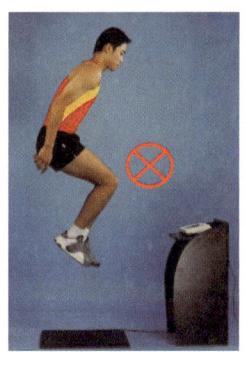 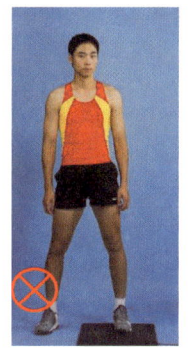

(a)屈膝　　　　(b)落到板外

图3.65　纵跳测试常见错误

3.3.17 俯卧撑

俯卧撑反映人体上肢、肩背部肌肉力量及持续工作能力,是成年甲组男子的测试指标。

1)测试仪器

测量仪器常用电子俯卧撑测试仪。

2)测试方法

受试者双臂伸直,分开与肩同宽,手指向前,双手撑在测试板上。躯干伸直,两腿向后伸直。测试人员调节上下两对红外发射接收器和反射器的高度,使其在受试者身体处在撑起标准姿势时,能阻断上端的红外信号,且使身体处在下降标准姿势时,能阻断下端的红外信号。此时,测试人员按测试板上的回零键后,再按下红色按钮,受试者听到蜂鸣器"嘀"的一声响后,屈臂使身体平直下降至肩与肘处在同一水平面上;然后,将身体平直撑起,恢复到开始姿势,为完成一次俯卧撑动作,如图3.66所示。受试者须连续不断地重复此动作,当完成一次俯卧撑动作的时间超过5s或在某一姿势停留超过3s时,测试仪将自动终止测试。测试人员直接记录

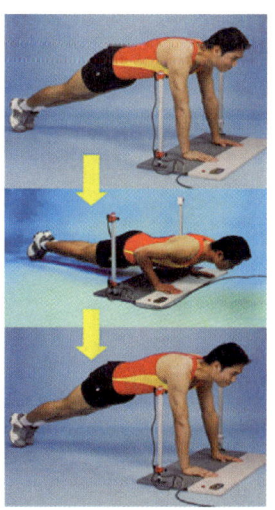

图3.66　俯卧撑测试

显示屏上显示的数值,以次为单位。

3)注意事项

(1)测试时,如果出现受试者身体未保持平直或身体未下降至肩与肘处在同一水平面的情况时,该次俯卧撑动作不计数。

(2)按键开始下一次测试。

(3)测试时,受试者不可翘臀或塌腰(图3.67)。

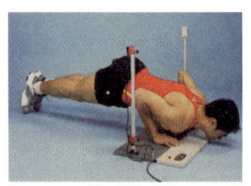 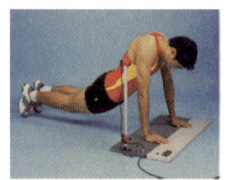

(a) 翘臀部　　　　　　(b) 塌腰

图 3.67　俯卧撑测试常见错误

3.3.18　闭眼单脚站立

闭眼单脚站立反映人体平衡能力,是成年人和老年人的测试指标。

1)测试仪器

测量仪器常用电子闭眼单脚站立测试仪。

2)测试方法

受试者双脚依次踏上测试板[图3.68(a)],其中,习惯支撑脚站在中间踏板上[图3.68(b)],另一只脚站在周边踏板上,显示屏上显示"0",同时蜂鸣器发出声响,当受试者闭眼抬起周边踏板上的脚时,蜂鸣器停止发声,测试仪开始计时[图3.68(c)]。当受试者的支撑脚移动或抬起脚着地时,蜂鸣器发出声响,表明测试结束[图3.68(d)],显示屏上显示测试值。测试两次,记录最好成绩,以s为单位,不计小数。

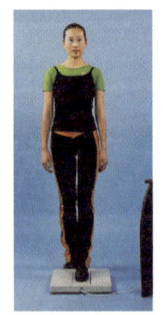 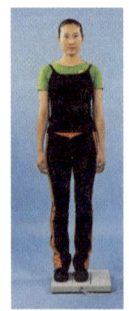 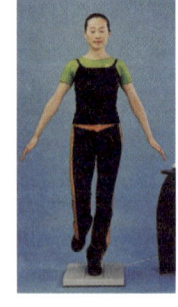 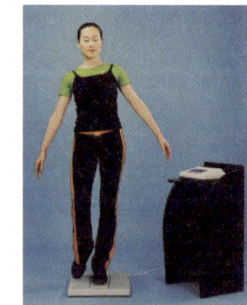

(a) 双脚依次踏上　　(b) 习惯支撑　　　(c) 闭眼抬脚开始　　(d) 支撑脚移动或抬起脚
　　测试板　　　　　　脚站在中间　　　　　计时　　　　　　　　着地计时结束

图 3.68　闭眼单脚站立

3)注意事项

(1)测试前,双脚要依次踏上测试台,站稳后,方可进行测试。
(2)在测试过程中,受试者不能睁眼。
(3)测试人员要注意保护受试者。
(4)每次测试前,须待仪器自动清空回零或按"按键"清空回零。

3.3.19 选择反应时

选择反应时反映人体神经与肌肉系统的协调性和快速反应能力,是成年人和老年人的测试指标。

1)测试仪器

测量仪器常用电子选择反应时测试仪,其面板如图3.69所示。

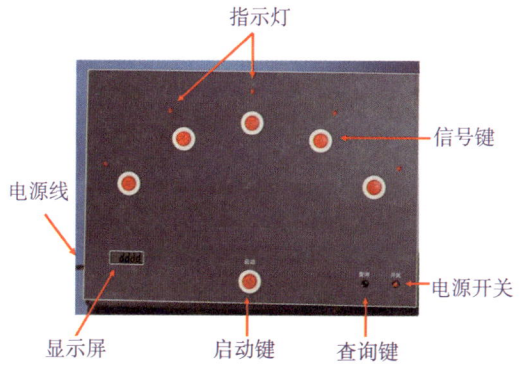

图3.69 选择反应时测试仪面板

2)测试方法

开始测试时,受试者五指并拢伸直,用中指远节按住"启动"键。当任意一个信号键发出信号时(声、光同时发出),用同一只手以最快速度按向该"信号"键,然后,再次按住"启动"键,等待下一个信号的发出,每次测试须完成5个信号的应答,当所有信号键都同时发出声、光信号时,表示测试结束,显示屏上显示测试值,测试过程如图3.70所示。测试两次,记录最小值,以s为单位,保留小数点后两位。

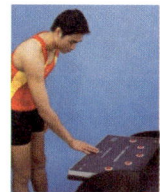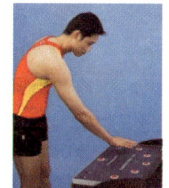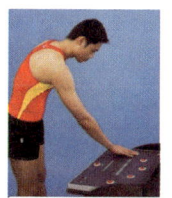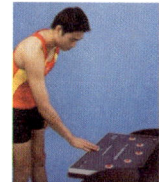

图3.70 选择反应时测试

3)注意事项

(1)测试时,受试者不要用力拍击信号键。

(2)受试者按住"启动"键一直要等到信号键发出信号后,才能松手,否则,测试无法正常进行。

(3)按"启动"键开始下一次测试。

【本章重点】

1.体质监测各指标的测试方法。

2.测试中的注意事项。

3.仰卧起坐、坐位体前屈、俯卧撑、纵跳、背力测试的错误动作。

【练习题】

1.讲解各测试指标的测试方法与要领,并进行正确示范。

2.讲解仰卧起坐、坐位体前屈、俯卧撑、纵跳、背力测试有哪些错误动作。

3.哪些测试需要注意对受试者进行保护?

参 考 文 献

[1] 全国体育学院教材委员会.体育测量评价[M].北京:人民体育出版社,1995.

[2] 国家国民体质监测中心.2014年国民体质监测工作手册[G].北京:人民体育出版社,2014.

[3] 教育部,国家体育总局.国家学生体质健康标准解读[M].北京:人民教育出版社,2007.

[4] 教育部. 国家学生体质健康标准(2014年修订)[EB/OL]. http://www.moe.edu.cn/publicfiles/business/htmlfiles/moe/s3273/201407/171692.html[2014-07-07].

[5] 运动医学教材小组.运动医学[M].北京:人民体育出版社,1990.

第4章 体质测定标准

4.1 《国民体质测定标准》的建立

4.1.1 成年人体质测定标准

1993~1995年,国家体育运动委员会会同全国总工会组织了全国职工体质调研,调查对象来自21个行业,分布在22个省(自治区、直辖市)的64个大中型企业,获得有效样本112530人,在此基础上制定了《中国成年人体质测定标准》,1996年7月2日由国家体委批准公布并在全国施行。1997年开始在全国部分省(自治区、直辖市)进行成年人体质监测工作,并建立了国家、省、地市监测中心及监测点四级监测网络。图4.1为《中国成年人体质测定标准手册》书样。

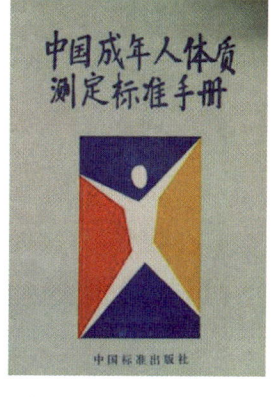

图 4.1 《中国成年人体质测定标准手册》书样

《中国成年人体质测定标准》的架构如下。

(1)年龄分组。甲组:18~40周岁;乙组:41~60周岁(女子为55周岁)。其中,18~20周岁为一个年龄段;21~60周岁(女子为55周岁),每5周岁为一个年龄段。

(2)测定项目。测定项目分为两套:第一套测定项目不包括表4.1中的台阶试验和10米×4往返跑;第二套包括表4.1中全部测定项目。

表 4.1 《中国成年人体质测定标准》测定项目

项目	甲组	乙组
年龄	18~40周岁	男子:41~60周岁 女子:41~55周岁
形态类	身高标准体重	身高标准体重
机能类	肺活量 台阶试验	肺活量 台阶试验
素质类	握力 坐位体前屈 纵跳 10米×4往返跑 俯卧撑(男) 1分钟仰卧起坐(女)	握力 坐位体前屈 闭眼单脚站立 反应时

(3)评分标准。单项测定采用 5 分制评分法,同一年龄段评分标准相同。根据受测者全部项目测定的总分进行评定,评定标准分为三级:一级(优秀)、二级(良好)、三级(合格)。

4.1.2 幼儿和老年体质测定标准

1998 年,由国家体育总局牵头,在全国 17 个省(自治区、直辖市)进行了儿童和老年人体质调查,并制定了"幼儿体质测定标准"和"老年人体质测定标准"。幼儿以每一岁为一个年龄段进行评定,老年人以 5 岁为一个年龄段进行评定,评分方法与《中国成年人体质测定标准》相同,从 2000 年开始试行,测定项目见表 4.2。

表 4.2 幼儿和老年人体质测定标准测定项目

	幼儿体质测定项目	老年人体质测定项目
年龄	3~6 岁	60~70 岁
主要测定项目	身高、体重 10 米折返跑 走平衡木 立定跳远 网球掷远 双脚连续跳 坐位体前屈	身高、体重 肺活量 握力 坐位体前屈 选择反应时 闭眼单脚站立 —

4.1.3 《国民体质测定标准》

在 2000 年第一次国家国民体质监测的基础上,国家体育总局对以上三个标准进行了修订,制定了适合中国幼儿、成年人和老年人三类人群的《国民体质测定标准》,《国民体质测定标准手册》书样见图 4.2,于 2003 年 7 月 4 日发布实施,并沿用至今。《国民体质测定标准》的分组与测定项目见表 4.3。

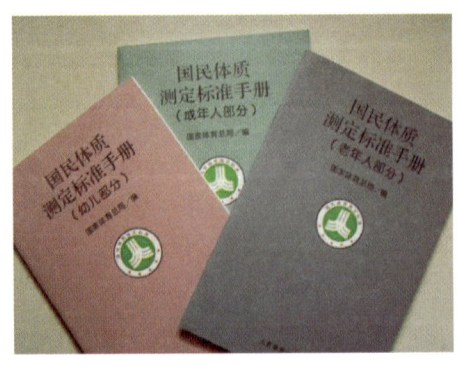

图 4.2 《国民体质测定标准手册》书样

表 4.3 《国民体质测定标准》分组与指标

3~6岁(幼儿)	20~39岁(成年甲组)	40~59岁(成年乙组)	60~69岁(老年组)
身高、体重	身高、体重	身高、体重	身高、体重
—	肺活量、台阶试验	肺活量、台阶试验	肺活量
10米折返跑	握力	握力	握力
立定跳远	俯卧撑(男)	—	—
网球掷远	1分钟仰卧起坐(女)	—	—
双脚连续跳	纵跳	—	—
坐位体前屈	坐位体前屈	坐位体前屈	坐位体前屈
走平衡木	选择反应时	选择反应时	选择反应时
	闭眼单脚站立	闭眼单脚站立	闭眼单脚站立

注：7~19岁为青少年(学生)，采用教育部制定的《国家学生体质健康标准》进行测定和评价。

《国民体质测定标准》的颁布，使相应年龄阶段人群的体质评价有了科学的、量化的依据，推行《国民体质测定标准》的重要意义在于：使国民能够了解自身体质水平，激励群众体育健身的积极性，有利于指导群众根据个体情况进行科学健身；使国家和各级政府部门了解和掌握国民体质状况，为制定体育法规、政策、选拔和考核职工体质状况提供科学依据。

与前期采用的《中国成年人体质测定标准》和试行的"幼儿体质测定标准"及"老年人体质测定标准"相比较，《国民体质测定标准》的特点如下：

(1)年龄段较全，跨度较大，55~59岁女子也被划入成年组，幼儿和老年标准首次正式颁布。

(2)取消了个别测试难度较大(如10米×4往返跑)、测试准确性不易控制(如简单反应时)的指标。

(3)规范性更强，提出了具体的施行办法和职责。

4.2 国家学生体质健康标准

2002年7月，教育部、国家体育总局联合颁布了《学生体质健康标准》试行方案，并在全国分步实施、逐步推广。自2004年新学年开始，在全国各级各类学校全面实施。同时，原《国家体育锻炼标准》和大、中、小学生《体育合格标准》停止执行。

我国以往评价学生的体质时，一般采用学生的运动成绩作为评价的标准。2000年，全国学生体质健康调研结果显示，学生体质健康状况呈下滑趋势，健康水平不容乐观。为全面提高学生体质健康水平，落实党中央国务院关于"学校体育要树立'健康第一'的指导思想"的指示，教育部和国家体育总局联合成立课题组，经过反复论证，最终制定了《学生体质健康标准》。2007年，在修改和完善的基础上，教育部和国家体育总局又颁布了《国家学生体质健康标准》，并予以实施。具体内容如表4.4所示。

表 4.4 《国家学生体质健康标准》(2007 年版)分组、指标与权重

年级	必测项目	选测试项目	备注
小学一、二年级	身高标准体重(20分)	坐位体前屈、投沙包	选测一项(40分)
		50米跑(25米×2往返跑)、立定跳远、跳绳、踢毽子	选测一项(40分)
小学三、四年级	身高标准体重(20分)	坐位体前屈、掷实心球、仰卧起坐	选测一项(40分)
		50米跑(25米×2往返跑)、立定跳远、跳绳	选测一项(40分)
小学五、六年级	身高标准体重(10分)	台阶试验、400米跑(50米×8往返跑)	选测一项(30分)
		坐位体前屈、掷实心球、仰卧起坐、握力体重指数	选测一项(20分)
	肺活量、体重指数(20分)	50米跑(25米×2往返跑)、立定跳远、跳绳、篮球运球、足球颠球、排球垫球	选测一项(20分)
初中、高中、大学各年级	身高标准体重(10分)	台阶试验、1000米跑(男)、800米(女)	选测一项(30分)
		坐位体前屈、掷实心球、仰卧起坐(女)	选测一项(20分)
	肺活量、体重指数(20分)	50米跑(25米×2往返跑)、立定跳远、跳绳、篮球运球、足球颠球、排球垫球	选测一项(20分)

2013 年,教育部组织实施了《国家学生体质健康标准》修订工作,在精简指标的基础上,通过大样本量的抽测,重新制定了标准,并于 2014 年 7 月 7 日颁布了《国家学生体质健康标准(2014 年修订)》(以下简称新《标准》),具体内容如表 4.5 所示。新《标准》取消了选测部分,所有项目变为必测项目,其中包括 800 米跑(女)和 1000 米跑(男),增加了优异成绩的加分。另外,新《标准》还规定,每学年学校将会根据学生体质测试总分评定等级,达到良好及以上的学生才能评优、评奖。

表 4.5 《国家学生体质健康标准(2014 年修订)》

测试对象	单项指标	权重/%
小学一年级至大学四年级	BMI	15
	肺活量	15
小学一、二年级	50 米跑	20
	坐位体前屈	30
	1 分钟跳绳	20
小学三、四年级	50 米跑	20
	坐位体前屈	20
	1 分钟跳绳	20
	1 分钟仰卧起坐	10
小学五、六年级	50 米跑	20
	坐位体前屈	10
	1 分钟跳绳	10
	1 分钟仰卧起坐	20
	50 米×8 往返跑	10

续表

测试对象	单项指标	权重/%
初中、高中、大学各年级	50米跑	20
	坐位体前屈	10
	立定跳远	10
	引体向上(男)/1分钟仰卧起坐(女)	10
	1000米(男)/800米(女)跑	20

《国家学生体质健康标准》与《国民体质测定标准》的不同点包括以下几方面。

(1) 主管部门。《国民体质测定标准》由体育部门主管；《国家学生体质健康标准》由教育部门主管。

(2) 计分方法。《国家学生体质健康标准》单项以百分制记分，以单项指标成绩乘以权重求和，再加上优异成绩的附加分得到综合成绩；《国民体质测定标准》单项为5分制，综合成绩为单项总加(图4.3、图4.4、表4.6、表4.7)。

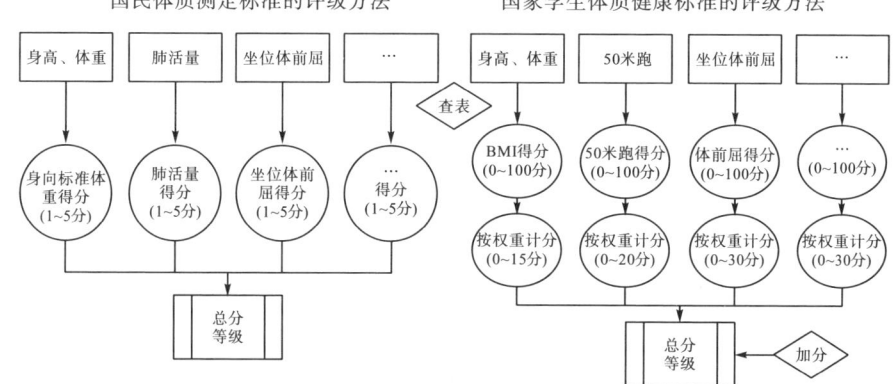

图4.3 国民体质测定标准的评级方法　　图4.4 国家学生体质健康标准的评级方法

表4.6 成年人综合评级标准

等级	得分	
	20~39岁	40~59岁
一级（优秀）	>33分	>26分
二级（良好）	30~33分	24~26分
三级（合格）	23~29分	18~23分
四级（不合格）	<23分	<18分

表4.7 男生50米跑单项评分表　　(单位：s)

等级	单项得分	一年级	二年级	初一	初二	高一	高二	大一大二
优秀	100	10.2	9.6	7.8	7.5	7.1	7.0	6.7
	95	10.3	9.7	7.9	7.6	7.2	7.1	6.8
	90	10.4	9.8	8.0	7.7	7.3	7.2	6.9

续表

等级	单项得分	一年级	二年级	初一	初二	高一	高二	大一大二
良好	85	10.5	9.9	8.1	7.8	7.4	7.3	7.0
	80	10.6	10.0	8.2	7.9	7.5	7.4	7.1
及格	78	10.8	10.2	8.4	8.1	7.7	7.6	7.3
	70	11.6	11.0	9.2	8.9	8.5	8.4	7.1
	60	12.6	12.0	10.2	9.9	9.5	9.4	9.1
不及格	50	12.8	12.2	10.4	10.1	9.7	9.6	9.3
	20	13.4	12.8	11.0	10.7	10.3	10.2	9.9
	10	13.6	13.0	11.2	10.9	10.5	10.4	10.1

(3) 分组方式。《国民体质测定标准》按年龄分组进行评价；《国家学生体质健康标准》按年级分组和评价，会出现同年级不同年龄的差异。青少年身处生长发育快速期，不同年龄在体质上有明显的差异。按年级分组进行评价对个体来说并不准确。

(4) 项目连贯性。两个标准的测试项目不同，连贯性欠缺。

(5) 评价等级划分比例不同。

4.3 体质测定标准与体育锻炼标准

中国自 1954 年第一次公布了《准备劳动与卫国体育制度暂行条例和项目标准》（以下简称《劳卫制》）。1958 年，国务院正式批准公布《劳卫制》，1964 年改为《青少年体育锻炼标准》，1975 年又改为《国家体育锻炼标准条例》，以后又经过 1982 年、1989 年的两次修改。但是，当时的《国家体育锻炼标准》实施对象主要是面对学校的广大学生。随着社会的发展和全民健身的需要，过去的以青少年为评价主体的《国家体育锻炼标准》需要进一步补充和完善。

为此，国家体育总局、卫生部、财政部、农业部、国家民委、全国妇联等八部委于 2003 年 5 月 10 日联合公布了《普通人群体育锻炼标准》（试行），发出了关于《普通人群体育锻炼标准》实施办法的通知。2013 年对体育锻炼标准进行了进一步的修订，重新命名为《国家体育锻炼标准》。具体制定历程如图 4.5 所示。

施行《国家体育锻炼标准》是中国的一项基本体育制度。《中华人民共和国体育法》明确规定：国家推行全民健身计划，实施体育锻炼标准。

《国家体育锻炼标准》是根据科学性、趣味性、实用性、可行性、统筹性等原则来研制的。其中包括速度、力量、耐力、柔韧、灵敏 5 大要素的 21 项评价指标，每个年龄组测定 5~10 个项目，一般群众可以根据自己的身体锻炼情况有选择性地进行测试。绝大部分测试内容简便易行，并饶有趣味，如绕杆跑、十字象限跳、曲线托球跑等。

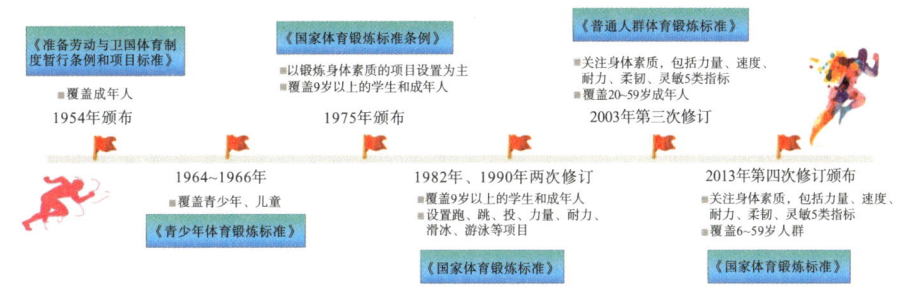

图 4.5 体育锻炼标准制定历程

《国家体育锻炼标准》所设项目均为身体活动的运动项目，没有形态与机能指标；5 类项目根据年龄设 1~3 个项目，参加者任选一个项目进行测试。

为什么有了锻炼标准，还需要体质测定标准呢？其原因如下：

（1）《国家体育锻炼标准》侧重于对身体活动、运动能力的评价，所需要的场地、设备可以因陋就简，随时开展，但没有形态、机能指标。

（2）《国民体质测定标准》可以更加全面地对群体和个体进行体质评价，所需要的设备必须符合规定要求，测试和评价更为严格，年龄段的跨度也更大，涵盖了更多的人群。

《国家体育锻炼标准》公布施行后，和先前出台的《国民体质测定标准》、《国家学生体质健康标准》、《军人体育锻炼标准》（2006 年 11 月改为《中国人民解放军军人体能标准》）、《公安民警体育锻炼达标标准》（1999 年）一起，构成一个综合的、更加完整的国家体育锻炼测定与评价体系（图 4.6）。

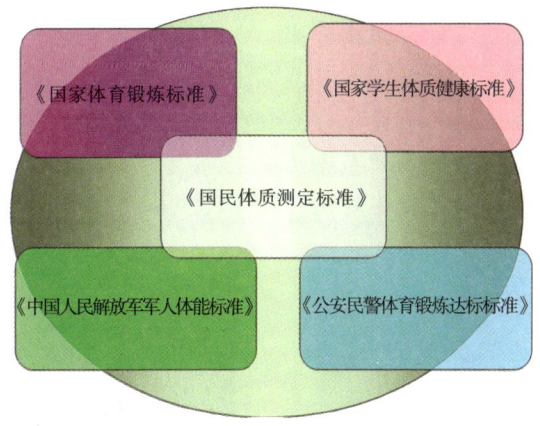

图 4.6 国家体育锻炼、体质测定评价体系

【小贴士：《中国人民解放军军人体能标准》】

2006年11月，经中国人民解放军总参谋部批准，《中国人民解放军军人体能标准》正式颁发施行，全军和武警部队将按照这一标准组织实施体能训练。

《中国人民解放军军人体能标准》是在1994年中国人民解放军总参谋部、总政治部联合颁发的《军人体育锻炼标准》的基础上，适应军事训练改革发展需要，适应军事斗争准备和未来作战对军人体能的要求，以增强官兵体质、打牢战斗力基础为根本目标，自2002年起，历时近5年时间修编而成。期间，总参谋部先后组织6所院校开展了15项专题研究，完成了体系结构的总体设计，组织了"渡海抗眩晕预适应训练试验""高原训练生理负荷强度试验"等23项科研试验，采集了500余万组数据，于2004年初颁发《军人体能标准》（试行本），指导部队普遍试训，并在3次组织专家集中会审修改，征求各军区、军兵种、总部机关和有关院校意见基础上，形成了结构合理、内容科学、标准适度、保障简便的《中国人民解放军军人体能标准》。

《中国人民解放军军人体能标准》由总则、通用体能标准、入伍训练体能标准、飞行人员体能标准和附录5个部分构成。其中，"通用体能标准"的项目包括体型、俯卧撑、仰卧起坐、10米×5往返跑、3000米跑，"入伍训练体能标准"包括俯卧撑、引体向上、仰卧起坐、双腿深蹲起立、100米跑、3000米跑、立位体前屈、组合练习、格斗基本功。

《中国人民解放军军人体能标准》拓展了适用范围，实现了对全军所有现役人员体能训练的系统规范；优化了结构体系，突破专业局限，将各军兵种原有训练大纲的36个标准合并为通用、入伍训练、飞行人员三个标准，将体能项目整合为基础性、专业性和辅助性三类；创新了训练内容，把年龄、性别、海拔作为调节训练难度强度的主要参数，把体型标准作为军人必须达标的内容；着眼实战需要，删除技巧性、观赏性的体能项目，增加紧贴任务、符合实战的训练内容。这些新变化，有利于全体官兵开展体能训练、提高体能素质，便于各级根据岗位性质和专业特点有针对性地安排训练，对直接服务作战、提高训练效益将起到积极的促进和推动作用（图4.7、图4.8）。

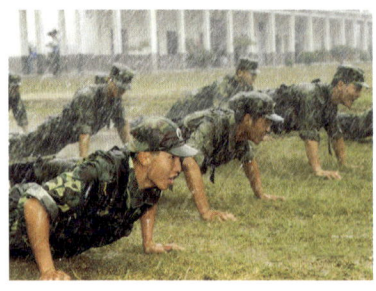 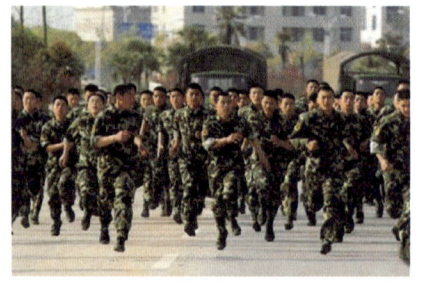

图4.7 解放军军人体能训练（一）　　图4.8 解放军军人体能训练（二）

【小贴士：《公安民警体育锻炼达标标准》】

为贯彻《全民健身计划纲要》和《公安机关人民警察基本素质考试考核暂行办法》，推动和鼓舞广大公安民警积极参加体育锻炼，增强体质、体能，提高队伍战斗力，更好地保卫社会主义现代化建设和适应新时期警务机制的全面变革，公安部在基层单位试行两年的基础上，于1999年6月发布实施《公安民警体育锻炼达标标准》，要求全国公安系统对全国公安机关和公安院校实施体能测试（图4.9、图4.10）。这种体能测试具有鲜明的职业特征，所测项目男子包括100米跑、1000米跑、俯卧撑，女子为100米跑、800米跑、1分钟仰卧起坐，以及手枪射击(25米)。附加一项擒敌拳或太极拳，并按年龄做了一定的划分，达标要求有所区别。具体测验项目如表4.8所示。

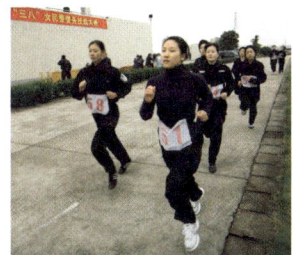
图4.9 体能测试（一）

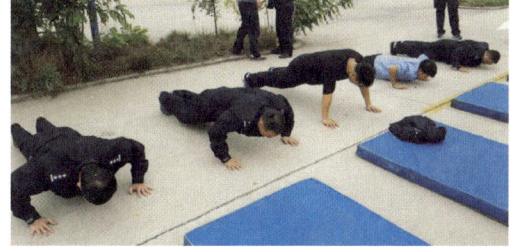
图4.10 体能测试（二）

表4.8 《公安民警体育锻炼达标标准》测验项目表

类别	青年组 25岁以下（含学生）		青年2~4组 26~40岁		中年1~2组 41~50岁		中年3组 51~55岁
	女	男	女	男	女	男	男
第一类	100米跑 4×10米往返跑	100米跑 4×10米往返跑	100米跑 4×10米往返跑	100米跑 4×10米往返跑	100米跑 4×10米往返跑	100米跑 4×10米往返跑	100米跑 4×10米往返跑
第二类	800米跑	1000米跑 1500米跑	800米跑	1000米跑 1500米跑	800米跑 1分钟跳绳	1000米跑 1分钟跳绳	1000米跑 1分钟跳绳
第三类	1分钟仰卧起坐	引体向上 双臂屈伸	仰卧起坐（不计时）	引体向上 俯卧撑（不计时）	仰卧起坐（不计时）	仰卧起坐（不计时） 俯卧撑（不计时）	仰卧起坐（不计时） 俯卧撑（不计时）
第四类	手枪射击 25米	手枪射击 25米	手枪射击 25米	手枪射击 25米	手枪射击 25米	手枪射击 25米	手枪射击 25米
第五类	擒敌拳	擒敌拳	擒敌拳	擒敌拳	24式太极拳	24式太极拳	24式太极拳

【本章重点】

1. 国民体质测定标准与学生体质健康标准的计分与评级方法。
2. 现行体质标准的年龄段划分。

【练习题】

1. 简述《国民体质测定标准》与《国家学生体质健康标准》的异同。
2. 简述所在地的国民体质监测与学生体质健康测试的开展情况。

参 考 文 献

[1] 江崇民,张一民.中国体质研究的进程与发展趋势[J].体育科学,2008,28(9):25-32.
[2] 国家体育总局.国民体质测定标准[S].北京:人民体育出版社,2003.
[3] 教育部,国家体育总局.国家学生体质健康标准解读[M].北京:人民教育出版社,2007.
[4] 教育部.教育部关于印发《学生体质健康监测评价办法》等三个文件的通知[EB/OL]. http://www.moe.gov.cn/srcsite/A17/s7059/201404/t20140428_168528.html[2014-04-28].
[5] 中国人民解放军总参谋部.中国人民解放军军人体能标准[S].2006.
[6] 郭嘉,刘逢安.我国军人体能有了新标准[N].人民日报,2006-11-27.
[7] 中国前卫体育协会.公安民警体育锻炼达标手册[Z].1999.
[8] 陈博.《公安民警体育锻炼达标标准》实施状况分析[J].体育文化导刊,2009,(9):24-29.

第5章 体质相关的健康指标与测试方法

随着社会经济的发展和科学技术的进步,过去只有在高等级医院和实验室才能进行的一些检测由于仪器的普及和检测手段的简化,逐渐走向平民化、普通化、经济化,如骨密度检测、身体成分检测、动脉机能检测、平衡能力检测、亚健康检测等。这些与人的体质和健康息息相关的内容受到广大群众的关注,又因其检测的安全性、准确性、性价比良好,而大受欢迎。

从 1997 年实施《成年人体质测定标准》,2000 年第一次国家国民体质监测到如今,国民体质测定和国民体质监测工作已经开展了近 20 年。各级国民体质监测中心在按照《国民体质测定标准》的指标和方法对国民的体质状况检测、评价以及监测的同时,也采用了一些新的指标和方法,将体质、医学、健康相结合,如身体成分、骨密度、动脉硬化、亚健康等,这些无创、有效、便捷、实用的方法丰富了体质检测与评价的内容,拓展了国民体质测试与评价的深度与广度,符合全民健康、健康中国的趋势和潮流,也为人民群众提供了更多、更好的服务。本章就伴随体质测定开展的一些健康医学检测指标和方法进行介绍,重点描述缘由、指标意义、检测原理、检测方法、相关研究、健康指导等,以使读者在进行相关检测和研究时有全面的了解和认识。

5.1 身体成分与肥胖

身体成分(body composition)是指人体中肌肉、脂肪、无机盐等各组分的含量及其在人体总体质量中所占的百分比。身体成分主要研究的是人体组成规律、各组成成分之间的数量关系和测量方法,以及在不同外界因素影响下各组分的变化规律,属于生物学的一个分支,是影响人体健康的重要因素。对身体成分进行测量是人体健康检查的重要内容之一,不仅可以提供全身营养状态、目前健康状况,还可以为多种疾病的诊断和治疗提供非常有价值的信息,这对做出一个完整的临床评估是十分有用的。与此同时,将身体成分测量应用于健康管理、健身指导中,对于健康的预测、诊断、监测以及疾病预防、制定运动处方都具有巨大的潜力和重大意义。

通常状况下,人的身体主要是由水、蛋白质、脂肪、无机物 4 种成分构成,普通成年人的正常比例是:水占 55%,蛋白质占 20%,体脂肪占 20%,无机物占 5%。身体成分保持相对的稳定,是维持身体健康的一个最基本的条件。定期监测身体成分，密切观察身体构成的变化，可以评估一个人的健康等级，是健康医学的流行趋势。现在的身体成分检测主要用于评判脂肪的堆积程度和堆积部位，为控制体重和肥胖的防治提供依据。

20世纪以来，科学家对人体的组成成分做了大量的研究，但在这一方面最大的进步还是近30年取得的，原因是科学实验、分析方法在这个时期有了巨大的进步。大量的研究结果表明人类身体的构成成分与人类某些疾病的形成有着密切的关系，很多研究表明减少体内脂肪量，而不是减少体重能够延长人的寿命。通过测量身体的组成成分，一个人的健康状况能够被准确地评估出来，进而为一个人开出科学的膳食和运动处方。

尽管必要的脂肪是保证人体健康水平不可缺少的，但是现代人由于能量过剩倾向于在体内积累不必要的多余脂肪。因此，单纯地用身高和体重的比率作为指标来评定一个人的健康程度是不科学的，科学的做法是称量出体内脂肪的重量并据此计算出脂肪占全部体重的百分比，即"体脂百分含量"。

当今社会，在人们生活水平提高的同时，越来越多的人加入了肥胖的群体。而肥胖又往往与心血管疾病、糖尿病等密切相关，故客观地判断肥胖很有必要。迄今，人们仍习惯沿用传统的理想体重或身体质量指数来判断肥胖，而这两种方法都有一定的片面性。在实践中，人们往往将肥胖与体重过重相混淆。实际上肥胖与体重过重是两个不同的概念。从人体组成成分分析，体重过重可表现为两种情况：一是瘦组织群丰富，体脂并不多，如运动员；另一种情况是体脂过多，这才是真正的肥胖。另外，有些人体重虽处于理想范围内，但瘦组织群较少而体脂含量相对过多，确切地说，这部分人也属于肥胖，俗称"隐性肥胖"。然而，这部分人往往被忽视。

5.1.1 肥胖的判别指标

1. 身体质量指数

BMI反映了体重与身高之间的关系，WHO一直将它作为判别人体胖瘦程度的一项重要指标。BMI=体重(kg)/[身高(m)]^2。例如，某男性体重68kg，身高1.80m，体重指数就是20.99，即 $68\text{kg} \div (1.80\text{m} \times 1.80\text{m}) = 20.99\text{kg/m}^2$。BMI是个指数，是通过身高、体重计算出来的派生指标，通常情况下可以不标单位。比利时统计学家和天文学家奎特雷，在19世纪30年代发明了这个指数。但是直到20世纪80年代，公共医疗卫生机构才广泛采用它作为鉴定个体是否面临心脏病、高血压、糖尿病、脑卒中以及一些癌症等疾病危险的重要指标。

目前，对BMI分层尚有不同标准，如图5.1所示。国际肥胖问题工作组(International Obesity Task Force, IOTF)认为18.5<BMI<25为"健康体重"，

"超重""肥胖"的 BMI 标准分别为 25 和 30。欧美国家多采用这个标准，它也是国外学术界统一的标准。但欧美国家多为白种人，且饮食等习惯与亚洲黄种人有差异，所以，中国肥胖问题工作组根据中国人的特点制定的标准是 BMI<18.5 为"体重过轻"，18.5≤BMI<24.0 为"体重正常"，24.0≤BMI<28.0 为"超重"，BMI≥28.0 为"肥胖"。按这个标准计算，2014 年，我国 20~69 岁人群超重率为 34.26%，男性和女性分别为 39.91%、28.42%，肥胖率为 10.98%，男性和女性分别为 13.29%、8.59%，超重和肥胖合计达到 45.24%。

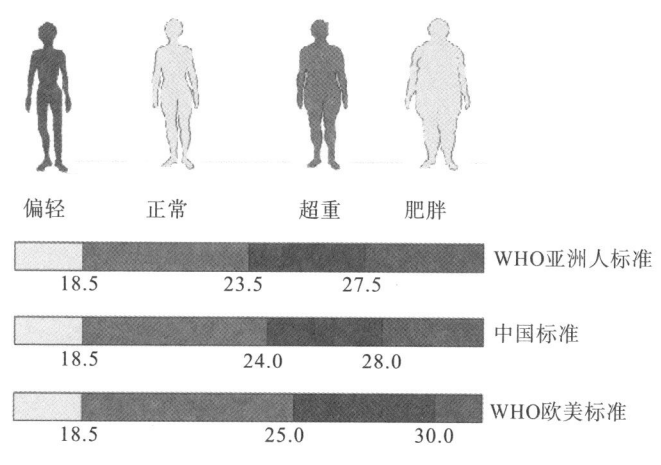

图 5.1 BMI 的不同评价标准

BMI 可以用于判断普通人是否超重和肥胖，是身体成分判别的一个简易指标，其特点是：目前国际公认的判断人体肥胖程度的方法；方法简易，只需测量身高和体重；适用于普通人群筛查；不适用于运动员和经常运动的人群。BMI 标准的确定是根据流行病学调查结果得出的，相关研究表明，BMI 超过 24 时，肥胖相关疾病的发生率和死亡率显著升高。众多研究表明 BMI 的增高并超过肥胖切点会成为许多慢性病的危险因子，包括冠心病、高血压、高脂血症、高胆固醇血症、糖尿病、脂肪肝等。而且 BMI 与慢性病以及总死亡率成 U 形曲线关系(图 5.2)。

肥胖固然不是件好事，但体重也应保持在正常范围。BMI<18.5 为体重过轻，也是不正常的表现，会增加患其他疾病的危险性，如营养不良、感染、精神神经系统及消化系统疾患。

BMI 的缺点是不能准确地描述体内脂肪的分布情况，不能区分脂肪和肌肉的质量，导致肌肉发达的人往往容易被误判，因此，它更适用于群体体重超重与肥胖的判别。根据这一标准，很多运动员也属于肥胖。例如，阿诺德·施瓦辛格，当他拿到"宇宙健美先生"称号时，他的 BMI 是 33。这很令人困惑，也让一些专家质疑把该指数作为健康标尺的可靠性。当衡量体重与心脏病风险的关系时，

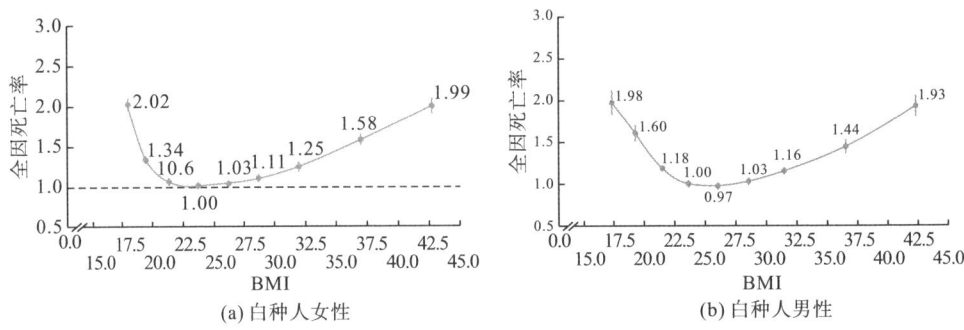

(a) 白种人女性　　　　　　　　　(b) 白种人男性

图 5.2　身体质量指标对应的全因死亡风险率

图来片源：引自 Estimated hazard ratios for death from any cause according to body-mass index for all study participants and for healthy subjects who never smoked [Body-Mass Index and Mortality among 1.46 Million White Adults. The New England Journal of Medicine, 2010, 363(23)].

【小贴士】肥胖产生的原因

1) 遗传

(1) 生物性遗传。体内物质代谢较慢，物质合成的速度大于分解的速度。

(2) 生活习惯性遗传。有研究表明，父母中有一人肥胖，则子女有 40% 的概率肥胖，父母双方皆肥胖，子女肥胖的概率为 70%~80%。这主要是因为遗传了父母"错误的饮食习惯"。

2) 营养过剩

3) 缺乏运动和体力活动

4) 其他

(1) 某些疾病和服药。如病理性肥胖，也称继发性肥胖。

(2) 心理原因。为了解除心情上的烦恼、情绪上的不稳定，不少人也是用"吃"来发泄，饮食过量而导致肥胖。

(3) 研究表明肠道细菌也会导致肥胖。归结起来，就是消耗小于摄入（图 5.3）。

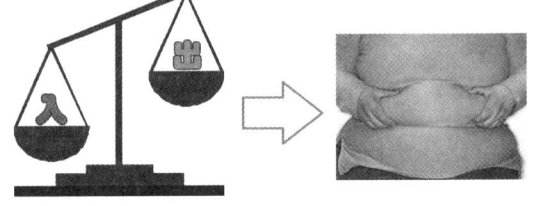

图 5.3　肥胖产生的原因

不是一个数字就能说明问题的，身体中的脂肪比例、体质指数和腰围等数据同样重要。尽管如此，这个指数仍是被广泛使用的健康标准，主要是由于它易于计算，而且花费较少，用途广泛。图 5.4 是美国疾病预防与控制中心官方网站上发布的美国 2~20 岁男孩各年龄段 BMI 标准的速查表。通过这个表，可以很方便地确定孩子的 BMI 处于哪种状态，从而能进行有目的的干预。

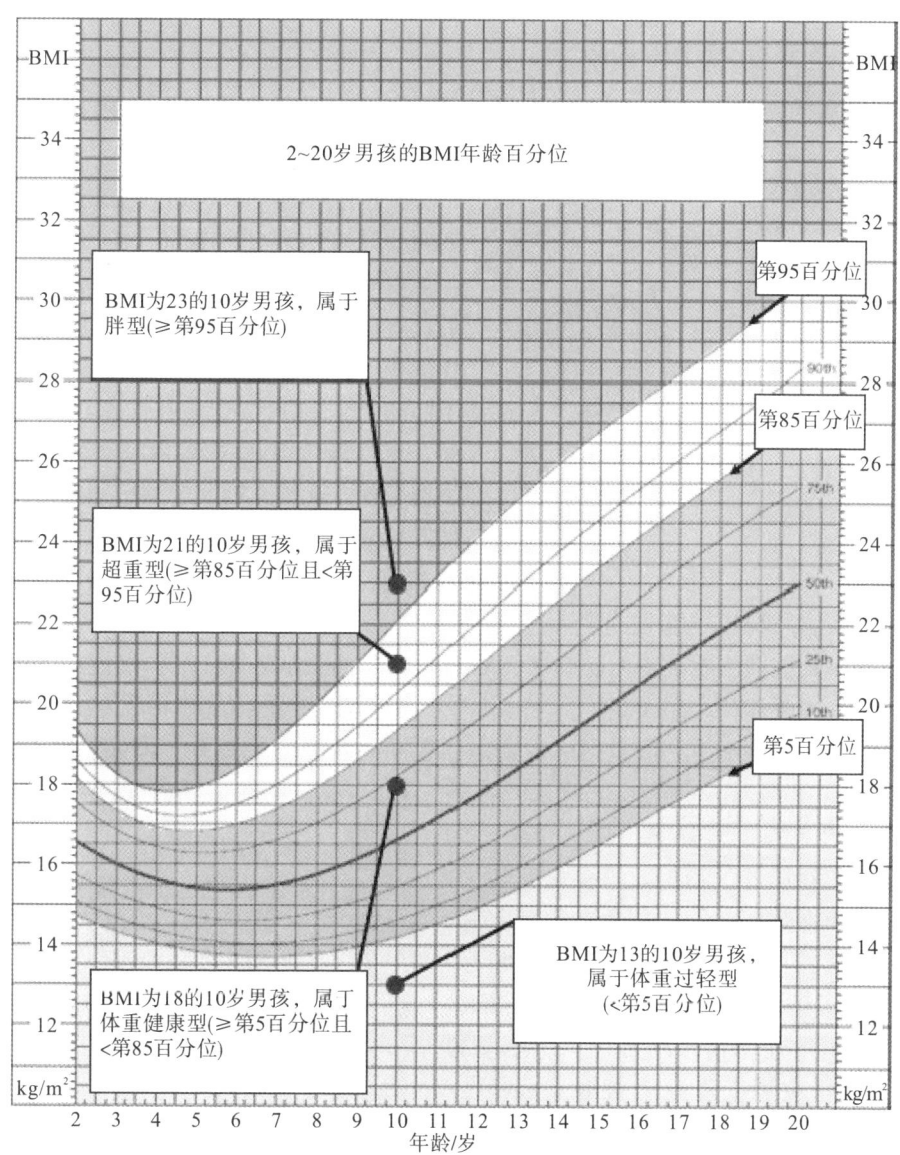

图 5.4　美国男孩 BMI 年龄速查表

图片来源：The CDC BMI-for-age growth charts are available at CDC growth charts, United States.

【小贴士】脂肪的能量

一名脂肪含量 20%、体重 80kg 的人，体内脂肪的总重量是 16kg，这些能量恰好够一辆捷达跑完 200km。

1g 糖氧化可产生约 4kcal 的能量，也就是 16.7kJ 的热量。蛋白质的能量与碳水化合物相当。而 1g 脂肪则有 9kcal 的热能（约 37.6kJ）。

2. 腰围、腰臀比、腰围身高比

与 BMI 一样,腰围、腰臀比、腰围身高比都是反映肥胖的简易指标,但各有侧重。

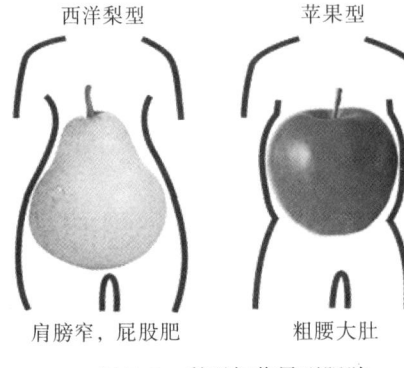

图 5.5 梨型与苹果型肥胖

腰围(waist circumference,WC)被证明与计算机断层扫描得到的内脏脂肪含量有很强的相关性,是反映腹部脂肪最直观的指标,也是 WHO 推荐的用于评价中心性肥胖的首选指标。腰围反映了脂肪总量和脂肪分布在腹部的综合指标,单纯腰围大的人称为腹型肥胖、苹果型肥胖,亚洲人倾向于腹型肥胖,而男性容易发生腹型肥胖。女性脂肪易堆积于臀部和大腿,称为梨型肥胖(图 5.5)。由于内脏脂肪比皮下脂肪更容易引起高脂血、二型糖尿病、冠心病等,所以要求将腰围控制在正常范围内。中国肥胖问题工作组推荐筛查标准:男性正常腰围≤85cm;女性腰围≤80cm。

腰围只是一个单一测量指标,始终存在同一腰围的人具有不同体型的可能。而腰臀比(waist-to-hip ratio,WHR)在腰围的基础上矫正了臀围,是一个独特的衡量向心性肥胖的指标,很多研究认为,脂肪积累在臀围往往比积累在腹部更好。但是,腰围和臀围均属于动态变化指标,腰臀比相近的个体体重可以相差很大,并且臀围往往测量不够准确,影响腰臀比的实际应用。腰围身高比(waist-to-height ratio,WHtR),又称中心型肥胖指数(index of central obesity,ICO),是近来国内外研究的热点。当身高差别较大时,仅用腰围评价中心性肥胖可能引

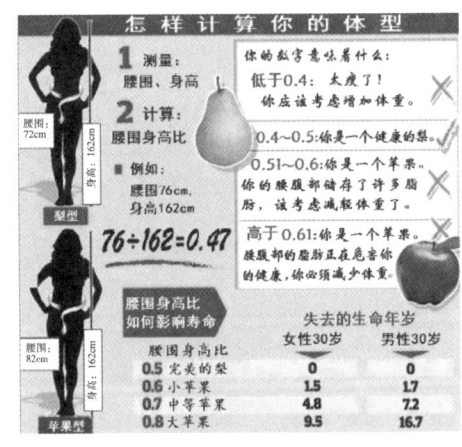

图 5.6 腰围身高比与体型健康

起误判,因此,国内外许多学者建议将此指标作为中心性肥胖的评价指标。

WHO 推荐的亚洲人种腰臀比判断标准:男性≥0.90、女性≥0.85 为中心性肥胖(腹型肥胖)。腰围身高比国内外比较公认的诊断切点是:>0.5 为中心性肥胖,即腰围不超过身高的一半者为健康体型。图 5.6 形象地表述了腰围身高比所反映的体型和对应的健康状况。

3. 体脂百分比

体脂百分比也称体脂率，是较精确判别体型和肥胖的指标，可通过皮褶厚度法、水下称重法、生物电阻抗法、空气置换法、双光子法等进行测定，其中，水下称重法是"金标准"。中国人成年男子的身体脂肪含量一般占体重的12%~20%，≥25%为肥胖；成年女子的脂肪含量一般占体重的20%~28%，≥30%为肥胖。

4. 标准体重法

标准体重法是用身高减去常数得到相应的标准体重。这个方法简单且沿用已久，但不够精确。随着高科技身体成分测量仪的兴起和广泛使用，标准体重法已较少使用。标准体重法判别标准见表5.1。

标准体重计算：

$$男性标准体重 = 身高(cm) - 105$$
$$女性标准体重 = 身高(cm) - 100$$

判断值计算：

$$(实际体重 \div 标准体重) \times 100$$

表 5.1　标准体重法判别标准

实际体重与标准体重的比值/%	体型及肥胖程度
<90	超　　轻
90~110	正　　常
>110	超　　重
>120	轻度肥胖
>130	中度肥胖
>140	重度肥胖

5.1.2　人体组织常量

半个多世纪以来，很多学者为测量出人体内各组织的含量做了不懈的努力，先后创造出多种测量方法。非脂肪组织(fat free mass，FFM)、脂肪组织(fat mass，FM)、去脂肪体重(fat free weight，FFW)、瘦体组织(lean body mass，LBM)是人体组织学的重要概念。尸体研究和活体测定都表明，在FFM中水分占了约73.2%。这个比例无论对小鼠、大鼠、猫、狗等小型哺乳动物，还是对人、猪、牛、马等大型哺乳动物都是适用的。这个规律已被广泛应用于测定哺乳动物的全身脂肪含量。此外，科学家还得出了人体其他组织的常量(表5.2)，而对于健康人体来说，脂肪、水分、蛋白质、无机盐的比例也是相对稳定的(图5.7)。

表 5.2 人体组织常量

指标	量值
FFM 中水的含量	0.732L/kg
FFM 中钾的含量	68.1mg/kg
人体蛋白质的密度	1.34kg/L
人体骨矿的密度	3.075kg/L
人体脂肪的密度	0.8kg/L
脂肪外其他组织的平均密度	1.0kg/L

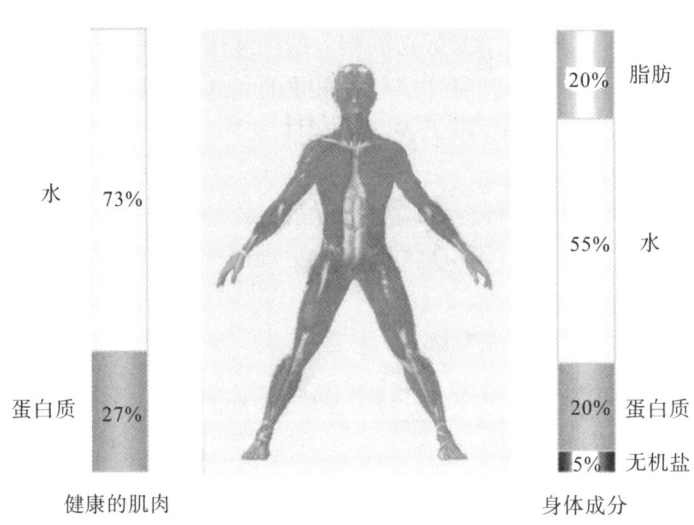

图 5.7 身体成分的比例

5.1.3 人体成分模型

1. 二室模型

二室模型(two-compartment models,2C 模型)是人体成分模型的经典之作,它将人体分为两部分:一个是 FM,另一个是 FFM。直接测定人体脂肪的含量目前仍然是困难的,但如果测定出 FFM,那么,在知道体重(Wt)的情况下,根据公式 FM=Wt-FFM 就可以间接计算出脂肪的含量。由于 FFM 含水量是恒定的,即 0.732L/kg,所以只要测定出人体总水量(total body water,TBW)便可根据公式计算出 FFM,FFM=TBW/0.732,这也就是 2C 模型的应用原理。

最早和最常用的 2C 模型是基于人体密度的测量,即水下称重法(under water weighing,UWW),其他的方法[如放射性钾(40K)计数法和放射性水稀释法]需要更为精密的技术。

虽然 FFM 的密度被视为固定常数，但近年来的研究还发现，不同年龄群体、种族、病理状态的人群 FFM 中水的含量并不恒定在 73.2%，因而造成人体成分分析时有误差。

2. 三室模型

三室模型(three-compartment models，3C 模型)将 FFM 再分为两部分：水和固态物(主要是蛋白质和矿物质)。方法主要是用同位素稀释法测全体水量。比起 2C 模型，它有所进步，但对于蛋白质明显缺乏或骨矿明显缺乏的患者来说，固态物的值将不够精确，进而影响体脂的分析结果。

3. 四室模型

四室模型(four-compartment models，4C 模型)是将人体分成水、蛋白质、矿物质和脂肪 4 部分。通过中子激活法测出人体氮和钙的含量，从而计算出蛋白质和矿物质的含量，进而推算出机体内其他成分的含量。矿物质进一步分为骨内和骨外部分，羟磷灰石钙是骨骼的主要矿物质，占人体总矿物质的 75% 以上，结晶的羟磷灰石钙与其他离子和水结合，形成骨内矿物质；骨外矿物质分布于细胞内、外液中，称为细胞矿物质。

要将 2C 模型扩展为 4C 模型，必须对蛋白质、矿物质和全体水量分别进行精确测量。改进后的 4C 模型将 FFM 分为三个基本的"室"：体细胞质量室(body cell mass，BCM)，细胞外液室(extracellular water，ECW)和细胞外固体室(extracellular solids，ECS)。其中，BCM 可用全体水量、40K 计数或血浆 40K 稀释法测量；ECW 可用溴或硫酸化合物稀释法测量；ECS 可用全体钙量和骨矿含量测量。此法的不足之处在于测量误差的累积效应。

4. 多室模型

1992 年，Wang 等在总结了过去 50 年关于体室模型的研究后，提出人体成分研究的标准——五级水平多室模型(multi-compartment models，MC 模型)，提出了人体组成的五层次模型(the five level model of human body composition)。这个模型把已知的大约 40 种人体组成归纳到 5 个逐渐复杂的层次中，即原子层次、分子层次、细胞层次、组织器官层次和整体层次。

在原子层次上，人体由 50 多种元素组成。含量最丰富的元素是氧，约占体重的 60%。而含量最丰富的 6 种元素(氧、碳、氢、氮、钙、磷)共约占体重的 98%，若再加上钠、钾、氯、镁、硫，则占体重的 99.5%。身体的质量(body mass，BM)等于所有元素质量的总和：BM=O+C+H+N+Ca+P+S+K+Na+Cl+Mg+其他。目前，机体内的多种元素可以在活体测定，常用的测定方法有总体钾计数法、示踪剂稀释法及中子激活分析法。

在分子层次上，人体由超过 100000 种化合物组成。这些化合物的复杂性与分子量有着极大的差异，最简单者如水，最复杂者如核糖核酸。人体组成学将这些化合物分为若干类，主要有水、蛋白质、脂、矿物质及糖类。身体的质量等于所有这些化合物的总和：BM＝水＋蛋白质＋脂＋矿物质＋糖类＋其他。在这个层次上，常用的测定方法有水下称重法、示踪剂和气体稀释法，以及新近发展的有生物电阻抗法、双能 X 射线吸收法等。

在细胞层次上，人体大约由几十万亿个细胞组成，依照其大小、形状、组成、代谢、分布和功能的不同，可以分为若干类别。身体的质量等于细胞、细胞外液体和细胞外固体的总和：BM＝细胞＋细胞外液体＋细胞外固体。

在组织器官层次上，人体由 4 类主要组织构成，即肌肉组织、结缔组织、上皮组织及神经组织，即 BM＝肌肉组织＋结缔组织＋上皮组织＋神经组织。人体的质量也可以表达为全身所有器官质量之和。测定方法有超声法、24h 尿肌酐测定、断层扫描和磁共振成像法等。

在整体层次上，人体由头、颈、躯干、上肢和下肢组成，人体的质量可以表达为所有这些部分的质量之和：BM＝头＋颈＋躯干＋上肢＋下肢。

各个层次之间，各个组分之间既是不同的，又是相互联系的，由此构成了完整的人体组成图像。根据这个模型，研究者得以清晰地定义人体组成的概念，并据此建立正确的人体组成方程。上述的五层次模型已成为人体组组织学的重要理论基础，在世界各国的人体组成学研究和教学中被广泛应用(图 5.8)。

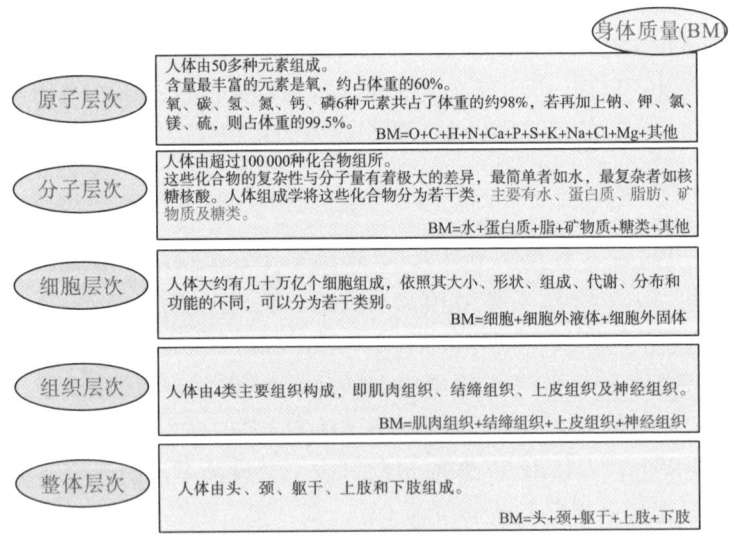

图 5.8　身体成分的多室模型

> **【小贴士】影响人体组成的因素**
>
> 人体内组成成分之间的数量关系并不是一成不变的。在某些因素的作用下，这些数量关系在一定范围内波动。近年来的研究表明，至少有 30 种因素可能导致人体组成成分的变化。这些因素大致可以归纳为 5 类：天体因素、物理因素、化学因素、生物因素、行为因素。
>
> （1）在天体因素中，地球的自转和围绕太阳的公转及昼夜节律和季节交替均可影响人体的组成。
>
> （2）磁场、环境温度（高温或低温）、辐射以及重力变化（超重或失重状态）等物理因素对人体组成也有一定影响。
>
> （3）在化学因素中，人体赖以生存的蛋白质、脂肪、糖类、矿物质以及各种维生素对人体成分的影响最为明显，某种营养素无论缺乏或是过量均可使人体组成成分发生变化。当然许多非营养素（如酒精、烟草和各种毒品等）也是重要影响因素。
>
> （4）在生物因素中，年龄、性别、种族、生长、发育和衰老是影响人体组成的最重要的因素。另外，许多疾病，例如，艾滋病、肥胖病、糖尿病、呼吸衰竭、肾功能衰竭、癌症和骨质疏松会显著地改变人体成分的组成。某些激素（如生长激素和胰岛素）的分泌失常也对人体组成有着明显的影响。
>
> （5）在行为因素中，运动是最重要的因素，例如，经常运动会增加肌肉量（即蛋白质含量）、减少脂肪量。人们经常通过运动来有意识地改变自己的身体组成。
>
> 总之，最重要的也是研究得最多的影响因素是年龄、营养、疾病和运动。

5.1.4 身体成分检测方法

1. 水下称重测量法

水下称重是实验室测定人体密度比较准确的方法，虽然属于间接测定，但目前为止依然是人体成分测量的金标准和校标（图 5.9）。1942 年，Behuke 成功运用水下称重测定体密度法来推测人体组成。其主要是根据阿基米德的浮力原理和测定人体的排水量，通过水下称重、陆地体重和水的密度求出人体的体积和人体密度。其中，人体体积=（陆地体重−水下体重）/水密度；人体密度=陆地体重/人体体积。这样可以计算人体瘦体重的密度和脂肪组织的密度，计算出体内脂肪重量，进而计算出体内脂肪含量百分比。这种方法误差小、精度高，但是需要专门的测试空间和工具，且操作步骤较多，只适合实验室测试，不适合大众自我测试。另外，测试时需要在水下憋气，不适合对儿童和老年人进行测量。水下称重法的原理也十分简单：人体脂肪的密度大约是 0.8kg/L，脂肪外其他组织的平均密度大约是 1.0kg/L。称量人体在空气中(陆地上)的重量、在水中吸饱气时的重量、在水中尽力呼完气后的重量就可以通过简单的计算求出人体脂肪的总重量。它要求被测者完全浸入水中,利用其排开水的体积和重量,就可以计算出整个人体的密度。

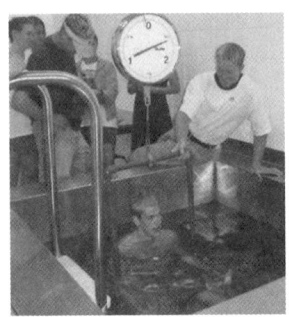 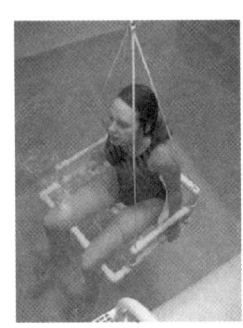

图 5.9 水下称重实验

为了更好地理解水下称重的原理,给出以下两个例子。

例 1 通过排水量推算身体成分

被测者 A 陆地体重为 70kg,尽力呼完气后完全浸入水中排出了 67kg 水;而另一个被测者 B 陆地体重为 70kg,尽力呼完气后完全浸入水中排出 72kg 水。两人陆地体重一样,而在水池中排出的水不一样,说明 B 的体积大于 A,同时 B 的脂肪多于 A,因为脂肪的密度比其他组织低,重量一定的情况下脂肪越多体积越大。

例 2 通过浮力原理推算身体成分

被测者 A 陆地体重为 70kg,完全浸入水中后的重量为 30kg;另一被测者 B 陆地体重为 70kg,完全浸入水中后的重量为 25kg。则 B 的密度小于 A,同时 B 的脂肪多于 A,因为脂肪的密度比其他组织低,其浮力更大(图 5.10)。

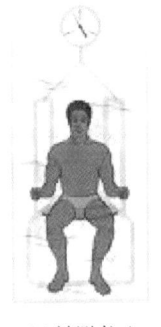 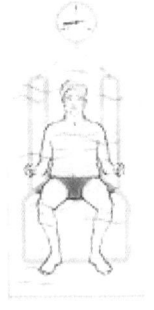

(a)被测者 A (b)被测者 B

图 5.10 脂肪与水下重量的关系

2. 皮褶厚度测量法

皮褶厚度测量法(skinfold measurements)也称皮脂钳(skinfold calipers)测量法，是一种利用测定人体多点皮下脂肪厚度来计算体内脂肪含量百分比的方法。这种方法与计算过程所使用的人体模型有关，欧美人体模型的数据不能在亚洲使用，日本人的模型也不能很好地计算中国人的数据。由于这一方法操作简便，对空间场所几乎没有要求，所以近几十年被很多国家普遍采用。国家国民体质监测保留了皮褶厚度的测试(见 3.1 节)。

这种简单而实用的方法是使用皮下脂肪厚度测量计(如日本荣研式、英国的 Harpenden 或 Lange 式及我国的仿荣研式皮脂计等)测定身体不同部位(胸部、腋部、上臂部、肩胛下部、大腿部等)的皮褶厚度，通过人体密度(D_b)的推算公式推导出体脂率($F\%$)。这些公式有：日本铃木－长岭公式、美国 Jackson-Pollock 公式、我国陆瑞芳等的公式、美国 Brogek 和 Siri 公式。其中，Brogek 公式：体脂率($F\%$)＝[(4.570/身体密度)－4.142]×100；Siri 公式：体脂率($F\%$)＝{[(4.95/身体密度)－4.50]×100}。许多研究表明，用皮褶厚度、围度等测量指标推算人体密度是当今研究身体成分最普遍而实用的方法，但用形态指标研究推算人体密度时，要考虑不同年龄、性别和体型对人体密度的影响，而且推算公式的精确度取决于测量方法。

3. X 射线测量法

X 射线测量是一种利用身体不同组织(矿物质、瘦身体、脂肪)对 X 射线吸收率不同的原理来测量体内脂肪含量的方法。测试中采用小步距对两个低辐射源同步检测。这种方法是相对较新的方法，精度较高，但测试费用昂贵，测试时间长(每人 10~20min)，只能供高级实验室使用，无法在实验室外进行。

用 X 射线测量身体成分，最早由 20 世纪 50 年代英国 Tanner 提出，主要是通过身体不同部位的皮下脂肪层的 X 射线相片，测量其厚度、横断面积，进而分析身体脂肪分布的状况。这种方法的主要优点是能测出皮褶厚度计测量不到的包括脂肪膜在内的皮下脂肪层的厚度，从而能精确地判断个体间和性别间的差异，还能了解骨骼与肌肉的厚度和宽度。

目前，高级实验采用的是双能 X 射线吸收的方法(dual-energy X-ray absorptiometry，DEXA)(图 5.11)。DEXA 是一种无创、准确、重复性好、低辐射的测定新方法，最初用于人体骨矿含量的测定，现已发展到用于测定全身的 FM 和 FFM。

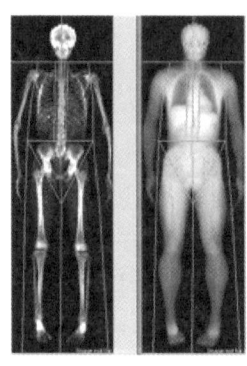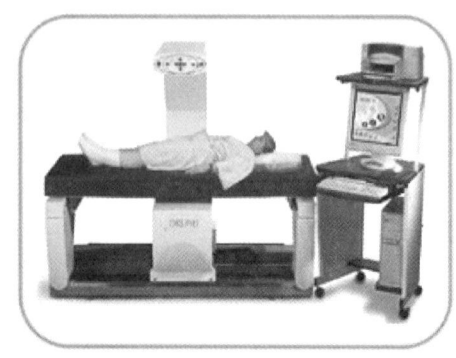

图 5.11 双能 X 射线测量

科学家们正在研发三能 X 射线技术(tripple-energy X-ray techniques), 这是 DEXA 的拓展和延伸, 但需要特殊的能源。理论上讲, 如果三种能量分别来自于 Compton 散射、光电管和电子对产生区, 那么不仅骨和脂肪, 而且水及蛋白质的测量也是可能的。这一技术的可行性目前正在几个研究中心进行证实。

4. 近红外线测量法

近红外线测量法(near infrared interactance, NIR)是一种利用近红外光谱线对人体不同组织穿透反射程度不同的原理来测量体内脂肪含量的方法(图 5.12)。测试多采用人体肱二头肌作为主要测试部位, 将测试数据代入含有身高、体重、体形、活动量水平的方程就可计算出受试者体内脂肪含量的百分比。这一方法已经较为普遍地在实验室外得到应用, 原因是此法所需仪器便宜, 测量步骤简单。但由于每次探头对身体组织的压迫力不同, 对同一受试者所测量出的数据往往也不一样, 所以这种方法的测试精度较差。

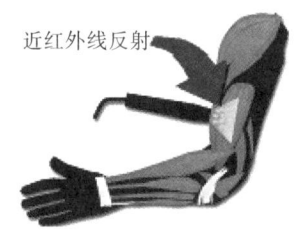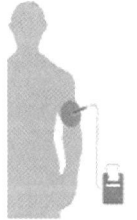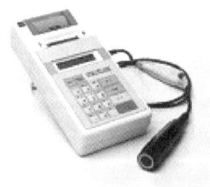

图 5.12 近红外线测量

5. 磁共振法

磁共振成像(magnetic resonance imaging, MRI)在医疗诊断上十分流行, 是一种基于 X 射线, 利用人体组织细胞在磁场作用下被"激发"程度不同这一特性来测量体内脂肪含量的方法(图 5.13)。一次测量大约需要 30min, 测量设备昂贵, 虽然测试精度高, 但是此法只适合在高级实验室使用。

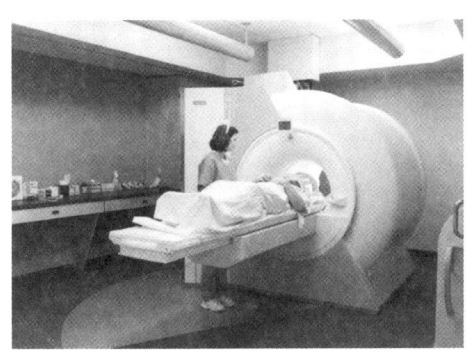 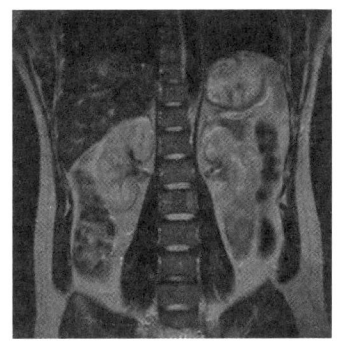

图 5.13　磁共振成像

6. 瘦体导电测量法

瘦体导电测量（total body electrical conductivity，TOBEC）是一种基于人体（非脂肪）瘦体是良好电流导体的原理来测定身体瘦体重的方法。尽管此法精度较高，测试时间只需 10s，但由于测试仪器昂贵，此方法应用范围仅限于高级实验室。

7. 断层扫描测量法

断层扫描（computed tomography，CT）中的 X 射线管产生的一束环绕人体的 X 射线被探头所接受产生身体断面信息，计算机运用复杂的算法构建出人体内的组织影像（图 5.14）。此法所用设备昂贵，人体又处于辐射中，因此只限于实验室应用。

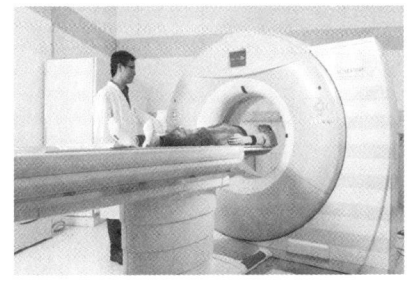 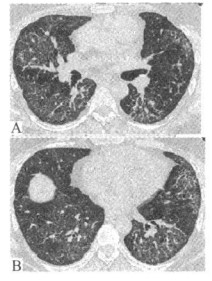

图 5.14　断层扫描

8. 空气置换测量法

空气置换测量法（air-displacement plethysmography，ADP）的测量原理与水下称重法类同，是一种利用人体排出空气的体积来计算身体密度，进而计算出脂肪含量和比率的方法（图 5.15）。在测试所需的 20s 内，测试者坐在一个密封舱内，所排出空气的体积由连接计算机的传感器测出。此法所需设备昂贵，不便于在实验室外进行。空气置换法的几个优势是快速、舒适、自动、无创和测量过程安全,适用于儿童、老年人和残障人士。

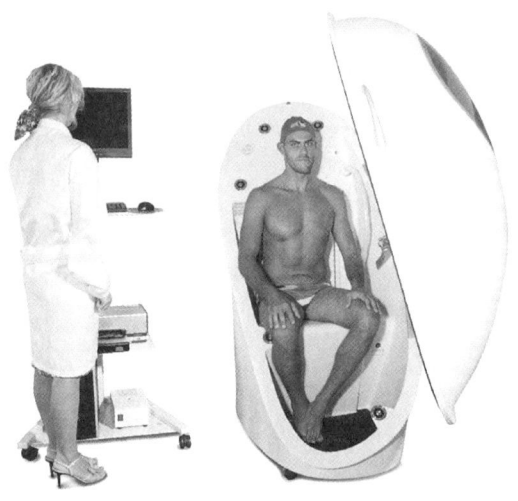

图 5.15　空气置换测量法

因被测者不必全身浸入水中,故近来水下称重法有逐渐被空气置换测量法取代的趋势。如图 5.16 所示,空气置换测量系统包括两个室:一个用于被测者,另一个用作参照体积。当被测者进入一室时,门被关闭和密封,室内压会轻微升高,此时两室间的隔板会轻微形变从而改变两室的体积。利用一定温度下气压与体积间的关系就可计算出人体体积,不过,水下称重法中存在的技术问题在空气置换测量法中同样无法解决。近来已有研究表明,健康成人的空气置换测量法与水下称重法具有良好的一致性。

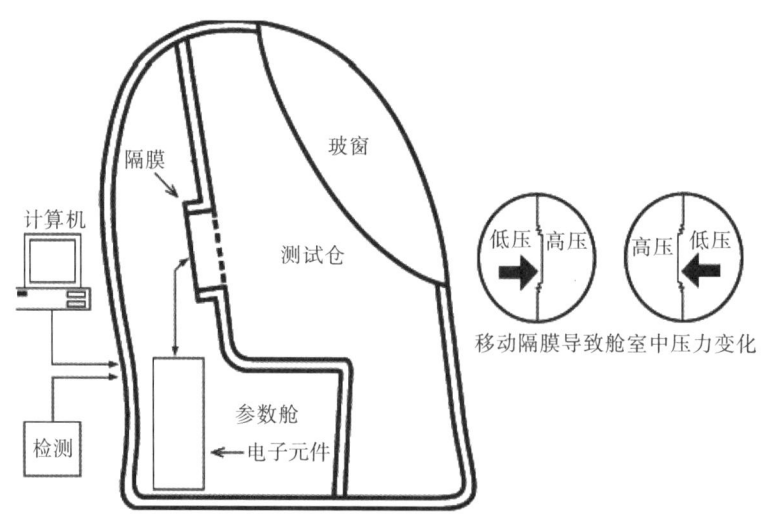

图 5.16　空气置换法的结构示意图

9. 生物电阻抗测量法

1) 原理及应用

生物电阻抗测量(bioelectrical impedance apectroscopy，BIA)是一种利用人体瘦组织是良导体而脂肪是绝缘体的特性，通过不同的电极向人体发放极微小的电流，进而测量人体电阻，再将测试结果代入含有身高、体重、性别、年龄的方程来计算人体各种成分含量和比率的方法(图 5.17)。

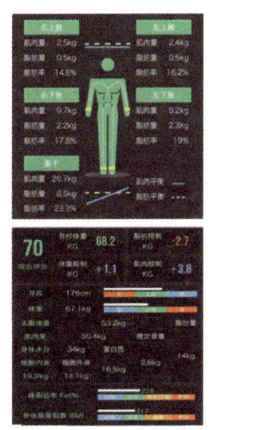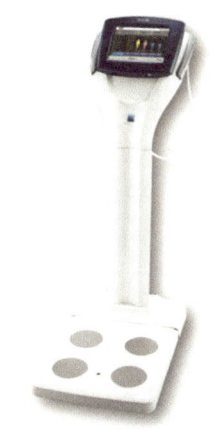

图 5.17　生物电阻抗测量身体成分

人体的水分由细胞内液和细胞外液组成。给人体施以微小电流时，中频电信号测出的人体阻抗反映了身体总的水分含量，而低频电信号的阻抗则只反映细胞外液含量，这样通过换算就得到了细胞内液和细胞外液的含量。检测时，一般采用多频电信号测定，如 5kHz、50kHz、250kHz、500kHz 等，测算出身体水分含量。一般来说，细胞内液与细胞外液之比－2∶1 为健康，有些疾病，如肾脏病、心血管病，使细胞外液增加、体液不平衡，称为"水肿"或"浮肿"。由于人体是由 FM 和 FFM 构成的，则人体体重＝脂肪重量＋去脂体重。FM 是不含水分的，FFM 水的常量是 73.2%，测出了水分就等于测出了 FFM 的重量。身体重量构成与身体成分对应关系如图 5.18 所示，按这个对应关系可以对各身体成分进行简捷的推导。

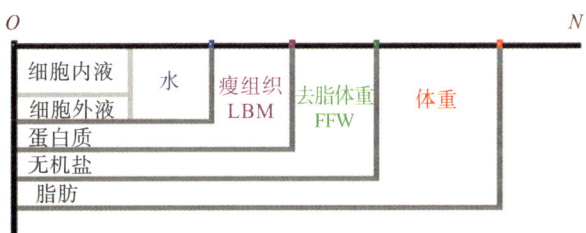

图 5.18　身体重量构成的成分

(1) 一个体重 70kg 的人,通过生物电阻抗测量出水有 40kg。

(2) 瘦组织＝40kg/0.732＝54.64kg。

(3) 去脂体重＝瘦组织＋无机盐＝54.64kg＋(70kg×5%)＝58.14kg(注:无机盐常量约为体重的 5%)。

(4) 脂肪量＝体重－去脂体重＝70kg－58.14kg＝11.86kg。

(5) 体脂百分比＝脂肪量/体重×100＝11.86kg/70kg×100＝16.9%。

随着科学技术的日新月异,生物电阻抗法因其价格便宜,操作容易,携带方便等优点已使其成为目前应用最广泛的方法之一,到目前已经被市场化、大众化、家庭化。基于此方法所造出的仪器的测试精度误差在 3% 左右。花上几百块钱人民币就可以买一台几公斤甚至几十克重的生物电阻抗测量仪(图 5.19)带回家,想什么时候测试就什么时候测试,甚是方便。尽管这种方法也有数据模型人群及个体差异导致的不足,但在操作层面上讲,不失为优秀产品。

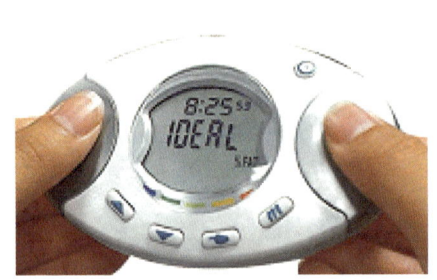
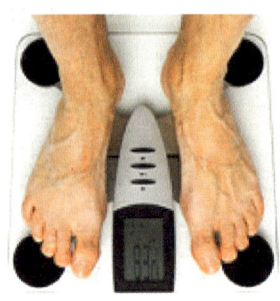

图 5.19 简易的生物电阻抗身体成分测量仪图

一些研究证实,生物电阻抗法的测定结果与体密度法、同位素稀释法、双能 X 射线法(图 5.20)等所得的结果有非常显著的相关性,因此认为该法可以准确地测定人体的组成。

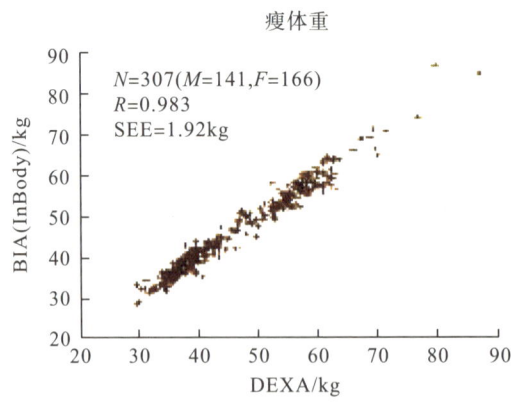

图 5.20 瘦组织在 DEXA 与生物电阻抗测量测试中的相关性

2)生物电阻抗测量的模型

(1)生物电阻抗分析。使用 4 个电极：2 个连在手掌上，另外 2 个连在脚掌上。单频(50kHz)法测量时，一个微弱的交流电通过外电极，此时内电极上可测量到电势的降落(图 5.21)。为将电流信息转换为体积信息，应提出两个基本假设：①机体可被视为均匀的圆柱状导体，其长度与身高(Ht)成正比；②机体对电流的反应性(X)很小，故其电阻(R)可被等同于阻抗。

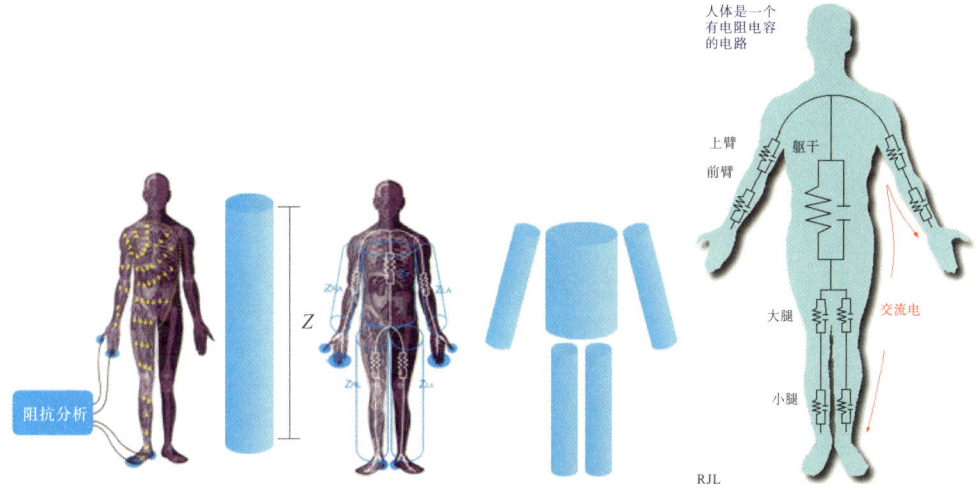

图 5.21　生物电阻抗测量的不同模型

当上述两条假设均成立时，阻抗指数 = $(Ht)^2/R$。当然，机体并非一个均匀的圆柱状导体，而且对电流的反应性也并非为零。

(2)生物电阻抗分光法(bioelectrical impedance spectroscopy，BIS)。这个更为复杂的模型建立在混合理论基础上：把人体分为一系列圆柱体，每一个圆柱体代表不同的人体节段。此模型中，电阻和阻抗的测量是在较宽的频率范围内进行的。目前此技术和仪器都已上市。

然而，且不论是单频还是多频，就所得的阻抗值来说，是一个间接的人体参数，因此必须用一个更直接的方法来校正，如全体水量，钾、氢密度测量或 DEXA。很多研究表明：①不同单频生物电阻抗测量方法的校正方程几乎都是群体特异性的，特别是那些包括人体测定学指标的；②作为参考的 2C 模型不包括由骨矿含量差异及其所反映的意义。以上的缺陷使得单频生物电阻抗测量只适用于群体学研究，而且 $(Ht)^2/R$ 本身不是一个精确指标，必须辅以其他人体测定值，如体重、年龄、性别、种族、肩宽、腰臀比、体重指数等才能减少估计值的误差。

3)身体成分测量结果解读

使用生物电阻抗仪测量身体成分时，会因仪器的精密度、计算方法等得到不同的指标，但各种仪器测量报告的指标都大同小异（图 5.22），表 5.3 列出主要的报告指标及简要解读，图 5.23 为一份详细的评定报告。

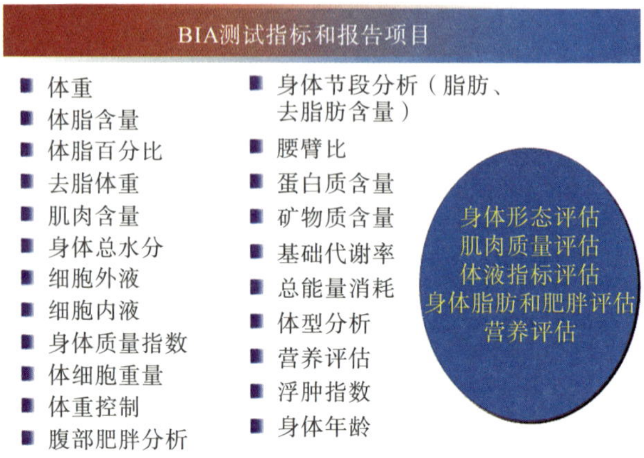

BIA 测试指标和报告项目

- 体重
- 体脂含量
- 体脂百分比
- 去脂体重
- 肌肉含量
- 身体总水分
- 细胞外液
- 细胞内液
- 身体质量指数
- 体细胞重量
- 体重控制
- 腹部肥胖分析
- 身体节段分析（脂肪、去脂肪含量）
- 腰臀比
- 蛋白质含量
- 矿物质含量
- 基础代谢率
- 总能量消耗
- 体型分析
- 营养评估
- 浮肿指数
- 身体年龄

身体形态评估
肌肉质量评估
体液指标评估
身体脂肪和肥胖评估
营养评估

图 5.22　身体成分测试项目与指标

表 5.3　身体成分测试报告指标与解读

生物电阻抗测量报告指标	组成或计算公式	解读
身体水分含量	细胞内液＋细胞外液	正常比例为 2∶1
蛋白质	存在于全身组织中，肌肉含量最高	生命的象征，也是健康的标志
瘦组织	水分＋蛋白质	FFM 之中水分占了约 73.2%。例如，某人身体含有 40L 水量，其瘦组织＝水分＋蛋白质＝40/0.732＝54.64kg
去脂体重	瘦组织＋无机盐	成年男子的脂肪含量一般在 12%～20%，≥25% 为肥胖。成年女子一般在 20%～28%，＞30% 为肥胖。无机盐约为体重的 5%
体脂含量	实际体重－去脂体重	身体所含脂肪的重量
体脂百分比	（体脂含量/实际体重）×100%	体指含量占体重的百分比
BMI	体重(kg)/［身高(m)］^{2}	中国人标准为：BMI＜18.5 为"体重过轻"；18.5≤BMI＜24.0 为"体重正常"；24≤BMI＜28.0 为"超重"；BMI≥28.0 为"肥胖"
肥胖率	［(实际体重－标准体重)/标准体重］×100%	肥胖率也叫肥胖度（observe degree）：±10% 为正常；＞10% 为超重；＞20% 为轻度肥胖；＞30% 为中度肥胖；＞50% 为重度肥胖
腰臀比	腰围/臀围	正常值男性为 0.85～0.90，女性为 0.75～0.80。超过此界限则为中心型肥胖
基础代谢	每日基础代谢水平，单位：kcal	不同年龄、不同性别、不同体重，其基础代谢率不同

续表

生物电阻抗测量报告指标	组成或计算公式	解读
身体细胞量	体细胞群能够反应体内所有的代谢活性组织。体细胞群的下降表示营养不良	
健康评分	为了便于理解，把身体成分组成积分化了，根据检查者运动肌肉和脂肪质量而计算出的数值：70～90分为正常型；90分以上为运动员型	

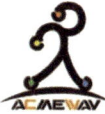
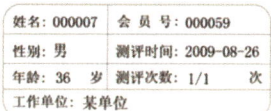
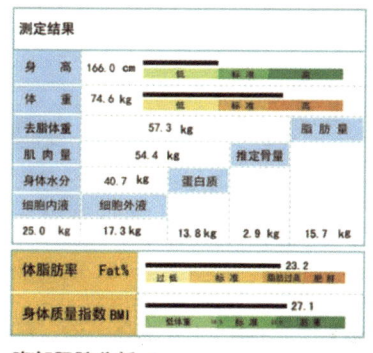
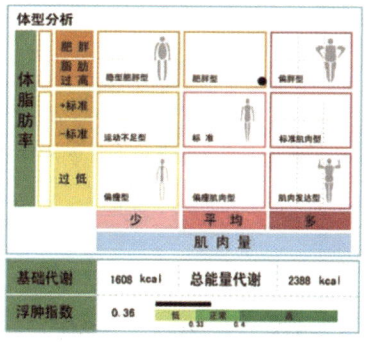
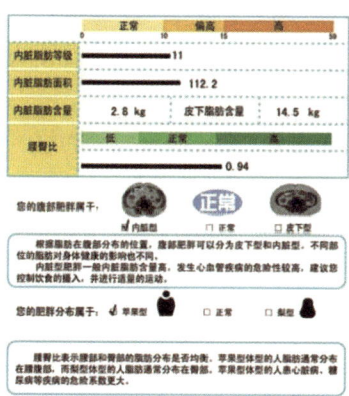
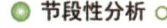
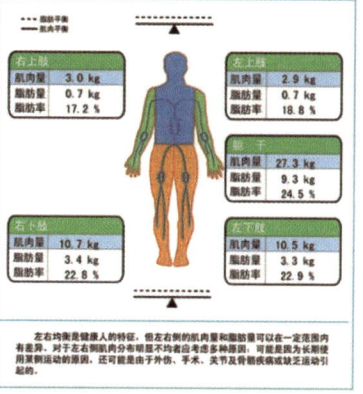

图 5.23　身体成分测试报告示例

【小贴士】基础代谢与能量消耗

　　基础代谢是指维持生命的最低能量消耗,即人体在安静和恒温条件下(18~25℃),禁食12h后,静卧、放松而又清醒时的能量消耗。此时能量仅用于维持体温、呼吸、血液循环及其他器官的生理需要。

　　基础代谢率是指人体处于基础代谢状态下,每小时每平方米体表面积(或每千克体重)的能量消耗。个体的基础代谢率与体重、年龄、性别、健康等有关(图5.24)。

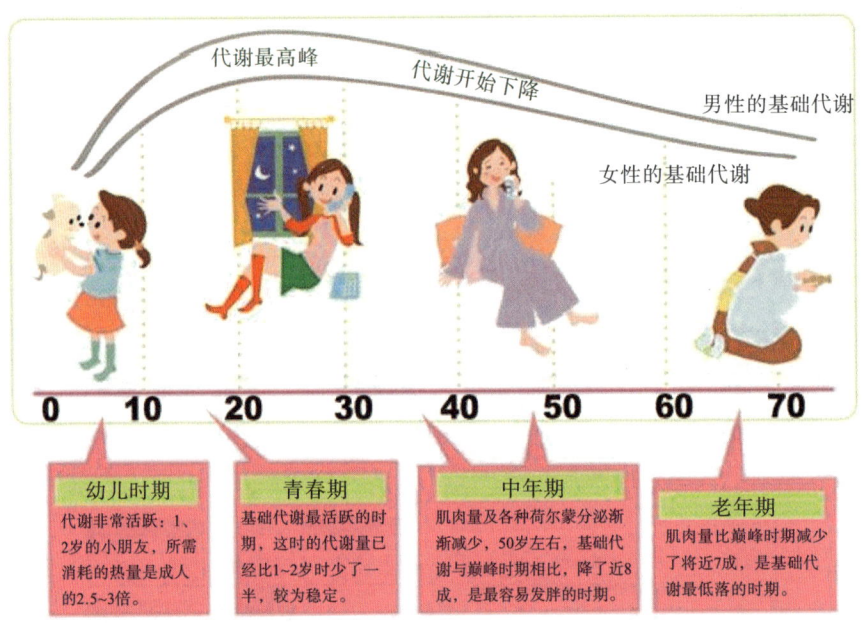

图5.24　人在不同年龄段的基础代谢值

　　成年人按以下方法可计算出每天的基础代谢的能量消耗。
　　男性=66+13.7×体重(kg)+5.0×身高(cm)-6.8×年龄;
　　女性=65.5+9.5×体重(kg)+1.8×身高(cm)-4.7×年龄。

　　每个人每天的能量消耗是基础代谢加上其他行为活动的能量消耗。例如,一个25岁的男子,身高175cm,体重73kg,他的基础代谢为1771.1kcal,而他每天在不同情境下则要总共消耗2100~3000kcal能量,超出基础代谢的部分就是每天生活、工作、运动所增加的消耗。该男子每天的活动所对应的能量消耗如下:

　　2125kcal——长时间坐在办公室、教室里,很少或是完全没有运动;
　　2302kcal——偶尔会运动或散步、逛街、到郊外踏青,每周少量运动1~3次;

> 2656kcal——有持续运动的习惯，或是会上健身房，每周运动 3~6 次；
> 3010kcal——热爱运动，每周运动 6~7 次，或是工作量相当大的；
> 3365kcal——工作或生活作息需要大量劳动，相当消耗能量。

4）生物电阻抗法测定身体成分的标准程序

(1) 空腹。

(2) 便后(测试前尤其要小便)。

(3) 未饮用咖啡、茶、酒等有利尿作用的饮料。

(4) 下午 5~6 点(或尽量与进食间隔较长时间)。

(5) 赤脚，尽量减少衣着，取下手机、项链、手表、戒指等(实验证明：非身体部分会被仪器计算为脂肪量)。

(6) 20℃室温，不出汗。

(7) 运动后至少间隔 1h。

(8) 测前先站立 5min。

(9) 用电解湿巾擦拭双手和足底，测试失败者用水对皮肤润湿。

(10) 两大臂一定要侧抬或前抬，离开躯体。

> **【小贴士】关于水肿**
>
> 身体成分测试中，个别人会出现水肿的报告结果，水肿是什么？
>
> 水肿是指血管外的组织间隙中有过多的体液积聚，为临床常见症状之一。与肥胖不同，水肿表现为手指按压皮下组织少的部位(如小腿前侧)时，有明显的凹陷。我国医学称为"水气"，亦称为"水肿"。其分类及常见疾病如下。
>
> 1) 全身性水肿
>
> 按照其病因可分为以下类别：
>
> (1) 心源性水肿。常见于充血性心力衰竭、急或慢性心包炎等。有心脏病史的患者容易出现水肿，伴心慌、气短，不能平卧等症状。
>
> (2) 肾源性水肿。常见于肾小球肾炎、肾盂肾炎及肾病综合征等。开始于眼睑及颜面部位的全身性水肿，以清晨起床时明显，伴尿频、少尿或有腰酸、皮肤苍白、血压增高等症状。
>
> (3) 肝源性水肿。常见于病毒性肝炎、肝硬变等。先有腹水，后有下肢水肿，伴面色灰暗、血管痔等表现，且有肝病史。
>
> (4) 营养不良性水肿。常见于低蛋白血症、维生素 B1 缺乏症等。
>
> (5) 结缔组织病所致的水肿。常见于红斑狼疮、硬皮病、皮肌炎等。
>
> (6) 变态反应性水肿。如血清病等。
>
> (7) 内分泌性水肿。常见于席汉病、甲状腺功能减低、库欣综合征等。

(8)特发性水肿。如功能性水肿等。

(9)其他。贫血性水肿、妊娠中毒性水肿。

2)局限性水肿

按照其病因可分为以下类别:

(1)静脉梗阻性水肿。常见于血栓性静脉炎、下肢静脉曲张等。

(2)淋巴梗阻性水肿。常见于丝虫病的象皮腿、流行性腮腺炎所致胸前水肿等。

(3)炎症性水肿。常见于丹毒、疖肿、蜂窝组织炎等所致的局部水肿。

(4)变态反应性水肿。常见于血管神经性水肿、接触性皮炎等。

5.2 骨 密 度

5.2.1 骨与骨质疏松

1. 骨的结构与功能

骨是人体的重要器官,人体共有 206 块骨头,有各种各样的形态,分为长骨、短骨、扁骨和不规则骨。骨的基本结构包括骨膜、骨质和骨髓(图 5.25)。骨是有生命的,骨的内部有精巧的结构帮助实现其功能。人的骨骼系统,对人体有着支撑作用、保护作用、运动和持重作用,参与钙、磷代谢作用以及造血等重要生理功能(图 5.26)。

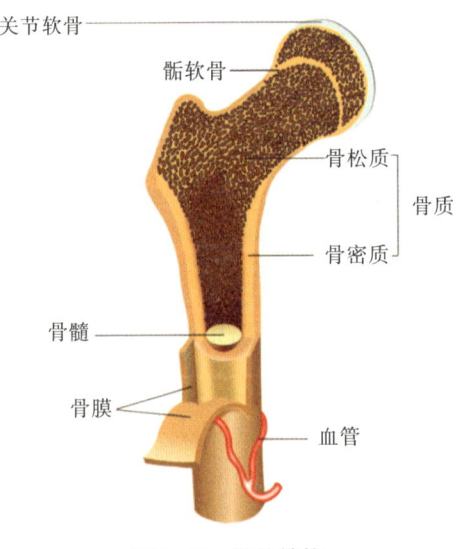

图 5.25 骨的结构

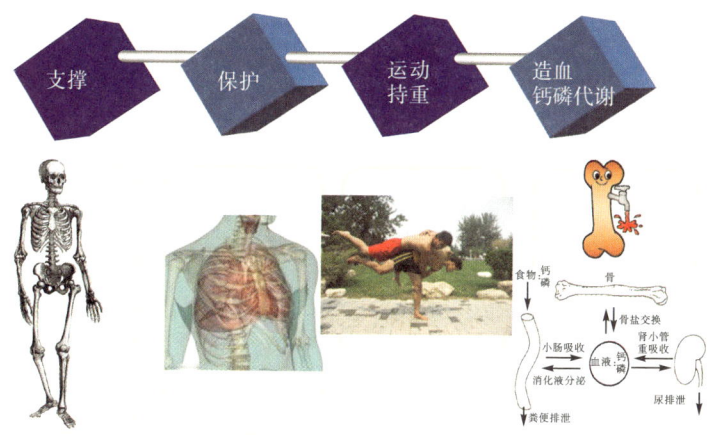

图 5.26　骨骼的功能

2. 骨的代谢

现代医学证明，伴随人体的生长发育，成熟衰老，骨组织始终不断地进行着破骨、成骨的代谢过程。由此决定了人体不同年龄阶段的骨组织结构是不同的。主要表现为：中年以后，人体骨组织中，造骨单位逐渐减少，骨陷窝明显增多，骨组织呈现多孔、脆硬的改变。这种状态由发生到发展的过程，即骨组织年龄性变化所表现出的骨组织萎缩，通常称为老年性骨质疏松。一个人从出生开始，骨骼的运动就从未停止过。每个人体内的骨骼在不断地溶解与新生，无论年龄，一遍遍地重复。正常成年人，其骨骼每三年就全部再生一次。骨骼的溶解与重建由破骨细胞和造骨细胞来完成。这两种细胞的作用已得到科学家的证实（图 5.27、图 5.28）。

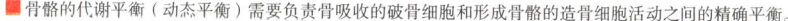
■骨骼的代谢平衡（动态平衡）需要负责骨吸收的破骨细胞和形成骨骼的造骨细胞活动之间的精确平衡。

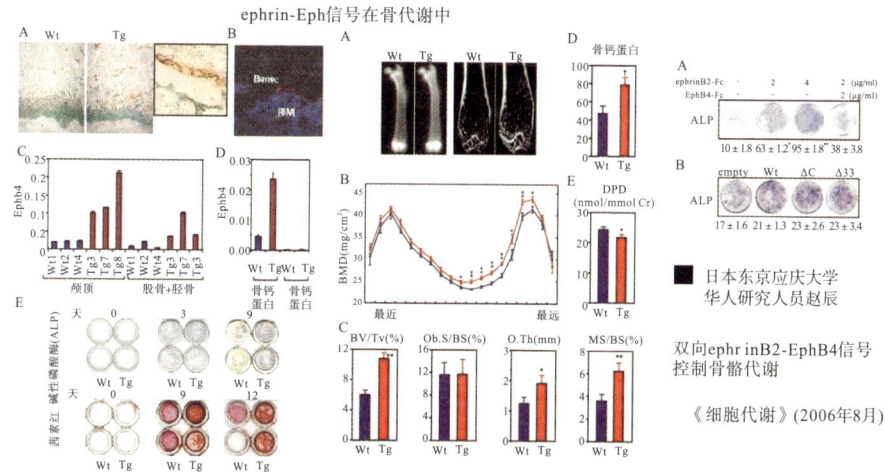

图 5.27　发表在《细胞》杂志上的骨细胞代谢研究

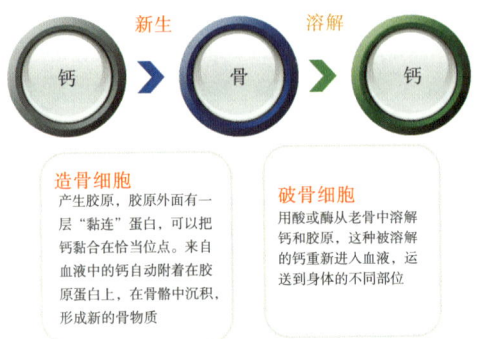

图 5.28　造骨细胞与破骨细胞的工作

3. 骨的增龄性变化

骨骼组成及代谢的主要物质是钙元素。通过食物获取的钙进入身体后，一部分被排泄，另一部分通过造骨细胞的作用生成新的骨组织（图 5.29），还有极少部分参与人体的其他生理功能中。在人的一生中，随着年龄增长和身体状况的改变，骨骼的变化可分为三个时期（图 5.30、图 5.31）。

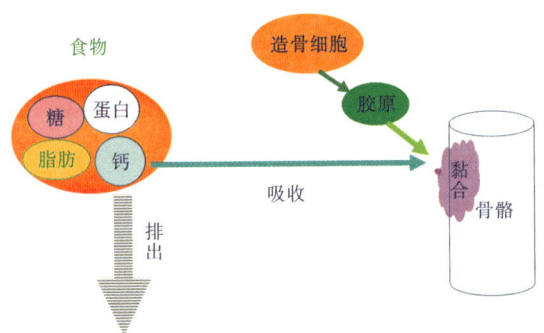

图 5.29　食物中钙的利用

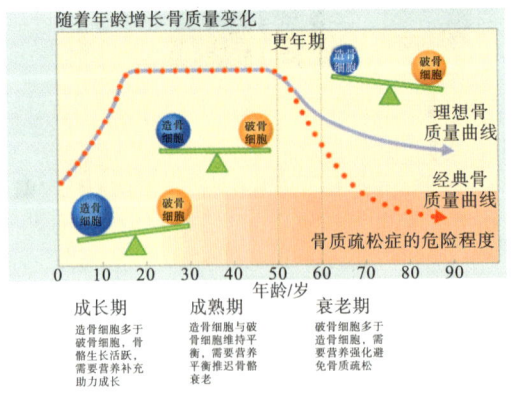

图 5.30　骨代谢与骨质量的增龄变化

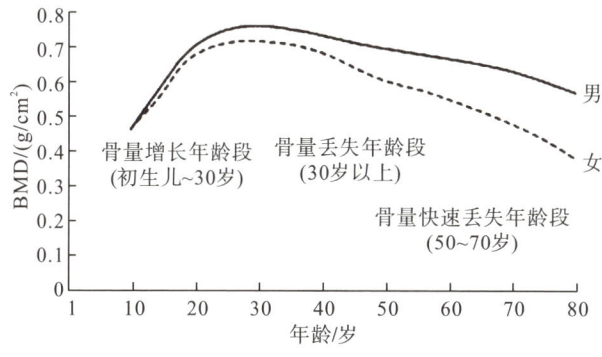

图 5.31 骨骼生长、发育和衰老的规律

(1)成长期(骨的生长建造期)。大约在 20 岁之前,此时造骨细胞多于破骨细胞,骨骼成长,骨密度增强。

(2)成熟期(骨重建平衡期)。在 30 岁左右,骨密度达到峰值,造骨细胞与破骨细胞数量持平,造骨作用与破骨作用处于相对平衡的状态。

(3)衰老期(骨量丢失-骨重建偶联失衡期)。破骨细胞多于造骨细胞,骨骼中的钙质大量流失,骨密度快速下降。

医学研究证明,骨量的减少与年龄有明显关系。发育正常的骨组织,在成年时骨矿含量最高,30 岁左右时达到最高峰;中年以后骨矿量开始减少,一般以每年约 1% 的速度递减,其骨密度和骨强度均下降。图 5.32 是对成都地区成年人(主要是公务员和办公室人群,包括 2139 例男性、1147 例女性)采用超声骨密度仪测试的结果,20~24 岁为骨峰值年龄段,这可能是由于四川盆地的特殊气候与生活习惯导致的。

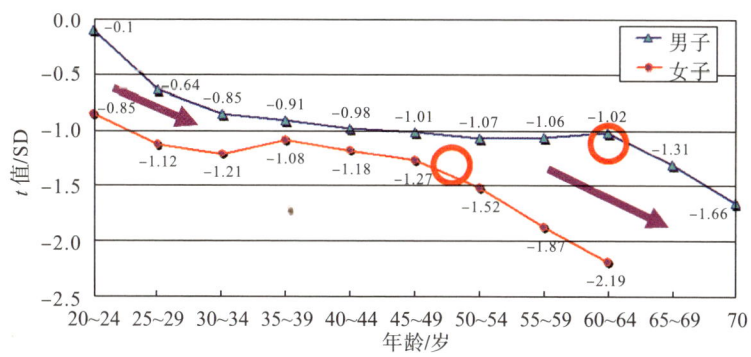

图 5.32 成都地区成年人骨密度 T 值平均数年龄趋势

1.20~24 岁达到峰值,以后随年龄增长逐渐下降;2.25~34 岁男女都较大幅度下降;3.女子在 50 岁左右、男子在 65 岁左右再次出现较大幅度下降;4.男女 T 值有明显差异,男子高于女子。

4. 骨质疏松

常见的骨骼问题包括脊椎病(椎间盘突出、错位、失衡)、骨质增生、骨关节炎、骨质疏松等。尤其是骨质疏松已经成为流行性慢性病，在医学界将防治骨质疏松症预防骨折与治疗高血脂预防心肌梗死和治疗高血压预防脑卒中放在同样重要的位置。WHO认为骨质疏松症的严重性仅次于心血管疾病。骨质疏松是由于骨密度降低，进而骨结构变化，骨质形成空洞或骨小梁断裂，骨强度随之降低，最后导致骨折风险增大（图5.33）。骨质丢失速率增大时，骨密度显著降低，是骨质疏松的开始。目前医学界认为一旦骨质疏松形成，就不可能逆转。这时身体在经受重力、扭转、跌倒、撞击时，骨折就很容易发生。

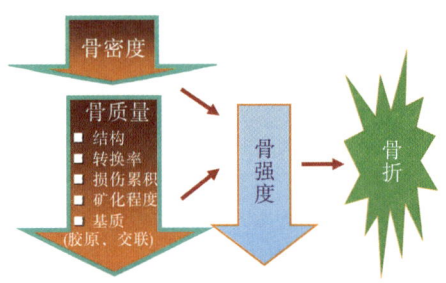

图5.33　骨质量下降的风险图示

图片来源：The NIH consensus development panel on osteoporosis prevention, diagnosis, and therapy. JAMA285：785-795，2001。

美国每年约有21万骨质疏松髋骨骨折患者，大多数是60岁以上的老人。因此，骨质疏松的防治对象，主要是中老年人。由于生理差异，骨质疏松多发生于妇女。这一点已为大量流行病学统计资料所证明。研究发现任何年龄、任何地区，女性的平均骨量均低于男性，骨质疏松性骨折的发病率也是女性高于男性。其中，按年龄分级的髋骨骨折发病率，女性是男性的2~3倍，近端肱骨骨折及骨盆骨折的发病率，女性比男性高6~8倍。在绝经后的几年内，妇女每年会丢失松质骨的3%~10%；每年丢失密质骨的1%。妇女一生丢失约1/3的密质骨和1/2的松质骨，而男性骨丢失为女性骨丢失的2/3。

骨质疏松（osteoporosis，OP）指一定的单位体积内骨量减少。具体表现为骨端松质骨的骨小梁变小，数目减少，间隙增宽，骨干部骨皮质变薄，髓腔增宽，全身骨代谢障碍，骨密度明显减低。

骨质疏松是Pornmer在1885年提出来的，但人们对骨质疏松的认识是随着历史的发展和技术的进步逐渐深化的。早年一般认为全身骨质减少即为骨质疏松，美国则认为老年骨折为骨质疏松。直到1990年在丹麦举行的第三届国际骨质疏松研讨会以及1993年在中国香港举行的第四届国际骨质疏松研讨会上，骨质疏松才有了一个明确的定义，并得到世界的公认：原发性骨质疏松是以骨量减少、骨的微观结构退化为特征的，致使骨的脆性增加以及易于发生骨折的一种全身性骨骼疾病。通俗地说，就是原本密实坚固的骨骼出现了孔隙，变得稀疏。它是人在衰老过程中发生的以骨量减少、骨的微观结构退化为特征的，致使骨的脆性增加，而易于发生骨折的一种全身性骨骼疾病(图5.34)。

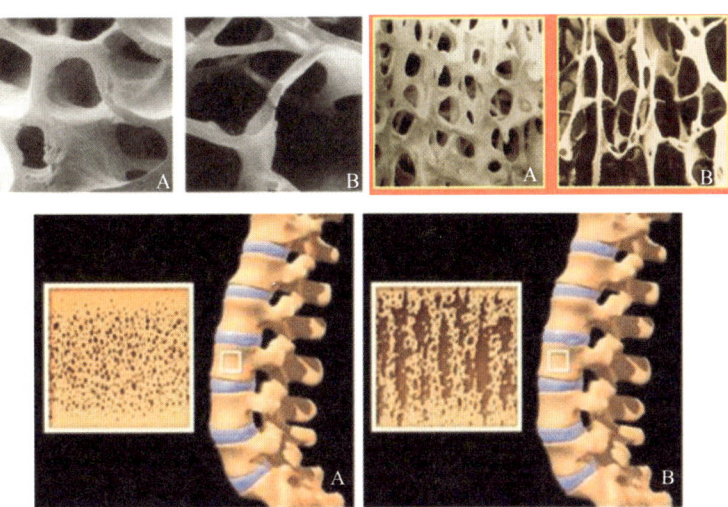

图 5.34　骨质正常与骨质疏松的对比

A. 骨质正常；B. 骨质疏松。

骨质疏松是不同程度、不同部位的骨骼及关节疼痛，常伴有腰腿乏力；双下肢抽筋；弯腰、翻身、下蹲、行走等活动困难或受限；身材变矮，脊柱畸形，弯腰驼背（图5.35）；骨折。

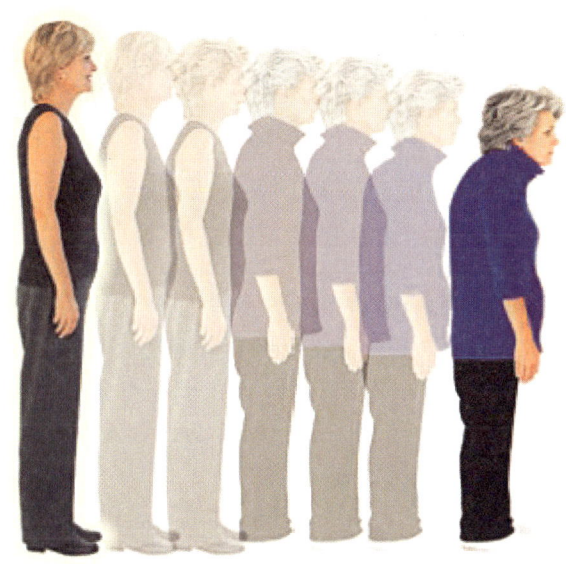

图 5.35　随着年龄增大的退行性改变

随着人口寿命的不断增长及老年人口不断增加，作为中老年退行性重要疾病之一的骨质疏松症及其所引起的骨折已成为一个严重的社会问题并备受关注。中国目前统计有超过1亿的骨质疏松症患者，并预测2020年将达到2.28亿。上海调查资料显示，老年人骨质疏松症患病率男性为60.72%，女性为90.47%。而骨质疏松、骨折会给患者从生活、心理、经济诸多方面造成负担和压力（图5.36）。骨质疏松症是骨骼密度和骨骼质量降低的疾病，致使骨骼的强度下降，骨折的危险性增加，尤其是椎骨、腕骨、髋骨、骨盆和上肢的骨骼（图5.37）。骨质疏松症和相关的骨折是病死和病残的主要原因。大约1/3的妇女和1/8的男性一生中至少会发生一次骨质疏松症性骨折。在全世界范围内，髋骨骨折的患者数将从1990年的170万人增加到2050年的630万人。在未来的几十年中上升率最快的地区可能是亚洲。因此，对于骨质疏松症的检测、预防和治疗已经成为国际医学界的重大课题，同时也是健康监测的重要任务。

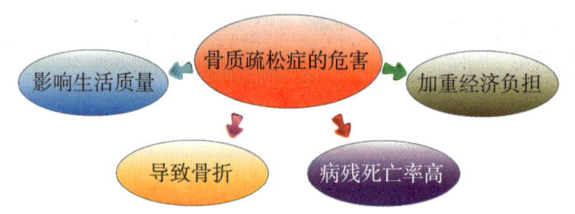

图5.36　骨质疏松的危害

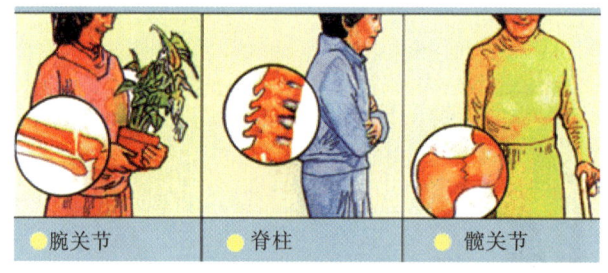

图5.37　骨质疏松导致骨折的常见部位

【小贴士】为什么有的年轻人也骨密度低？

以往在40岁以上的中老年人身上发生的骨密度低症状，如今竟也悄悄出现在年轻人身上。临床骨密度测量发现，现在十八九岁的女孩竟有相当部分骨密度达不到自己年龄段的峰值，成为以后患上骨质疏松、骨折等疾病的隐患。

骨密度低群体出现低龄化，与年轻女性不良的生活及饮食习惯有关。不少女孩为求身材苗条，平日里坚持少食和吃素，摄取不到足够的营养，体内缺少钙和蛋白质，致使骨密度达不到正常值。

> 缺少维生素 D 导致骨密度低的女孩主要是怕晒太阳，怕皮肤被晒黑和被紫外线灼伤，这就无法使皮肤中所含的一种胆固醇通过阳光的光合作用转化为维生素 D_3，从而使体内钙缺乏。此外，长期坐在办公室不运动、女性月经量不正常等因素都可导致骨密度降低。

5.2.2 骨密度检测

1. 骨密度检测的意义

骨密度就是骨骼矿物质密度（bone mineral density，BMD），以单位面积的骨含量表示。骨密度＝骨矿物质含量（bone mineral content，BMC）/骨面积（bone area，BA）＝BMC/BA，单位是 g/cm^2。

骨质疏松症可以在骨折发生前通过测量骨密度进行风险判断。目前，骨密度测量手段有 X 射线法、单光子吸收测量法、双光子吸收测量法、双能 X 射线吸收测定法、定量 CT 法、定量超声波测定法、MRI 等。其中，超声骨密度检查是 20 世纪 90 年代发展起来的最新骨密度定量测量技术，近年来在技术和临床上取得了长足的进展。特别是全干式超声骨密度扫描仪的问世，使这一方法得到医学界的广泛认同。法国国家科学研究院和美国临床骨质疏松研究机构的合作研究表明，将超声跟骨超声波传导速度及振幅衰减作为评价骨状态和骨密度指标与普遍认同的双能 X 射线吸收检测方法具有良好的相关性，可以作为髋骨及脊柱等部位的骨折危险预测指标。

骨密度检测是判定人体是否缺钙、确定骨骼健康状况的最佳检查方法。骨密度检查可以鉴别骨质疏松症，预防骨折风险，监测骨质疏松症的治疗效果。不同的骨密度检查方法可以测量不同部位的骨密度，如髋部、脊椎、腕部、手指、胫骨及足跟等。通过骨密度检测，可给予低骨密度者或骨质疏松者有关营养、运动、治疗的针对性指导。

2. 骨密度的诊断标准

骨密度检查结果需要与两个标准进行比较，即"年轻人标准"和"同龄人标准"。

1）年轻人标准

年轻人标准（young adult mean standard variation）通过 T 值（T-score）来判断，即检测结果与健康年轻人的平均值进行比较，确定骨折风险。T 值越低，则 BMD 越低，而骨折风险越高。

BMD 的测量结果与"年轻人标准"数据两者之间涉及一个标准差（standard deviation，SD），通常用 S 表示。如果 T 值在"标准"范围内，则 BMD 被认为正常。

WHO 定义的骨密度 T 值诊断标准如表 5.4 所示。

表 5.4 骨密度 T 值诊断标准

诊断	T 值	描述
骨密度正常	$+1 \sim -1S$	骨密度在年轻人平均值的 1S 内
低骨密度	$-1 \sim -2.5S$	骨密度低于年轻人平均值 $1 \sim 2.5S$
骨质疏松症	低于 $-2.5S$	骨密度低于年轻人平均值 2.5S
严重骨质疏松症	低于 $-2.5S$	骨密度低于年轻人平均值 2.5S，伴有一处或多处骨质疏松性骨折

WHO 对于骨质疏松症的定义基于骨密度水平。研究表明，骨密度每降低一个标准差，骨折的危险性就增加 2 倍。近期的研究印证了上面的发现，骨密度每降低一个标准差，髋部骨折的危险性就增加 2 倍，这等同于测量髋部骨密度每减少一个标准差就会增加 1.9 倍髋部骨折的危险，而且身体其他任何部位的骨折危险性都增加 60%。

2) 同龄人标准

同龄人标准(matched mean standard variation)通过 Z 值(Z-score)来判断，即检测结果与健康的同年龄、同性别、同体型的人群的平均值进行比较。Z 值越低，则 BMD 比同龄人越低，而骨折风险越高。

3. 骨密度检测方法和仪器

1) X 射线片法

X 射线片法(X-ray photo densitometry)是传统的骨密度检测方法，即通过 X 射线片观察拍摄部位的骨质情况可以做出定性分析（图 5.38）。一般来说，骨质流失 30%~40% 以上，X 射线片上才出现异常，因此对早期骨密度流失的检验不够灵敏。

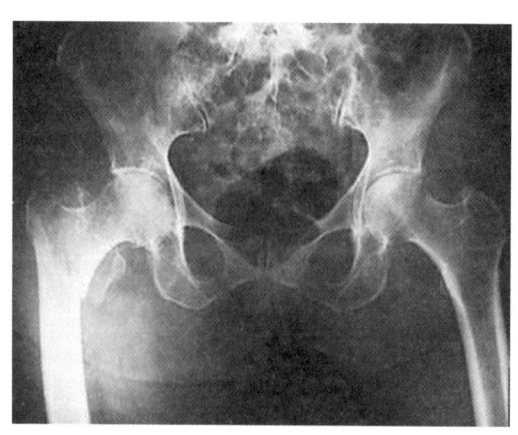

图 5.38 X 射线片

2) 单光子吸收和双光子吸收测量法

单光子吸收(single photon absorptiometry, SPA)、双光子吸收(dual photon absorptiometry, DPA)测量法利用骨组织对放射物质的吸收与骨矿含量成正比的原理,通过放射性同位素穿过骨组织的减弱程度,测定人体四肢骨的骨矿含量。一般测量部位为手指或前臂。这种设备简单,价格低廉,适合于流行病学普查(图 5.39)。由于人的手臂和手指运动最频繁,骨钙变化小且难以消除肌肉影响,所以用于推断全身情况有较大的局限性。

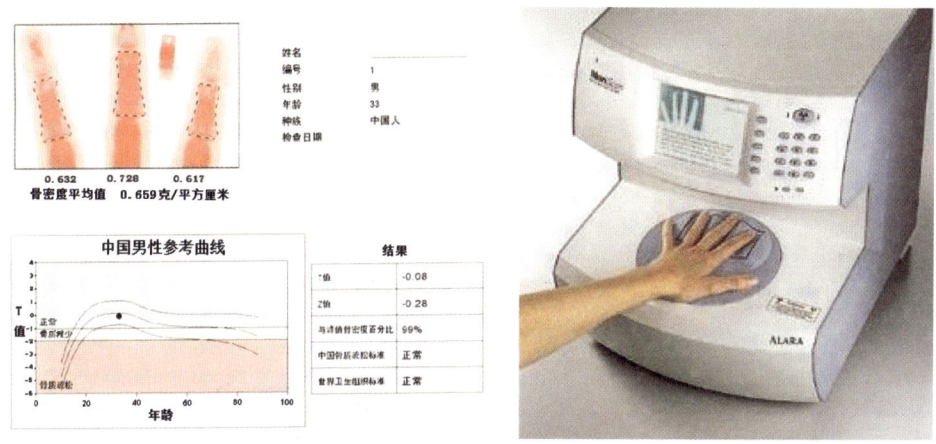

图 5.39　单光子指骨骨密度测量

3) 双能 X 射线吸收测定法

双能 X 射线吸收测定法(dual energy X-ray absorptiometry, DEXA)是通过 X 射线管球经过一定的装置获得两种能量,即低能和高能光子峰。此种光子峰穿透身体后,扫描系统将所接受的信号送至计算机进行数据处理,得出骨矿物质含量(图 5.40)。该仪器可测量全身任何部位的骨量,并同时得到骨矿物质含量和骨矿物质密度结果,精确度高,对人体危害较小,检测一个部位的放射剂量相等于一张胸片的 1/30,定量 CT 法的 1%。不存在放射源衰变的问题,目前在我国各大城市逐渐开展。但设备较贵,操作使用上也不适合大量性、普及性的测试。双能 X 射线技术是骨密度测量的经典技术,被称为"金标准"。这一技术保证了

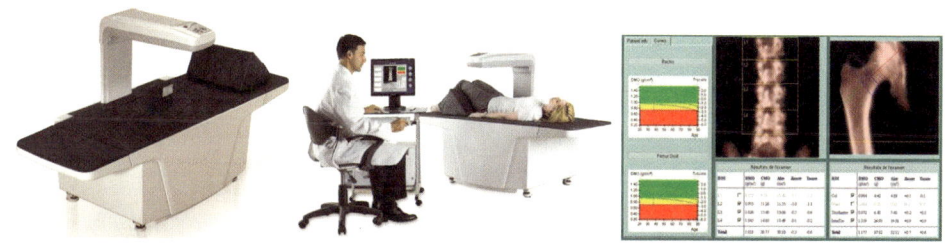

图 5.40　双能 X 射线骨密度测量

测量的准确性、重复性、合理性，易于被医学领域接受。

DEXA 用于骨矿含量测定时，通常以松质骨含量较高、容易发生骨折的几个部位如腰腿部、股骨、前臂作为常用测定部位。

4）定量 CT 法

近 20 年来，定量 CT 法（quantitative computed tomography，QCT）已在临床放射学领域得到广泛应用。QCT 能精确地选择特定部位的骨测量骨矿密度，能分别评估皮质骨和海绵骨的骨矿密度。临床上骨质疏松引发的骨折常位于脊柱、股骨颈和桡骨远端等富含海绵骨的部位，运用 QCT 能观测这些部位的骨矿变化。但因受试者接受 X 射线量较大，检测的费用较高，难以用于普查，目前仅用于研究中。

5）定量超声波测定法

定量超声波（quantitative ultrasound，QUS），利用声波传导速度和振幅衰减能反映骨矿含量多少和骨结构及骨强度的情况，与 DEXA 相关性良好。超声波骨密度仪由于其无辐射和诊断骨折较敏感而引起人们的广泛关注，而且操作简便、安全无害、价格便宜、易于普查，也是我们国民体质测定所重点关注的方法。其缺点是测试部位单一，精确性稍低。超声波骨密度仪和定量超声波测定法如图 5.41 所示。

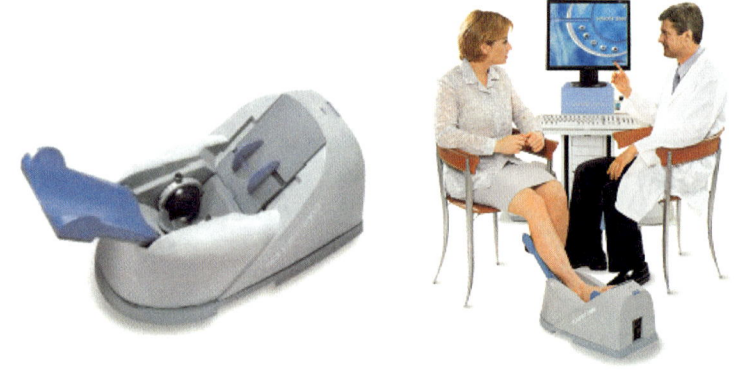

图 5.41 定量超声骨密度测量

6）自我评估法

除了采用精密仪器测量骨密度，为便于大众的早期筛查，针对 40 岁以上中国妇女的简易的"骨质疏松症自我评估量表"（osteoporosis screening tool for Chinese，SOTC）也被广泛应用。该表通过年龄、体重可以方便地查询个体可能处于的骨密度量水平和骨质疏松危险程度（图 5.42）。

有以下因素者属于骨质疏松症的高危人群：老龄、女性绝经、母系家族史（尤其髋部骨折家族史）、低体重、性激素低下、吸烟、过度饮酒或咖啡、体力活动少、饮食中钙或维生素 D 缺乏（光照少或摄入少）、有影响骨代谢的疾病、使用影响骨代谢的药物。

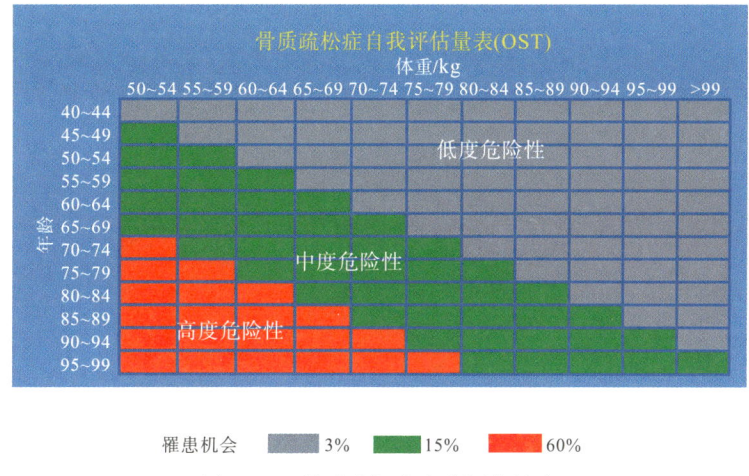

图 5.42 骨质疏松症自我评估量表

提示：高危人群应当尽早到正规医院进行骨质疏松检测，做到早诊断、早预防、早治疗。

以下问题可以帮助进行骨质疏松症高危情况的自我检测，任何一项回答为"是"者，则为高危人群，应当到骨质疏松专科门诊就诊。

(1)您是否曾经因为轻微的碰撞或者跌倒就会伤到自己的骨骼？
(2)您的父母有没有过轻微碰撞或跌倒就发生髋部骨折的情况？
(3)您经常连续3个月以上服用"可的松、强的松"等激素类药品吗？
(4)您身高是否比年轻时降低了(超过3cm)？
(5)您经常大量饮酒吗(每天饮酒2次，或一周中只有1~2天不饮酒)？
(6)您每天吸烟超过20支吗？
(7)您经常患腹泻吗(由于消化道疾病或者肠炎而引起)？
(8)女士回答：您是否在45岁之前就绝经了？
(9)女士回答：您是否曾经有过连续12个月以上没有月经(除了怀孕期间)？
(10)男士回答：您是否患有阳痿或者有缺乏性欲这些症状？

提示：高龄、低体重女性尤其需要注意骨质疏松，医生常用"瘦小老太太"来形容这类高危人群。此外，缺乏运动、缺乏光照对年轻人来讲同样是骨质疏松的危险因素。

7) 几种方法的比较

(1)早期的单光子骨密度仪大都只能测量人体手臂的骨密度值，由于人的手臂运动最频繁，骨钙变化小且难以消除肌肉影响，所以目前在国外列入淘汰产品。

(2)超声波测定法不能直接测量骨矿的含量，准确性要差些，但设备简易，操作简单，易于普及。

(3)QCT、MRI等方法可测量骨密度，但病人受到的放射性剂量大，且检测的费用较高，难以普及。

(4)双能 X 射线骨密度仪测试的放射性剂量只有 QCT、MRI 的百分之一，可同时测量 BMC 和 BMD，对于骨密度的评判更加精确，但设备较贵，从操作使用上也不适合大量性、普及性的测试。

(5)一般 X 射线检验并不灵敏，骨质必须流失 30%～40%以上，X 射线片上才出现异常，其敏感程度不适合早期监测，因此不能作为骨质密度测量的常用方法。

4.定量超声骨密度检测

1)超声骨密度检测的优势

超声骨密度检测与传统单双光子吸收法、双能 X 射线吸收法和 QCT 比较具有以下 7 个优点。

(1)除了可检测骨密度，还能测量骨强度和骨结构，可以预测骨折危险性。

(2)无辐射损伤，可用于儿童和孕妇的检查。

(3)体积小，对场地要求低。

(4)价格相对便宜，运行成本低，可用于普查。

(5)运行速度快，特别是干式超声检查，其操作人员和受检查者都容易接受，简单易行。

(6)便于对病人长期跟踪和开展药物疗效跟踪。

(7)有良好的临床统计学支持。

2)跟骨定量超声检测的原理

医学界普遍认同的超声骨密度检测的最佳部位为跟骨，这是由于跟骨的解剖结构更适合超声波测量。跟骨有两个并行的侧面，仅被一层薄的结缔组织包围，大部分由小梁骨构成，是承重骨（图 5.43）。所以跟骨既是重要的骨头，又较易测量，同时干扰很少。

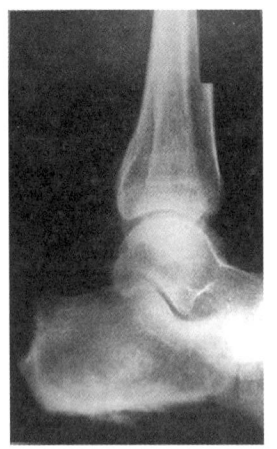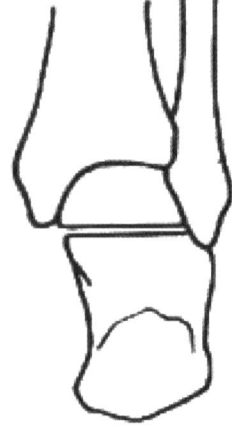

图 5.43　跟骨的结构

超声骨密度测量的原理是利用超声波在不同介质中传导速度不同的特点，通过声波传导速度和振幅衰减反映骨矿含量、骨结构及骨强度的情况。超声换能器从跟骨的一侧向另一侧发射超声波(图 5.44)，再根据接收到的超声波通过骨组织和其他软组织的幅度衰减，分别计算出声速和超声振幅衰减。进而利用一定的算法公式计算出反映骨密度的 T 值、Z 值。通俗的理解是，发射器在一端发送一定量的超声波，在另一端的接收器接收到的超声波低于发送的量，因为有骨组织和软组织的阻挡，使发送时的超声波被吸收或散射，称为衰减。假定不考虑软组织和散射，超声波的衰减越多则骨密度越好，也就是说紧密的骨质挡住了部分超声波的传送，反之，超声波衰减越少则骨质越稀疏。

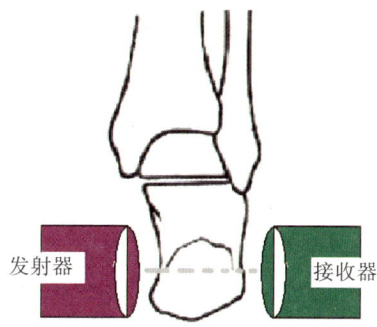

图 5.44 超声波发送与接收示意图

目前较流行的骨密度检测仪或是采用单向超声波发送接收技术，或是采用双向超声波发送接收技术。

3) 检测的步骤

(1) 定标。开机后按程序进行仪器的初始化和标定。

(2) 输入受测者资料。

(3) 在受试者跟骨两侧涂抹耦合剂(或喷洒酒精)。

(4) 根据受试者脚的尺码调整放置位置并进行测试。

(5) 打印测试报告。

(6) 解读测试结果。

4) 有关指标

不同仪器生成的测试报告可能有不同的评判指标，以下 9 项是主要的指标：

(1) 超声速度(speed of sound，SoS)。

(2) 骨内速度(velocity of sound，VoS)。

(3) 骨的宽带超声衰减(broadband ultrasound attenuation，BUA)。当骨骼进行超声测量，超声在穿过骨骼时，会出现超声能量的散射和吸收，丢失一些频率，称为衰减。临床研究证明 BUA 和骨折危险程度有相关性。

(4) 骨质指数(绝对值) (bone quality index，BQI)。由 SoS 和 BUA 计算

得出。

(5)强度(或硬度)指数(stiffness index,STI)。

(6)年轻成人均差(T-score,T值)。即与健康年轻的成年人群平均值比较。

(7)匹配均差(Z-score,Z值)。即与同年龄同性别同体型人群平均值比较。

(8)骨矿物质含量(BMC)。

(9)骨矿物质密度(BMD),单位 g/cm^2。

5)检测报告

图 5.45、图 5.46 为两种超声骨密测试报告。

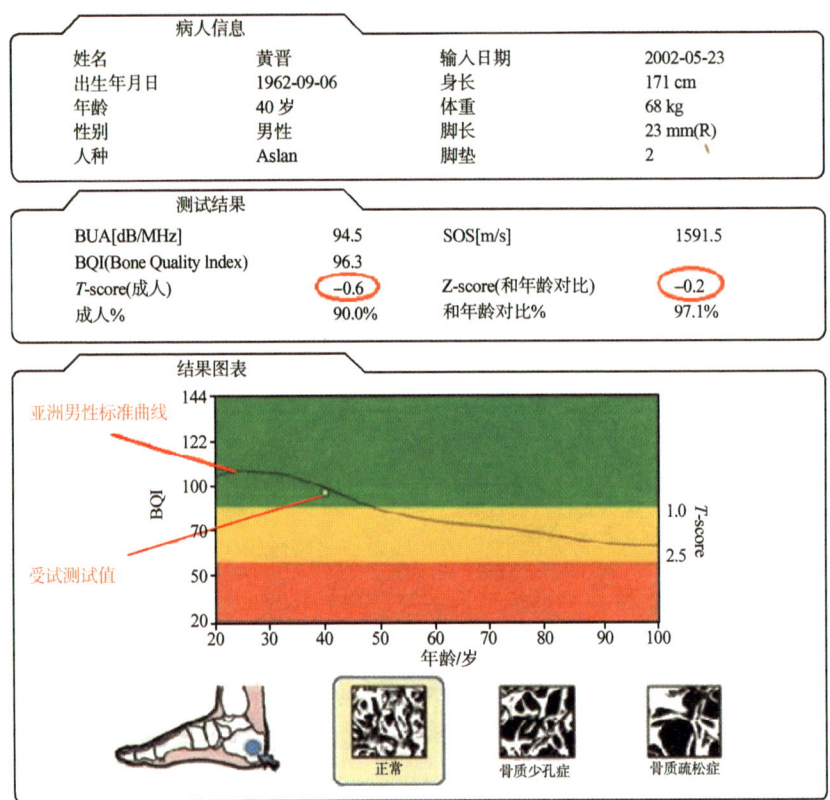

图 5.45 超声骨密度测试报告示例（一）

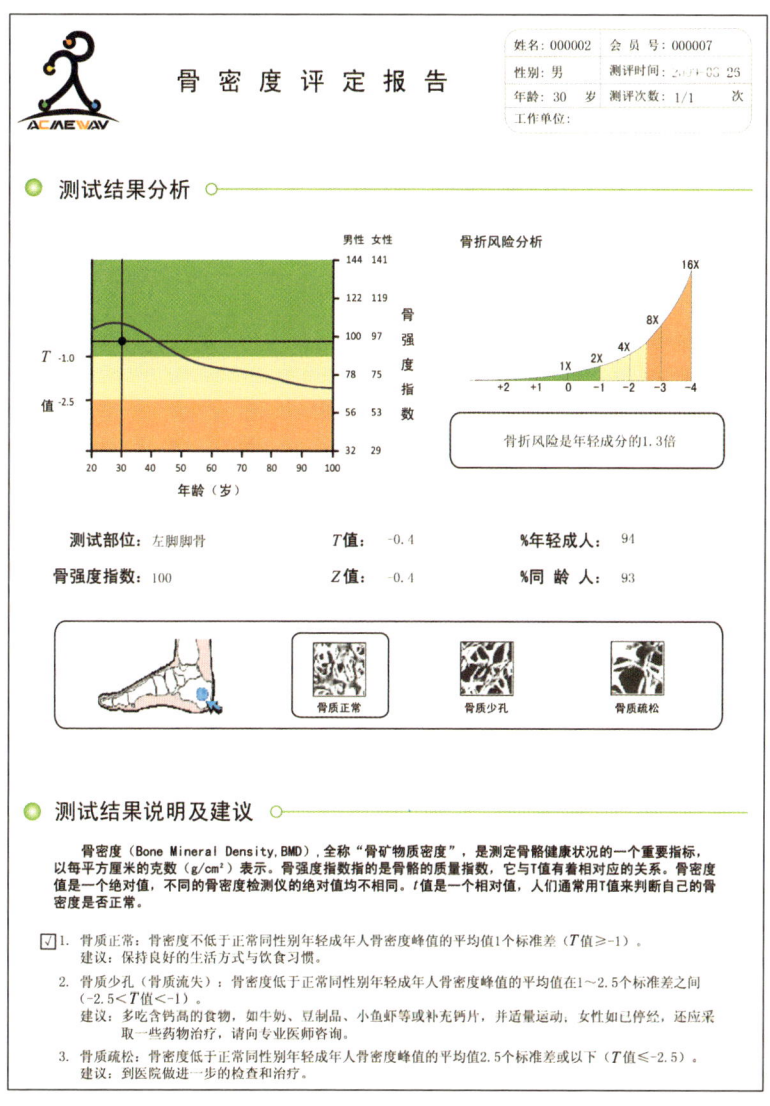

图 5.46 超声骨密度测试报告示例（二）

5.2.3 骨健康的促进

1. 影响骨密度的因素

1) 峰值因素

遗传（70%~80%）、营养、光照、运动和生活习惯。遗传对骨密度的影响较大；另外，在生长发育期间，营养水平、接受光照、运动锻炼以及生活习惯，都会对个体所能达到的骨峰值产生重要影响。

2)骨量峰值的影响

达到个人的最大骨量后,造成骨密度下降的因素有以下4点。

(1)性激素水平下降。

(2)身体机体功能的退化。

(3)疾病。内分泌紊乱、胃肠病、肝肾病、类风湿、癌症。

(4)药物。皮质激素、甲状腺素、肝素、抗癫痫药、酒精等。

从以上影响骨密度的因素看,我们可以从营养、运动、提高身心健康水平等方面去促进骨健康,维护骨骼的"支撑、持重、保护、造血"四大功能,减缓骨量增龄性的流失,预防骨质疏松。

2. 提高和维持骨密度的措施

1)食物性钙的摄取

骨的代谢每天都在进行,钙元素的主要来源就是食物。从一日三餐的食物中摄取钙质具有天然、无副作用的优点。每日钙摄取量800~1000mg,多吃含钙量丰富的食品,如牛奶、奶酪、鸡蛋、豆制品、海带、紫菜、虾皮、芝麻、山楂、海鱼、蔬菜等。

2)钙制剂补充

对于骨密度偏低的中老年人尤其是更年期后的妇女来说,可以适当补充一点钙制剂。要注意选择在价格、适应性、添加成分等对自己适合的钙制剂。一般来说,每天分次服用吸收率更高,餐后服用吸收更好,或睡前加服一次(钙片或牛奶)也是不错的选择。

钙在自然界普遍存在,在食物中含量丰富,是地球上排名第五多的元素,只要正常饮食,正常的阳光下照射,一般不会缺钙。由于人身体内的竞争抑制,钙多了,还严重影响铁、锌、镁、磷的生物利用率。补钙过量增加结石病、心脏损伤风险,补钙过量影响矿物质吸收,还容易引起胃肠道不良反应甚至出现高钙血症。

3)维生素D补充

活性维生素D就像一个催化剂,可促进小肠对钙的吸收,可以形成和维持骨骼的强壮。

其代谢活性物促进肾小管重吸收磷和钙,提高人体血浆钙和磷的浓度,或维持及调节血浆钙、磷正常浓度。维生素D缺乏时使人对钙、磷的吸收能力下降,钙磷不能在骨组织内沉积,成骨作用受阻。儿童佝偻症和老年人骨质疏松症都与维生素D的缺乏有关。维生素D可以从食物里面得到补充,如鱼肝油、蛋黄、乳类、蘑菇等。另外一个补充维生素D的重要途径是进行"日光浴",使人体自己产生身体所需的维生素D。大量的研究表明,人体皮肤经过阳光的照射,阳光中的紫外线会使人体皮下的胆固醇(7-脱氢胆固醇)在"光合作用下",转化为维生素D3的前体,并进入体内成为维生素D3。因此,应建议人们每天平均应有

30min 的户外光照,以保证人体自身生成适量的维生素 D3。

4)适量运动

运动能增加肌肉的力量,有利于骨骼的生长,使骨密度增加。运动后肌肉的应急能力和协调能力提高,自我保护能力加强,不易发生骨折。运动还使骨骼承受的应力增加,刺激该部位的骨生成代谢加强。而户外运动也是维生素 D 转化形成的良好途径。

5)妇女的雌激素补充

雌激素补充是绝经后妇女防治骨质疏松症的首选治疗手段,可预防生育及绝经后骨质丢失过快。

6)其他

戒烟限酒,少量饮用咖啡和碳酸饮料,因为它们会影响骨钙的吸收和沉淀。

【小贴士】骨质疏松预防建议

骨质疏松的预防措施,如图 5.47 所示。

"三多":多运动、多晒太阳、多喝牛奶。

"三少":少烟、少酒、少咖啡。

"三高":高钙,高维生素 D,高动物蛋白。

"三低":低磷、低盐、低糖。

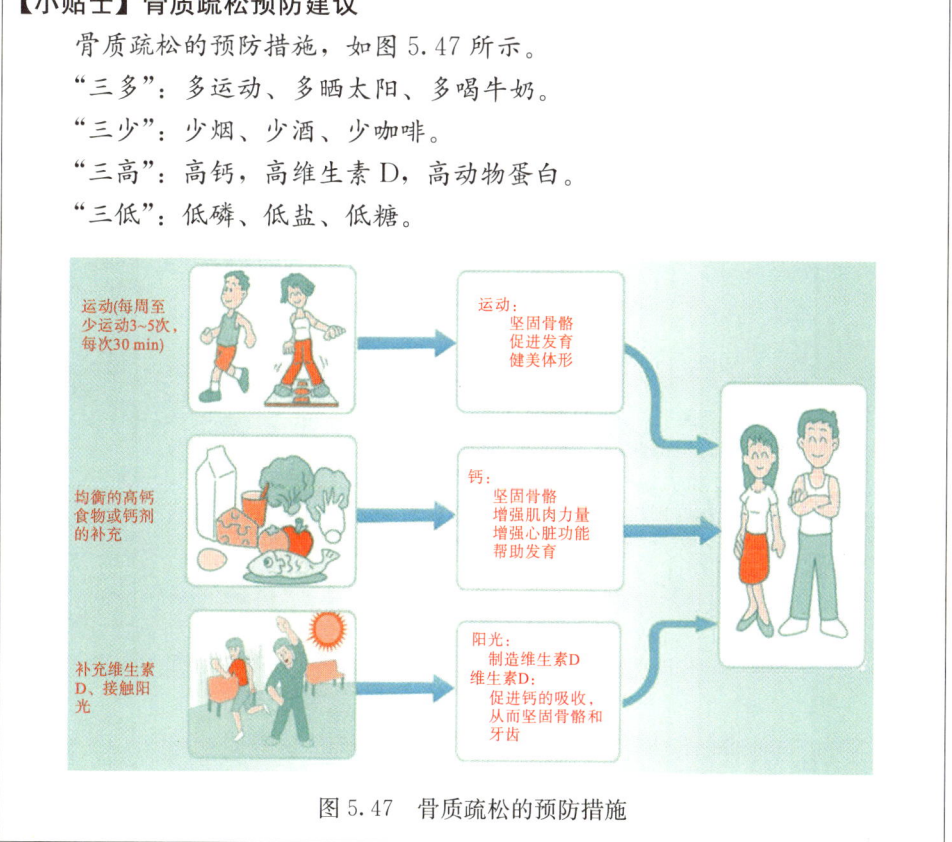

图 5.47 骨质疏松的预防措施

3. 适量运动促进骨健康

1)运动对骨骼的良好作用

(1)运动能改善骨骼的代谢活性,对骨骼形成的促进作用大于对骨骼吸收的促进作用。骨新陈代谢循环示意图如图 5.48 所示。

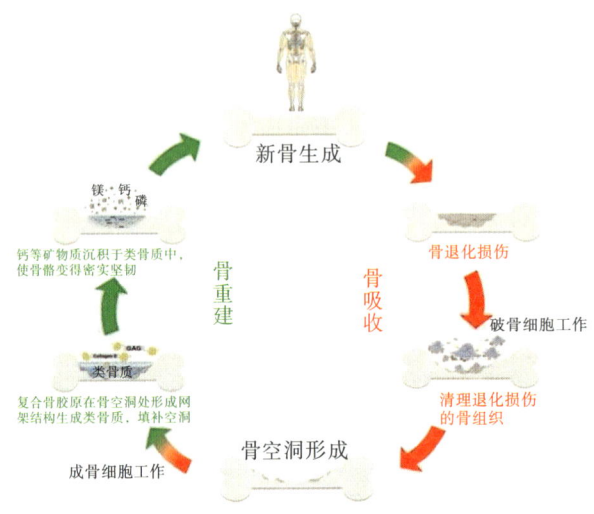

图 5.48　骨新陈代谢循环示意图

(2)运动能增加骨皮质的血流量,有利于血液向骨骼内输送钙离子,以及破骨细胞向成骨细胞转变,以促进骨骼的形成。图 5.49 为骨内外血管示意图。

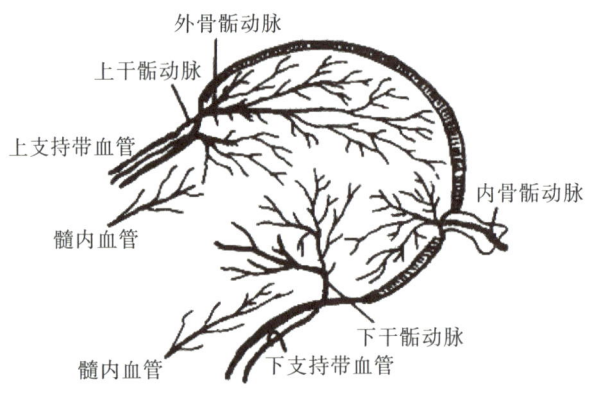

图 5.49　骨内外血管

(3)运动可使骨骼变粗、肌肉附着处的骨突增大,运动时的重力应激作用使骨密度增加、骨小梁排列整齐,与应力作用方向更为一致,从而有效地预防或减轻骨质疏松的症状(图 5.50)。

(4)适量运动还促使骨有机成分增加,无机成分减少,使骨更具弹性和韧性。这些变化提高了骨骼抗折断、弯曲、压拉及扭转等方面的能力。

(5)适量运动加强了关节周围肌肉的力量,提高关节周围韧带、肌肉的伸展性,从而提高了关节的灵活性,扩大了关节运动的幅度,同时也加强了关节的稳定性。

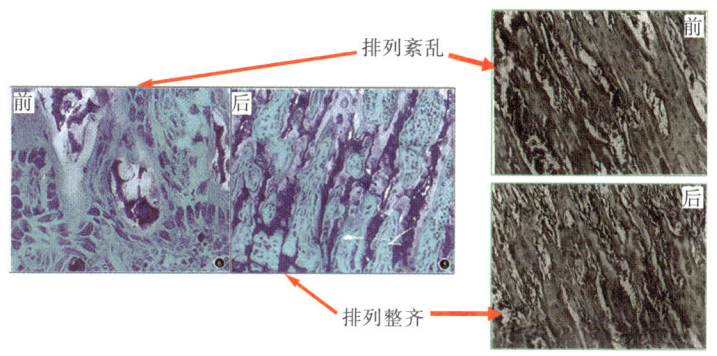

图 5.50 运动实验前后骨的排列对照

2)运动内容与形式

现有的研究证明,以下运动练习对预防骨质疏松有良好的作用。

(1)负重有氧运动。对骨量有提高作用的负重有氧运动主要包括快走和慢跑、爬楼梯和有氧舞蹈,如图 5.51 所示。

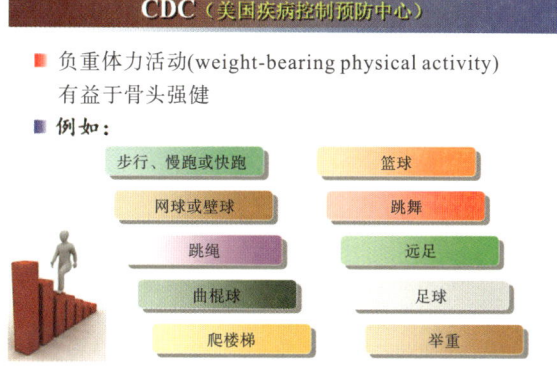

图 5.51 美国 CDC 建议的负重体力活动

(2)抗阻运动。抗阻运动又称力量训练,对骨骼健康有积极的作用。

(3)冲击练习。通常是跳跃,是一种简洁的提高躯干和下肢骨骼骨量的方法。中老年人可采用顿脚的方式进行锻炼。

(4)预防摔倒的专门练习。如果患有骨质疏松,那么预防摔倒应是锻炼项目的重点。传统的太极拳、五禽戏是良好的锻炼方式。

3)骨质疏松人群健身科学指导

目前还没有骨质疏松人群的明确定义,普遍的理解是男性 55 岁后、女性绝经期后,尤其是伴随骨量偏低的中老年人,为骨质疏松人群或潜在的骨质疏松人群。

对骨质疏松人群的健身指导,最终目的就是要增进骨健康,降低骨折风险(图 5.52),而刺激、力量、平衡、协调是 4 个关键(表 5.5),并且要结合锻炼效果的评价(表 5.6)。

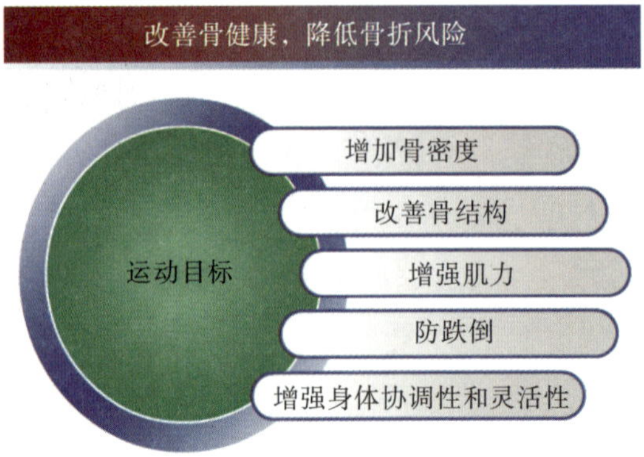

图 5.52 骨质疏松人群的运动目标

表 5.5 骨质疏松人群科学健身的关键技术

关键	释义
刺激	用重力刺激的方式达到刺激骨骼系统、肌肉系统的目的,包括冲击性刺激和肌肉抗阻性刺激。依据重力应激的原理,使骨骼系统 尤其是纵向长骨得到不断的应力性刺激,从而改善骨的重建,延缓骨质流失
力量	增强肌肉力量,改善肌肉与骨骼系统的血液循环,改善骨健康
平衡	运动练习、动静结合,增强保持、控制身体重心稳定的能力,降低身体失衡风险,预防跌倒,预防骨折
协调	多种运动方式和运动动作的发展,提高运动协调能力,提高 反应和应急能力,降低身体失衡风险,增强自我保护能力

表 5.6 骨质疏松人群运动健身的效果评价

序号	评价内容和标准
1	运动中以能承担自身体重对骨骼的安全压力为宜,重复次数多,动作幅度小,保持身体平衡,回避易摔易跌及过度用力的动作
2	运动方式和运动动作突出刺激、力量、平衡、协调4个关键
3	运动量适中,中老年人的心率在 120±10 次/min 为宜,不超过 140 次/min
4	运动量适中,运动中感觉有一定负荷和一定的肌肉酸软,但能承受并且动作连贯协调
5	运动量适中,没有头晕、恶心等不适感觉
6	运动量适中,运动时有少量出汗、心跳加快、呼吸频率增加,但能正常语言交流
7	运动量适中,运动后有一定的身体疲劳感,但心情愉悦
8	运动量适中,以休息1~2天能完全恢复为宜
9	持续一段时间中等纬度运动后,睡眠、食欲、精神等状况良好或有所改善
10	持续一段时间中等强度运动后,腰、背、腿疼痛、髋、膝、腕关节疼痛,肌肉酸痛、抽筋、乏力、疲劳感等因骨质流失和骨质疏松引起的体征有所改善或消失
11	持续一段时间中等强度运动后,骨密度水平能稳定或略有提高
12	长期坚持运动练习者,骨流失速率低于他人,Z-score 趋于正常
13	患者在运动前充分了解以安全为本,不能勉强行动,一有不适感觉须立即停止运动并就医

注:依据动作的安全、有效,运动强度,长期运动后骨质疏松症状及关键指标的变化

总之，体育活动至少可以从两个方面预防骨质疏松：第一，在骨量增长期，有规律地参加体育活动，可以获得较高的峰值骨量。第二，成年人坚持体育活动可最大限度地减少随年龄增长而发生的骨量丢失。

5.3 动脉机能及检测

本部分内容涉及动脉机能中的血管阻塞与动脉硬化，目前国民体质检测中采用的动脉硬化检测仪可以对血管阻塞与动脉硬化进行早期筛查，其确诊和治疗请参考有关医学材料！

5.3.1 关于动脉病变

1. 现代社会的心血管疾病

随着社会进步与生活方式的不断变化，心脏血管病的发病率亦逐年增高，不但严重威胁人类健康，影响生活质量，也是目前主要死亡原因之一。全世界每年的死亡者有 1/3 死于心血管疾病。1999 年的心血管疾病死亡人数是 1700 万，其中，80% 死亡人数来自发展中的国家、50% 死亡人数来自亚洲地区。2013 年，我国卫生总费用为 31869 亿元，其中，高血压直接经济负担占 6.61%。2014 年，心血管病死亡率仍居我国疾病死亡构成的首位，每 5 例死亡中就有两例死于心血管病。2015 年国家卫计委疾控局和中国高血压联盟统计报告：中国 18 岁以上成年人中，高血压患者超过 3.3 亿人，血压在正常高值的人超过三个亿；有 6~7 亿的中国成年人"血压不理想"。每年超过 300 万人死于心脑血管疾病。我国大城市心脑血管疾病的发病年龄明显前移，30 多岁发生脑梗死、脑出血及心肌梗死的患者时有发生，尤其是 20 世纪末期及其以后出生的人群，其饮食习惯、工作方式及运动量的减少，更为血管疾病的发生创造了条件。更为遗憾的是，调查显示我国普通人群中，90% 的人对自己的血压以及判断高血压的标准水平不甚了解，95% 的人不清楚自己的心脑血管系统健康情况，60% 的人缺乏定期体检和相关医学指导。

2. 动脉变化的病理学

近年来，许多流行病学研究和大规模临床试验均证实，血管结构和功能的变化与心脑血管疾病的发生和预后有非常密切的关系。一般认为，动脉壁增厚、变形或硬化将导致动脉弹性功能下降或机能减退，即动脉硬化。

从病理学角度来看，动脉硬化可分为粥样硬化、细小动脉硬化和 Monckeberg 型中膜钙化这三类。通常所说的动脉硬化多指动脉粥样硬化。动脉硬化的病变发生后，在动脉内可形成复合病变，引起动脉内腔狭窄、闭塞等，还有动脉壁变得脆弱化等病患（图 5.53）。动脉弹性下降可使收缩血压升高、舒张期血压下降、脉压差增大；发生在冠状动脉的斑块，可能会引起心绞痛和心肌梗死；发生在大动脉可能会引起大动脉瘤；发生在下肢动脉可以引起闭塞性动脉硬化症；发生在颈动脉和脑血管，则会引起脑梗死（图 5.54）。

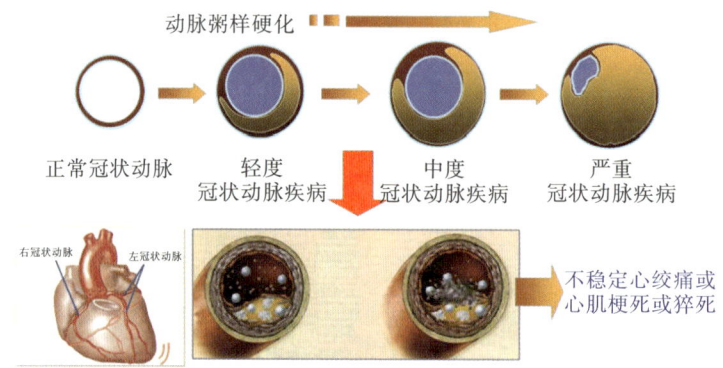

图 5.53　动脉粥样硬化发展过程（以冠状动脉疾病为例）

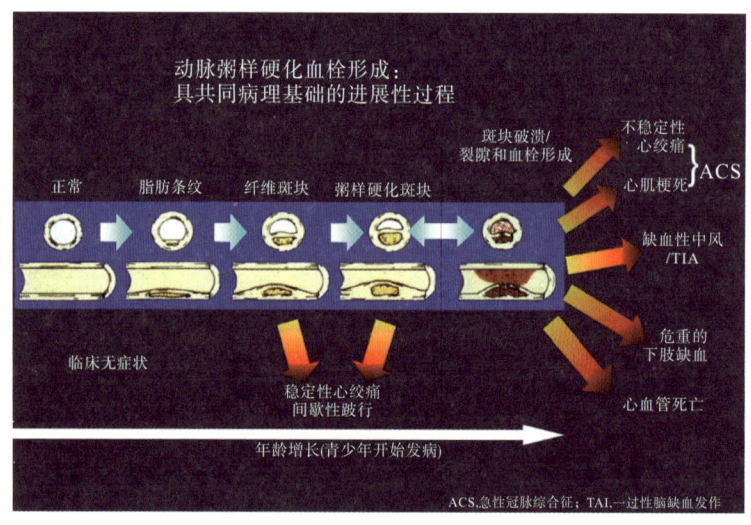

图 5.54　动脉硬化血栓形成过程

心肌梗死、脑卒中、缺血性肾病、间歇性跛行等疾病虽然表现在全身不同的系统中，但共同的本质均是血管的病变。通过对血管病变的早期检测、早期发现和合理干预，可以有效降低心脑血管疾病的发病率、致残率和死亡率。

心血管疾病诊治的重点在于及时发现和治疗冠状动脉管腔的狭窄，血管介入治疗已成为治疗粥样硬化动脉管腔堵塞的直接、有效、快速的方法之一。目前治疗的手段与方法中往往忽视了病变的关键——血管壁的改变，随着对心血管病变的深入研究，逐步认识到血管壁的病变，而不是以往认为的管腔病变，才是各种心血管事件发生的基础。

动脉弹性的改变早于结构改变，早期发现和干预亚临床期血管病变的进展是延缓和控制心血管事件的根本措施，已有的研究表明，大动脉功能和结构的损害，是导致早期血管改变，发生包括高血压在内的许多心血管病的危险因素，动脉僵硬度已被认为是心血管病独立的危险因子。动脉硬化在初级阶段是可逆的，但是随着病变的进展，这种改变将逐渐成为不可逆转性病变(图5.55)。所以，早期检测动脉机能，诊断动脉硬化，积极干预、治疗、改善预后，提高生活质量成为关注的热点。

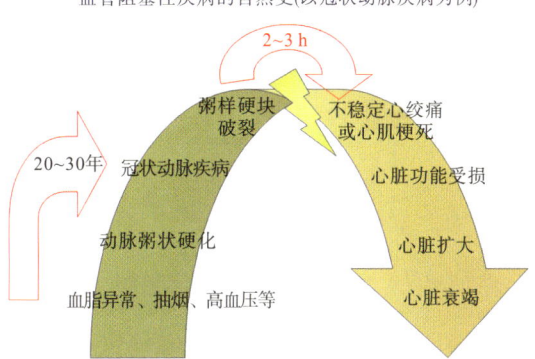

图 5.55　血管阻塞的形成与危害

现代流行病学资料研究表明，心脑血管疾病是导致发病与死亡的主要原因，是所有疾病中的头号杀手。心脑血管疾病的发病率与死亡率主要与动脉的病变有关，动脉血管粥样硬化是患者出现心绞痛、心肌梗死、脑卒中甚至猝死的根源。通过对血管病变的早期检测、早期发现和合理干预，可以有效降低心脑血管疾病的发病率、致残率和死亡率。

最近的研究提示，糖耐量异常、高脂血症、高血压、内脏脂肪蓄积型肥胖等疾病可明显增加动脉硬化性疾病的风险，所以它们也被称为复合危险因素症候群。这些病患不仅与遗传有关，还与营养过度尤其是运动不足等不良生活习惯有着很大关系。这也表明，把动脉硬化早期检测的技术应用到国民体质监测和国民体质测定中，可以对普通人群进行及早筛查，并加以健康及运动干预，使有规律的体育活动促进人体的体质健康，改善早期动脉病变的状况。

目前，已完成和正在进行的大规模临床试验都采用了心血管事件的发生率和死亡率作为临床评估的条件，虽然其结果可靠，但获得上述结果需要选定高危患者或需要观察较长的时间，所以，不能对占人群绝大多数的亚临床患者的危险性进行有效评估。探讨无创测定普通人群的血管早期改变及亚临床血管病变的方法以及其与预后心血管事件的关系，为早期和方便的检出心血管高危患者提供了一项客观指标。

美国心脏协会(American Heart Association，AHA)制定了检测动脉硬化的金标准踝臂血压指数(ankle brachial pressure index，ABI)及脉搏波传导速度(pulse wave velocity，PWV)，前者定量测定全身动脉的僵硬度或弹性，后者测定动脉的阻塞或狭窄程度。近几年面世的动脉硬化检测仪，可对人体血管的PWV及ABI进行精确测量，再通过对数据进行全面分析，从而对血管硬化程度进行准确的无创评估(图5.56)。在体质检测中,运用无创仪器测定普通人群的血管早期改变及亚临床血管病变,不仅丰富了体质检测的内容,也为科学合理地指导大众健身、预防心血管事件提供了客观指标和参考依据。

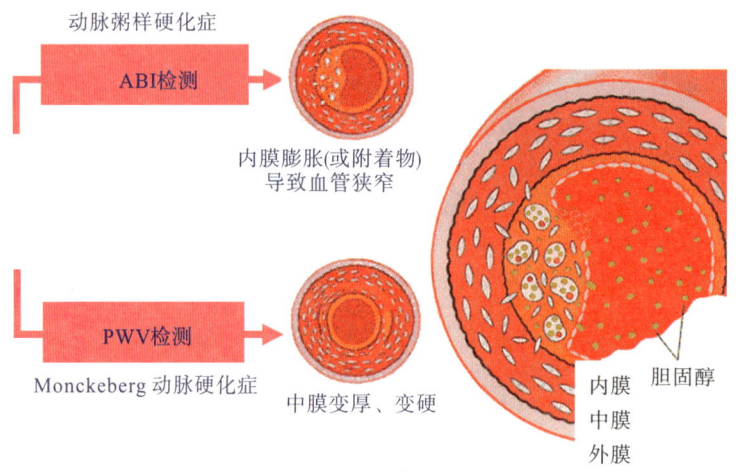

图5.56 动脉机能的无创检测图示

3. 动脉病变

1) 动脉病变形态

心血管疾病主要起因是动脉病变,而动脉病变有两种主要形态。

(1) 血管阻塞:主要原因为动脉粥样硬化[图5.57(a)]。

(2) 血管硬化:主要原因为血管壁弹性纤维老化[图5.57(b)]。

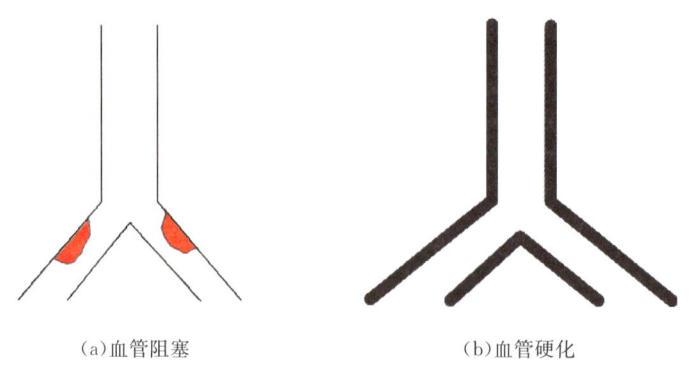

图5.57 动脉两种主要病变示意图

2) 动脉血管病变

动脉血管病变与以下4个部位疾病的发生是密切相关的。

(1)冠状动脉：心绞痛、心肌梗死。

(2)脑动脉：脑卒中、缺血性脑病。

(3)肾动脉：尿毒症。

(4)下肢动脉：间歇性跛行。

3）动脉硬化的危险因素

(1)传统危险因素：年龄、高血压、肥胖、高血脂、糖尿病、吸烟、不运动等。

(2)非传统危险因素：高尿酸血症、高同型半胱胺酸血症、瘦素抵抗、性激素的变化、细胞黏附因子、肿瘤坏死因子、血液黏稠度增高。

4）动脉硬化的症状

(1)疼痛。如头痛、胸痛、背部痛、腹痛、四肢痛。

(2)肤色异常。例如，发暗——回流不佳；发白——供血不佳。

(3)间歇性跛行。

(4)四肢麻木和冷感。

5）动脉病变的检测

动脉病变的检测分为早期检测和病理期检测。

早期检测方法包括：①PWV/ABI/TBI检测；②颈动脉超音波检查(intima-media thickness，IMT)，也称颈动脉中膜厚度检查；③眼底检查。

病理检测方法包括：①末梢动脉超音波检查；②QCT；③MRI；④血管造影(digital subtraction angiography)；⑤温度记录器(thermo graph)。

6）动脉硬化早期发现的意义

动脉硬化在早期是可逆的，能够利用药物等在一定程度上减缓其进一步发展。动脉硬化病变进展缓慢，早期没有症状，出现症状时已经相当严重，多数变为不可逆。通过早期检测，能够发现自身不能觉察的动脉硬化现象，进行相应的改善和治疗。

【小贴士】血管病变早期检测技术推广

为提高人们对心脑血管疾病的早期预防和保健意识，卫生部十年百项计划"血管病变早期检测技术推广"项目于2005年在北京启动，计划三年内培训专业临床医生6500名，建立血管病变检测中心150家。"血管病变早期检测技术推广"的意义在于：有利于提高医疗、健康事业工作者对早期检测血管病变意义的认识；帮助人们对心脑血管疾病的早预防、早检测、早诊断、早治疗；减少患者在晚期发生急性心肌梗死和脑卒中造成的生命和财产损失。结合"血管病变早期检测技术推广"项目，"中国心脑血管疾病患者康复工程"同时启动。工程组委会在全国2000多个县级以上城镇的一万个社区，进行血管病变早期检测的意义及相关知识的普及，同时为100万名患者及高危人群进行检测，受教育人群达到一亿人次。

【小贴士】间歇性跛行

行走时组织需氧量增加,血供不足就会导致局部无氧代谢增加,酸性代谢产物堆积,患者就会感到肢体疼痛,肌肉痉挛,跛行或停止行走。休息一会儿后,随着组织缺氧的缓解,疼痛就会消失,但继续行走又可发作。

闭塞性动脉硬化及闭塞性血栓性脉管炎均会导致下肢动脉狭窄或闭塞,患肢肌肉血供不足,行走一定距离后就会感到足弓及小腿肌肉疲乏无力,轻度疼痛、趾端麻木。日久动脉因缺氧而引起痉挛,会加重患肢动脉狭窄,出现典型间歇性跛行。

5.3.2 动脉机能早期检测——PWV 和 ABI 检测原理与方法

随着科技的进步,21 世纪的医学检测技术日新月异,动脉机能的检查广泛采用快速、简便、无创的 PWV 和 ABI 技术(图 5.58),其原理简单,诊断效果好,适用性好,两个指标可在一台仪器上同时进行检测(图 5.59)。

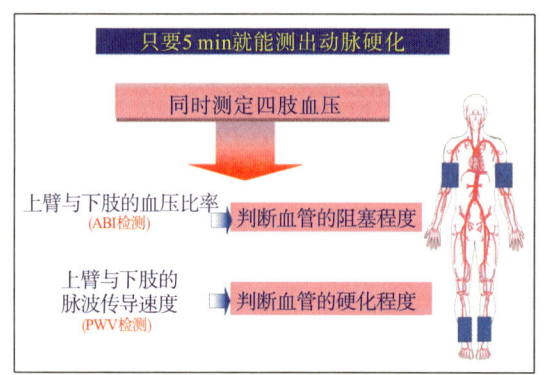

图 5.58 ABI 和 PWV 检测技术

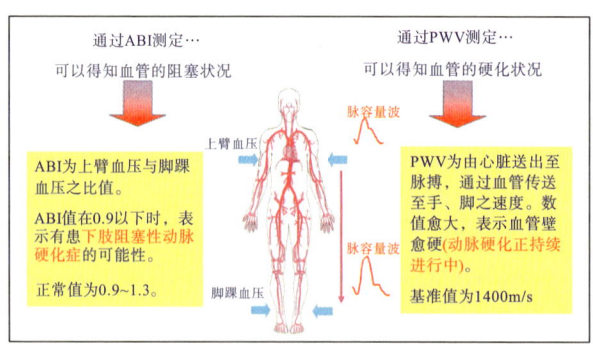

图 5.59 ABI 和 PWV 检测的原理示意图

1. 脉搏波传导速度

心脏每次向大动脉搏出约 70mL 血液，搏出血液的冲击波在主动脉壁产生脉搏压力波，并以一定的速度沿血管壁向外周血管(末梢)传导，这种波动叫脉搏波，脉搏波在动脉的传导速度叫脉搏波传导速度。通过测量两个动脉记录部位之间的脉搏波传导时间和距离，可以计算出 PWV。计算公式为

$$PWV(cm/s) = L/t$$

其中，t 为两个波形的时间差，即传播时间；L 是两个探头间的距离，即距离。

1) PWV 的测量方法

(1) 颈动脉－股动脉脉搏波波速(carotid-femoral artery PWV，cfPWV)。

(2) 颈动脉－桡动脉脉搏波波速(carotid-radial artery PWV，crPWV)。

(3) 颈动脉－肱动脉脉搏波波速(carotid-brachial artery PWV，cbPWV)。

(4) 肱动脉－踝动脉脉搏波波速(brachial-ankle artery PWV，baPWV)。

PWV 与动脉壁的生物力学特性(黏弹性)、血管的几何特性(腔径与壁厚度)以及血液的密度等因素有一定的关系。由于血管几何特征和血液密度变化相对较小，所以 PWV 大小可以反映动脉壁硬度。一般来说，PWV 越快，动脉的弹性越差，僵硬度越高，血管壁越硬(即动脉硬化正在发展中)；反之，PWV 越慢，动脉弹性越好，血管硬度越低，顺应性佳，危险低，急性事件发生率小(图 5.60)。PWV 是一个较为灵敏的显示血管弹性的指标。

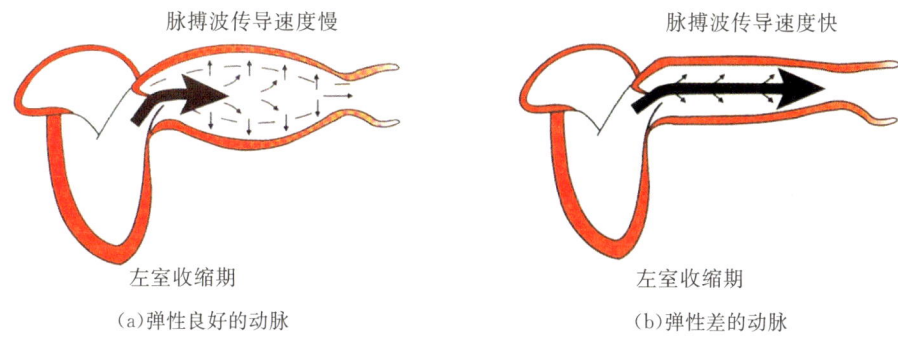

图 5.60　PWV 在不同动脉中的传导速度

弹性良好的动脉能够很好地缓冲心脏泵出的血液冲击，动脉硬化引起弹性丧失的动脉则不能如此。由于缓冲力量的丧失，对于远端动脉的冲击增强，增加了心脏的负荷。

PWV 的数值随着年龄的增加而增大(图 5.61、图 5.62)，而一些慢性病如高血压、糖尿病、高血脂、肥胖症在发展过程中，也会导致 PWV 的数值较一般健康者的数值高。

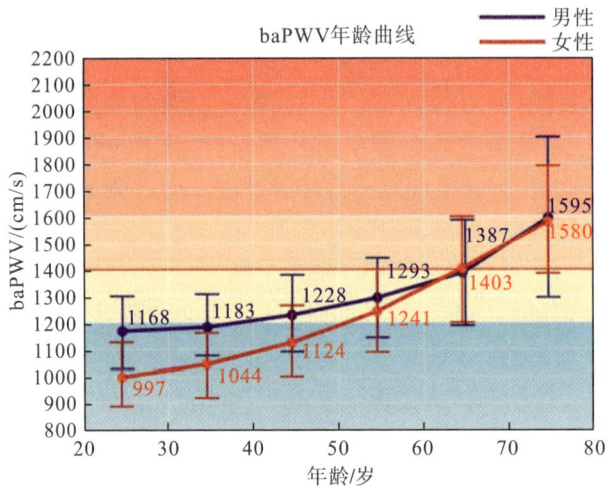

图 5.61 日本人年龄/脉搏波均值曲线图

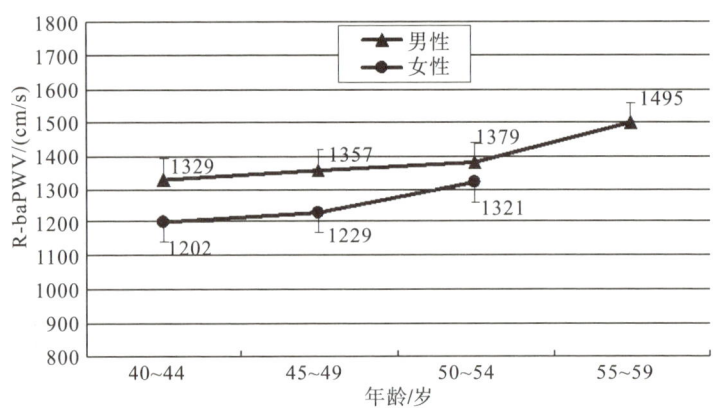

图 5.62 成都地区 1225 名公务员 PWV 测试结果示意图

临床意义：PWV 增大提示主动脉硬度较高，PWV 与脉压呈正相关。年龄和血压水平是影响 PWV 的最重要因素。随着年龄增长，动脉管壁常发生粥样硬化或纤维性硬化，年龄每增加 10 岁，PWV 一般增大 10%～15%。随着血压水平升高，管壁承受压力的部位从具有较大弹性的弹力纤维转移到硬度较高的胶原，管壁也变硬。已经有较多前瞻性的证据，认为 PWV 是预测心、脑血管病发生和死亡的一种有价值的指标。在高血压患者中，PWV 每增加 4000cm/s，致死性脑卒中危险增大 1.72 倍。在终末期肾功能衰竭患者中，PWV 每增加 1000cm/s，心血管病死亡率增加 34%。

baPWV 的正常参考值（基准值）为 1400cm/s，大于该值，提示全身动脉僵硬度升高，并且升高水平与僵硬度成正比。轻度僵硬，高出正常高值的 20%～30%；中度僵硬，高出正常高值的 30%～50%；重度僵硬，高出正常高值的

50%以上。大量资料提示动脉僵硬度与高血压严重程度及伴随因素（高血脂、高血糖、吸烟、大量饮酒、高龄等）有着正相关。

PWV改变是主动脉结构与功能异常的总体反映，能够很好地反映大动脉僵硬度，是评价主动脉硬化的经典指标。其测定方法简单、快捷，个体随访过程中重复性好，比较适宜于大样本的流行病学调查、体质监测和随访观察。但PWV的敏感性较差，不易发现轻微的动脉弹性改变；PWV数值受较多因素影响，如血压高度、身高、心率，在个体之间比较，如果体表距离测量有误差，可明显影响数据的准确性。

2. 踝臂血压指数

ABI是指胫后动脉或足背动脉的收缩压与肱动脉收缩压的比值，用以评价下肢动脉有无狭窄，能反映下肢动脉粥样硬化狭窄、阻塞程度，其与PWV相比是动脉硬化比较晚期的指标，只有下肢动脉粥样硬化发展到一定程度，造成血管狭窄，血流受到影响才出现异常。其对下肢动脉疾病诊断的敏感性为95%，特异性接近100%。与有创动脉造影结果极相似。此外，通过观察左右上臂血压差，还可以检测出大动脉炎症和锁骨下动脉狭窄等上肢动脉的异常情况。

ABI=脚踝收缩压/上臂收缩压（采用左右较高值），ABI评估标准如表5.7所示。

表5.7 ABI评估标准

ABI值	评估
0.9<ABI<1.3	正常
ABI≤0.9	有动脉阻塞的可能性
ABI≤0.8	动脉阻塞的可能性极高
0.5≤ABI<0.8	至少有一处动脉阻塞
ABI<0.5	有多处动脉阻塞存在
ABI≥1.3	血管有疑似钙化

注：数据来源于美国心脏学会，1993年。

ABI测量是筛查下肢外周动脉病的一种准确、无创的手段，它能检测冠状动脉和颅内动脉以外的其他动脉（下肢动脉、颈动脉、肾动脉等）的闭塞性疾病。ABI的临床应用价值在国外已得到广泛认可。美国ATPⅢ已将根据ABI异常诊断的外周动脉疾病定为冠心病等的危险病症。国外多项大规模的临床试验已经证实：ABI异常是心、脑血管事件和死亡率的强有力的预测因子，并且ABI与患者的死亡率呈负相关。有研究发现外周动脉病患者的5年死亡率大约为30%，其中，75%死于心血管病。ABI的临床应用价值在国外已得到广泛认可。

研究证明，下肢阻塞性动脉硬化症在55~74岁成年人中的发生率达到16%，而心、脑血管部位在动脉粥样硬化（或动脉硬化）病理变化产生前，75%的患者均发生"下肢阻塞性动脉硬化"（下肢动脉阻塞）现象。因此，医学家认为55岁以上的人一定要做ABI检测。

表5.8和表5.9为编著者2008年对成都地区1225名公务员进行体质测定时所检测的动脉机能数据统计结果。

表5.8 成都地区1225名公务员PWV与ABI检测结果（$\bar{X}\pm S$）

分组	R-baPWV(cm/s)	L-baPWV(cm/s)	R-ABI	L-ABI
男子40~44岁	1329.33±159.93	1330.78±172.13	1.09±0.08	1.07±0.07
男子45~49岁	1357.51±171.28	1363.29±169.53	1.11±0.07	1.09±0.07
男子50~54岁	1379.77±169.89	1389.31±169.15	1.10±0.07	1.09±0.07
男子55~59岁	1495.52±222.88	1491.17±221.56	1.13±0.07	1.11±0.07
女子40~44岁	1202.58±168.13	1209.37±166.56	1.07±0.07	1.05±0.07
女子45~49岁	1229.21±151.42	1233.64±159.42	1.09±0.07	1.07±0.07
女子50~54岁	1321.07±175.99	1326.61±177.63	1.11±0.08	1.10±0.08

表5.9 成都地区1225名公务员PWV和ABI异常检出率

指标	男子（人数/%）	女子（人数/%）	异常说明
R-baPWV≥1600(cm/s)	89(12.34)	21(3.91)	右侧轻度僵硬
L-baPWV≥1600(cm/s)	97(13.45)	19(3.54)	左侧轻度僵硬
双侧baPWV≥1600(cm/s)	79(10.95)	17(3.17)	双侧轻度僵硬
R-ABI≤0.90	7(0.97)	6(1.12)	右侧有动脉阻塞
R-ABI≥1.30	3(0.41)	5(0.93)	右侧血管有钙化现象
L-ABI≤0.90	5(0.63)	9(1.68)	右侧有动脉阻塞
L-ABI≥1.30	2(0.28)	4(0.74)	右侧血管有钙化现象
双侧ABI≤0.90	1(0.14)	3(0.56)	双侧有动脉阻塞
双侧ABI≥1.30	0(0.00)	2(0.37)	双侧血管有钙化现象

3. 常用检测仪器和指标方法

1）福田VS-1500A、欧姆龙VP-1000

福田VS-1500A的动脉机能检测，如图5.63所示。

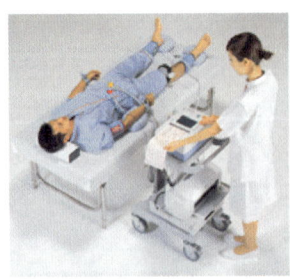
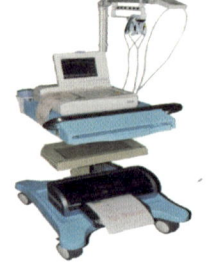

图5.63 动脉机能检测图

同时测定左右肱动脉－踝动脉的 PWV 和左、右踝臂血压指数 ABI，PWV[①] 单位为 cm/s；指标为右侧肱踝脉搏波速度（R-baPWV）、左侧肱踝脉搏波速度（L-baPWV）、右侧踝臂血压指数（R-ABI）（图 5.64）、左侧踝臂血压指数（L-ABI）。

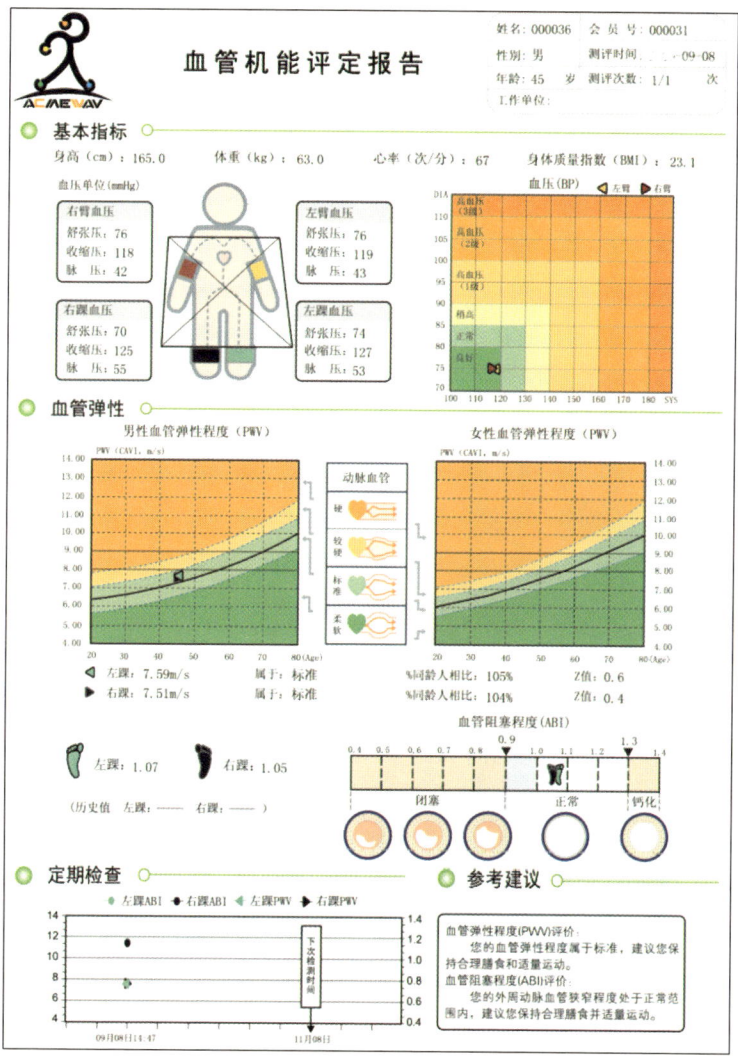

图 5.64　动脉机能检测报告示例

2）法国 Complior

同时测定颈动脉－桡动脉、颈动脉－股动脉的 PWV，单位为 m/s；指标为 crPWV 与 cfPWV。

---

① PWV 的单位为 cm/s 或 m/s。不同设备采用单位不同，但可互相换算。

3.仪器操作方法及注意事项

1)受试者准备

受测者穿着轻薄衣服(T恤衫、薄衬衣等)。若受测者只穿一件薄衬衣,把衬衣袖铺平,袖带可以绑扎在衬衣上面,理想的上衣是半袖衬衣和无袖T恤衫。脱下袜子,或脱至露出脚后跟的程度。

测试前,请受测者脱去厚重的衣物,如厚实的、带有袖子的毛衣等,向上卷起袖子,上臂可能会受压,则不能进行正常测试。

测量前受测者以仰卧姿势休息5min以上。

2)传感器装配方法

传感器装配方法如图5.65所示。

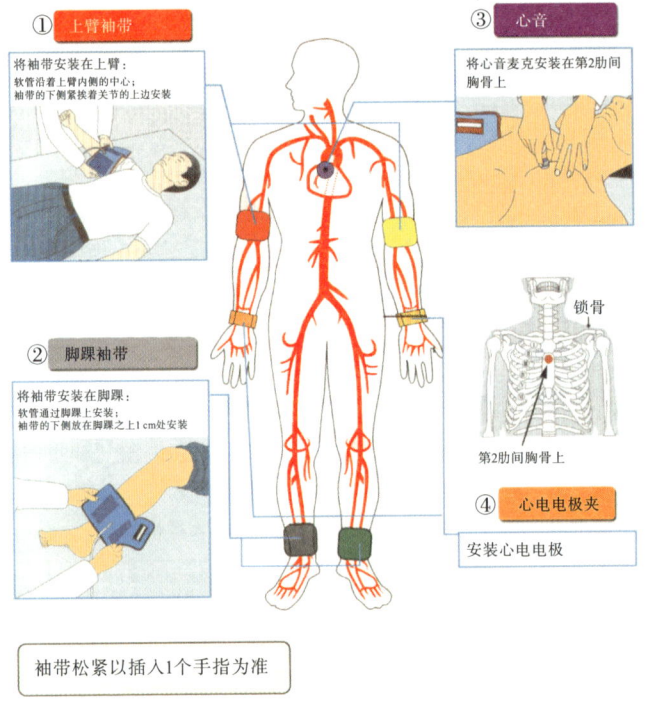

图5.65 传感器装佩方法图示

3)注意事项

(1)保持室温大约在25℃。

(2)当第二、第三次下肢血压测量时,受测者容易紧张,请说明测量方法等来缓和受测者的心情。

(3)请对受测者说明。测量中请勿移动身体并暂时不要说话,不要紧张。

4. 适合进行 PWV 和 ABI 检测的人群

适合进行 PWV 和 ABI 检测的人群包括健康体检人群、高血压倾向者、高脂血症患者、心脑血管疾病患者、糖尿病患者、有心脑血管疾病和(或)糖尿病家族史者、肥胖者、吸烟者、年龄超过 40 岁者、精神紧张长期从事脑力劳动者等。

5.3.3 动脉机能检测在国民体质检测中的运用

应用近几年面世的新型设备检测的时间只需要 5min，可以同时测定 PWV 和 ABI 数值，这种测定是一种无创伤性检测，可以用于普通健康人群的健康检查，可以发现血管壁的硬度及弹性改变，早期控制包括高血压在内的许多心血管疾病的发展进程，做到早期发现、早期干预、早期治疗，对心血管疾病诊治及亚健康的评价具有实际指导意义。体质检测人员经过短期培训都能进行操作和诊断，比较适合大样本的体质健康调查和随访观察。

在国民体质检测中，各地应用 PWV 和 ABI 对群众进行测试，取得了很好的效果，并认为这一测试有以下特点。

(1)自动测试，方法简单、方便、无创，测试结果准确性和重复性好。

(2)适合所有成年人尤其是 40 岁以上的中老年人动脉病变和动脉机能异常的筛查。

(3)适合普通人尤其是亚健康或心脑血管疾病高危因素者动脉机能的甄别，如心脑血管疾病家族史、高血压、肥胖、长期吸烟、高脂饮食、缺乏体育运动、精神紧张或精神压力大及 A 型性格等。

(4)由于方便、价廉、准确，特别受被测者的欢迎与重视。

(5)应用到国民体质检测中，非常适于结合运动与营养的咨询与干预，尤其对于那些有早期动脉机能异常征兆的人，可以进行有效的随访跟踪观察。

作为体质检测的辅助手段，PWV 和 ABI 是一种简便、迅速、廉价、非侵入性的血管检查方法，极具实用性，适合对普通人群的大面积检测。而针对个体的检测结果，可以提出合理的运动与保健计划和建议，指导个体建立健康理念、改进生活习惯和饮食习惯、加强身体锻炼、防治心血管疾病。

虽然还较少见到在国民体质检测中对 PWV 和 ABI 的测定结果，但很多体育院校和国民体质监测中心都配置并使用动脉机能测定仪。实践表明，PWV 和 ABI 既可作为普通人群健康相关的体质调查指标，也可评价特定人群(如中老年人、亚健康人群、高血压人群、糖尿病人群等)在运动、健康等方式的干预过程中动脉机能产生的顺应性变化。总之，随着认识的加深和研究的逐渐开展，PWV 和 ABI 将得到越来越广泛的应用，其应用价值将不断地显现，并在国民体质检测和指导国民健身上发挥越来越大的作用。

5.3.4 动脉机能异常的健康与运动干预

1. 运动干预的作用

动脉硬化是可逆的过程,动脉硬化可由轻到重,也能由重到轻,虽然不能彻底消退,但也能部分消退。适宜的体育锻炼能使血胆固醇浓度降低,能减少粥样斑块在血管壁的沉积,能使动脉由硬化变软化。有研究证明,只要坚持步行一年以上,粥样硬化板块就能部分消除,可有效地预防和治疗心血管疾病。日本的中村隆志对没有运动习惯的 45 名患者进行了运动疗法改善 baPWV 的研究,该方法是对患者一周 4 次以上、每天 45min 以上的晨练指导,共进行 6 个月,结果表明:完成度达到或超过 75% 的人 PWV 比进行锻炼前明显下降(P[①]<0.001),即使完成度 75% 以下,但也坚持了 6 个月的人,血液参数虽然没有变化,PWV 也有改善($P<0.01$)(图 5.66)。张艺宏等在 2010 年对 20 名高血压女性患者采用自编的降压健身操进行运动干预,不仅使受试者血压水平有明显降低,PWV 和 ABI 也有顺应性的良好改变(表 5.10)。

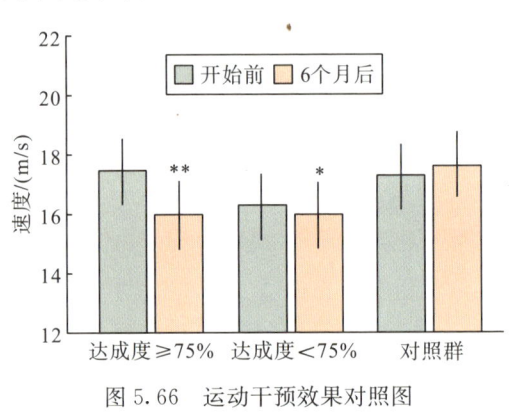

图 5.66 运动干预效果对照图
"*"为 $P<0.01$,"**"为 $P<0.001$

表 5.10 实验前后测试结果及检验($n=20$)

指标	实验前	实验后	T 值	P 值
身高/cm	155.73±4.44	155.67±4.61	1.034	0.546
体重/kg	56.58±6.29	56.09±6.78	1.842	0.081
体脂百分比/%	33.08±5.46	31.16±2.10	1.966	0.064
BMI	23.34±2.51	23.14±2.7	1.868	0.077
SBP/mmHg	135.11±15.08	123.47±13.86	5.775	0.000
DBP/mmHg	80.53±10.71	75.11±10.27	3.104	0.006

---

① P 描述由抽样误差造成样品差异的可能性(概率)大小。

续表

指标	实验前	实验后	T 值	P 值
PP/mmHg	54.58±9.87	48.37±8.47	3.870	0.001
L-baPWV/(cm/s)	1464±159	1404±144	1.846	0.081
R-baPWV/(cm/s)	1449±151	1409±145	1.555	0.137
L-ABI	1.06±0.09	1.11±0.09	1.757	0.100
R-ABI	1.06±0.08	1.12±0.08	2.372	0.041

有规律的体育活动有助于促进人体的体质健康以及改善早期动脉病变的状况。但是据调查，我国民众参加体育锻炼次数不够，时间过短，时间间隔过长，运动强度选择不合理，大部分人难以保证每周三次的体育锻炼，没有养成坚持长期锻炼的习惯，这导致了亚健康现象普遍，心血管机能较差，早期动脉病变的检出率偏高。同时，这方面的有关研究和分析还十分欠缺。在国民体质检测中开展动脉硬化检测，分析其动脉机能情况，可以有针对性地提出运动干预对策。

2. 健康生活方式与运动干预的手段方法

导致动脉粥样硬化的原因很多，主要的原因如图 5.67 所示。针对这些原因进行健康生活方式的干预，并加上适度的运动，可以预防甚至逆转动脉硬化和阻塞。

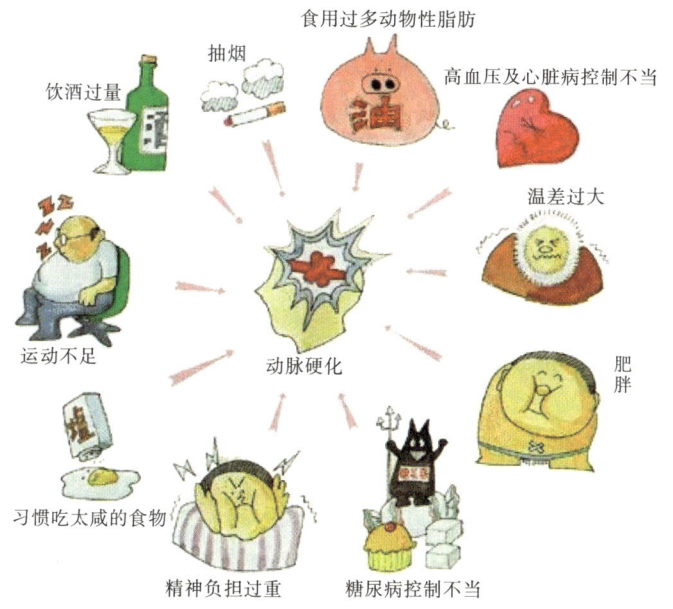

图 5.67 导致动脉硬化的原因

1）饮食

良好的饮食习惯如图 5.68 所示，包括以下几方面：

（1）每天吃多种食物，平衡营养。可以每样都少吃点，但不要偏食。

(2)减少食盐的摄取,每天食盐的摄取在 8g 以内。

(3)平衡肉类、鱼类、植物性脂肪。不能偏重于动物性脂肪,要多吃鱼和植物油。

(4)多吃生蔬菜和黄色、绿色蔬菜,通过足够的维生素、食物纤维和一定的微量元素调节体质,预防便秘。

(5)控制糖分和淀粉的摄入量,防止糖尿病和肥胖。

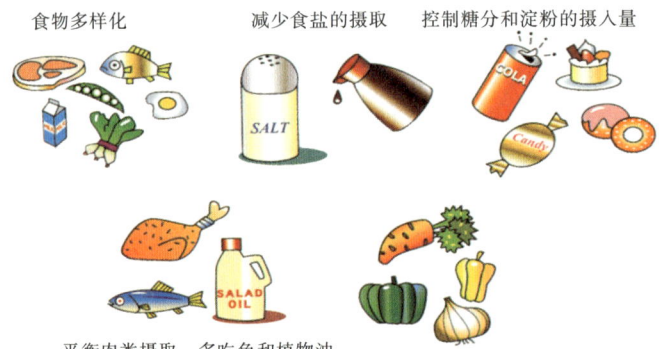

图 5.68 良好的饮食习惯

2)运动

(1)每天走一万步。走路是最经济、最方便、最容易做到的有氧运动,对于加强血液循环、软化血管、增强心血管机能有良好的作用。

(2)把运动当成生活的一部分,每次运动 30min 以上,每周运动三次以上。

(3)避免激烈的运动,运动强度以适度出汗为准。快走、慢跑、游泳、骑自行车等有氧运动最为适宜(图 5.69)。

3)戒烟限酒

(1)饮酒后酒精虽能刺激心血管系统工作,但增加了心脏负担,并使血压升高。过量饮酒更使肝脏负担过大、神经受损、血管硬化。

(2)吸烟损害循环系统,不但可使血管痉挛,还可以使血液的黏稠度增加,造成机体缺氧血症,导致体内微循环障碍(图 5.70)。

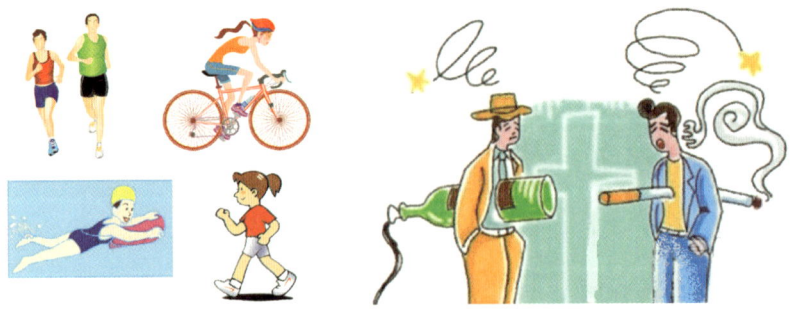

图 5.69 有氧运动　　　　　　　图 5.70 烟酒危害大

4)正确缓解压力

无论是生活压力还是工作压力都会导致精神紧张,大脑和身体疲惫,久而久之形成或导致体内的一些激素的分泌失去平衡、心跳加快、血压升高、新陈代谢加快或减慢。精神紧张也是动脉病变的重要诱因。

(1)不要累积压力,合理安排工作,工作生活有条理。

(2)生活要有规律,劳逸结合,避免过度劳累。

(3)记得放松身心。有压力时可采用锻炼、娱乐、洗浴、睡眠、郊游、交流等来进行调节和转移注意力,从而身心得到放松(图5.71)。

(4)心宽体健。生活上、工作上不要过多计较得失,思想简单些,心胸开阔些。

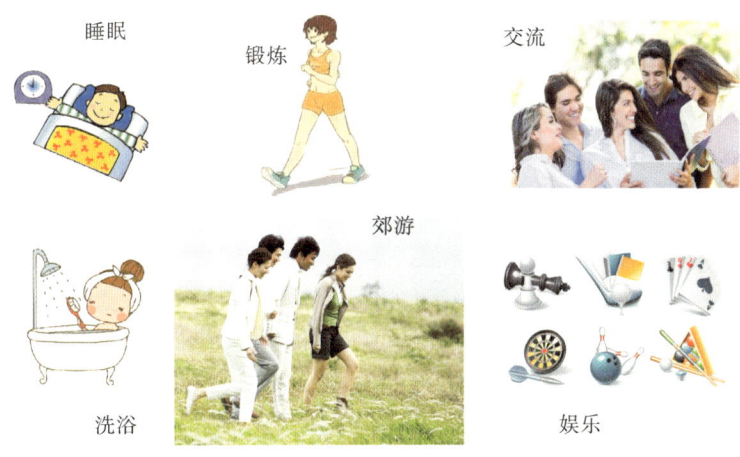

图 5.71 缓解压力的方法

【本章重点】

1. 肥胖判别指标、肥胖筛查标准、身体成分生物阻抗测试法。

2. 骨密度超声测试法、骨质疏松的危害、WHO 骨密度判别标准、增进骨健康的方法。

3. 动脉粥样硬化进程、动脉硬化症状、PWV 和 ABI 的判别标准、增进动脉机能的方法。

【练习题】

1. 目前流行的肥胖判别指标有哪些?其筛查标准是怎样的?

2. 简述用生物阻抗仪器测试身体成分的流程。

3. 什么是骨健康?

4. 骨密度测试的结果怎样解读?

5. 简述增进骨健康的方法和手段。
6. 动脉硬化致病因子有哪些？
7. 动脉硬化有哪些典型症状？
8. 如何通过 PWV 和 ABI 检测判定动脉机能？
9. 对动脉机能检测有异常的人应该如何给予健康和运动指导？

参 考 文 献

[1] 闫丹, 阮祥燕. 人体成分测定方法的临床应用与进展[J]. 中国组织工程研究与临床康复, 2011, 15(24): 4499-4502.

[2] 张艺宏, 王梅. 2014 年中国城乡居民超重肥胖流行现状[J]. 成都体育学院学报, 2016, 42(5): 93-100.

[3] Gonzalez A B D, Hartge P, Cerhan J R, et al. Body-mass index and mortality among 1.46 million white adults. The New England Journal of Medicine[J], 2010, 363(23): 2211-2219.

[4] Centers for Disease Control and Prevention. About child & teen BMI[EB/OL]. http://www.cdc.gov/healthyweight/assessing/bmi/childrens_bmi/about_childrens_bmi.html[2015-05-15].

[5] 刘珪, 陈兵. 人体成分测定方法的进展[J]. 第三军医大学学报, 2002, 24(11): 50-53.

[6] 邴强, 王健. 人体体成分的模型及检测方法研究进展[J]. 天津体育学院学报, 2001, 16(1): 51-55.

[7] Wikipedia. Air displacement plethysmography [EB/OL]. https://en.wikipedia.org/wiki/Air_displacement_plethysmography[2016-11-20].

[8] 王京钟, 王筱桂. 生物电阻抗法测量肥胖者体脂含量的应用方程[J]. 卫生研究, 2003, 32(4): 386-388.

[9] 张菊英, 吴涛, 杨定焯, 等. 中国大陆地区妇女骨质疏松筛选工具探讨[J]. 中国修复重建外科杂志, 2007, 21(1): 86-89.

[10] 国家心血管病中心. 中国心血管病报告 2015[R]. 北京: 中国大百科全书出版社, 2016.

[11] 中国血管病变早期检测技术应用指南工作委员会. 中国血管病变早期检测技术应用指南(2011 第二次报告)[J]. 心血管病学进展, 2011, 32(3): 318-323.

[12] 张艺宏. PWV 和 ABI 的测定在体质检测中的应用[J]. 体育学刊, 2009, 16(11): 96-99.

[13] 张艺宏. 1225 名公务员 PWV/ABI 检测分析与运动干预对策[J]. 现代预防医学, 2010, 37(7): 1292-1296.

[14] 中村隆志. 高血圧患者の運動療法、効果判定に PWV 測定が有用[EB/OL]. http://medical.nikkeibp.co.jp/inc/all/hotnews/archives/239186.html[2003-03-30].

[15] Zhang Y H, Li N, Sun J Z, et al. Effects of combined traditional chinese exercises on blood pressure and arterial function of adult female hypertensive patients[J]. Research in Sports Medicine: An International Journal, 2013, 21(1): 98-109.

第6章 体质测定的咨询与评价

6.1 咨询与评价的作用和重要性

6.1.1 咨询与评价的定义

1. 什么是体质评价

体质评价是针对个体或群体的测试结果,按照体质测定标准,对其体质的现状以及发展进行全面(多方面)、客观地分析、描述、判断和总结。它是一个判断和比较的过程,也是一个分析、描述和总结的过程。

2. 什么是咨询

原意的咨询就是征求意见(现代汉语词典)。这里,我们的理解应更广义些,咨询就是人际间的语言和非语言交流,咨询的目的就是为人们提供帮助,也可以描述为咨询师将相关知识带给受试者,帮助受试者解决有关问题。

初始形态的咨询结果以咨询师(咨询人员)提供的咨询报告体现,同时也可以由咨询师的语言总结、归纳、建议、方案等体现。而其最终形态则以受试者增长的知识和才能、咨询师增加的经验,以及受试者按咨询师推荐方案实施后在现实中所产生的经济和社会效益来表达。受试者可以是个人,也可以是组织。因此,咨询也是一个刻意产生变化的活动。

6.1.2 咨询的作用与重要性

1. 评价、咨询的重要地位

具体到国民体质监测工作,评价、咨询与测试和健身指导都是紧密相连的。在长期的实践中,人们认识到评价、咨询在国民体质监测中是不可或缺的重要部分,尤其是在日常进行的公益性体质测定中,可以说测定是基础,评价是关键,咨询是核心,指导是支撑。对个体和群体进行全面准确地测定,才能做出客观的评价,而准确的评价为咨询提供了依据。咨询是体质测定工作的重头戏,它是一个互动的过程，是专家运用专业知识解读测试评价结果，帮助受测者了解自己的体质状况，并根据个体具体情况为其提供建议、意见或设计运动处方的过程；同时也是受测者提出问题，寻求解答或帮助的过程（图6.1）。

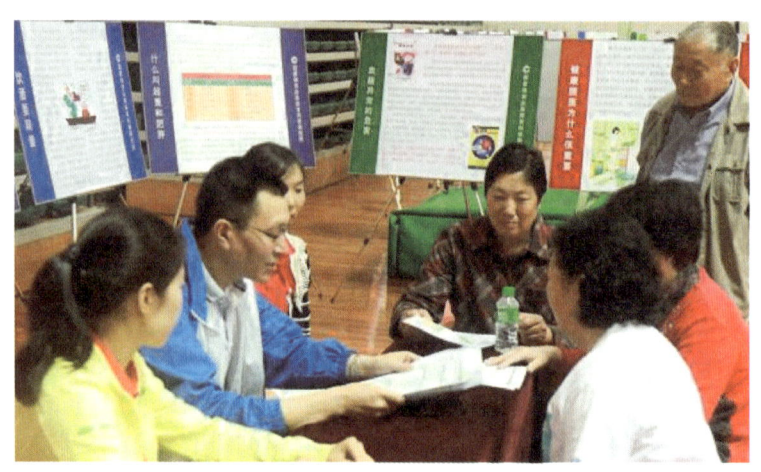

图6.1　国民体质测试的现场咨询

在国民体质测定中，咨询过程可分为两个部分：一是帮助受试者解读检测结果；二是根据受试者具体情况提供健康建议。对体质检测结果的解读，就是向受测者解释各个检测指标的内容，并对受测者检测的结果进行说明、分析和比较，帮助受测者了解自己通过检测所获得的信息，了解自己的体质状况和水平。解读需要客观地、通俗地反馈受测者的检测情况，解读检测结果也是咨询的前提。

2. 咨询的重要性

咨询不仅能够帮助人们了解自身体质状况，更能在一定程度上影响和改变人们的生活观念、生活习惯，并对健康、营养、运动有更深入、贴切的认识。咨询对于科学指导全民健身活动的开展，发挥国民体质监测工作对全民健身运动的促进作用，发挥体育对增强人民体质的积极作用，都有非常重要的意义。可以说，咨询水准的高低代表了一个国民体质监测中心的"软件"实力(或者叫"专业智力"水平)。

3. 咨询的作用

(1)帮助受测者了解检测指标的含义和内容。
(2)帮助受测者了解测定结果及自身体质状况。
(3)帮助受测者分析当前体质的成因和发展趋势。
(4)为受测者提供营养、健身、运动的有关知识和方法、手段、技巧，设计独具个性的运动处方、健身处方、营养处方；指导受测者选择合适的手段与方法增进健康。

(5) 通过互动交流，宣传自然、健康、运动的生活理念。

6.1.3 咨询的原理与方式

1. 咨询的工作原理

咨询的工作原理是动员各种对行为改变起积极作用的因素，利用各种可利用的条件促使人们改变不健康的行为，建立自然、健康、运动的生活理念，形成运动健身的健康行为(图 6.2)。

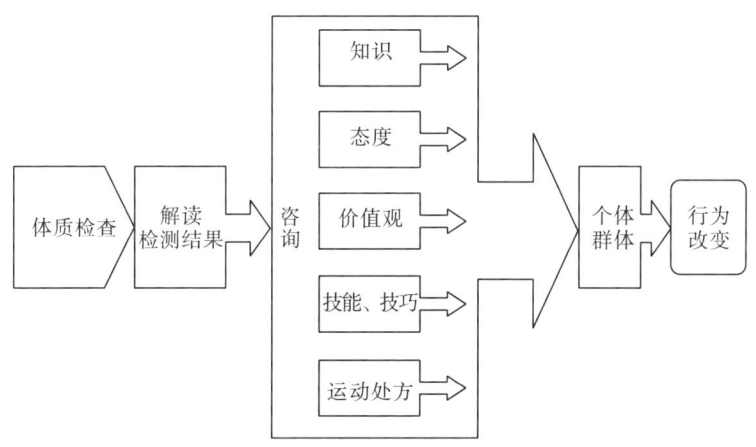

图 6.2　咨询的工作原理

2. 现代咨询的特点

(1) 广泛性。咨询涉及社会所有领域。

(2) 科学性。现代科技的高智力服务。

(3) 专业性。咨询技能专业化。

(4) 建议性。提供决策依据但不决策。

(5) 独立性。独立客观地进行研究。

(6) 有偿性。咨询服务是商品。

(7) 协作性。与受试者是伙伴关系。

(8) 针对性。咨询成果只适用委托受试者。

(9) 预测性。科学地预测未来。

(10) 信息性。信息收集加工处理的权威。

3. 咨询的方式

(1)面对面咨询（图 6.3）。这是最常用的方式，往往在测试现场进行当面咨询，易于交流，时效性也强。

(2)专栏咨询。在报纸、杂志、电台、电视台、网站上通过专栏、专题节目，就读者、听众、观众提出的有关问题，由咨询师或专业人士进行解答。

(3)通信咨询。由咨询师或专业人士对受试者提出的问题以通信的方式予以答复。

(4)电话咨询。受试者通过电话向咨询师或专业人士提出有关问题，咨询师等通过电话给予帮助和指导。

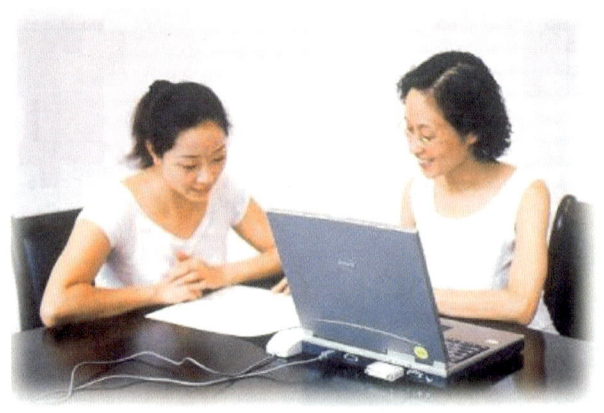

图 6.3　面对面咨询

6.2　咨询人员需要具备的知识和素质

6.2.1　体质测定咨询人员应具备的知识

1. 人体知识

体质的范畴包括人体形态结构、生理功能、运动能力和心理因素等方面，体质强弱就是由这些方面综合反映出来的。咨询人员必须掌握有关人体的基本知识，才能在咨询时做到心中有底，有的放矢，把握住咨询的方向。人体的解剖结构、人体的九大系统、人体的代谢过程、不同性别不同年龄阶段人体的差异等，都是必须掌握的。这方面的知识可以从人体解剖学、人体生理学、人体生化学等学科中学习和积累（图 6.4）。

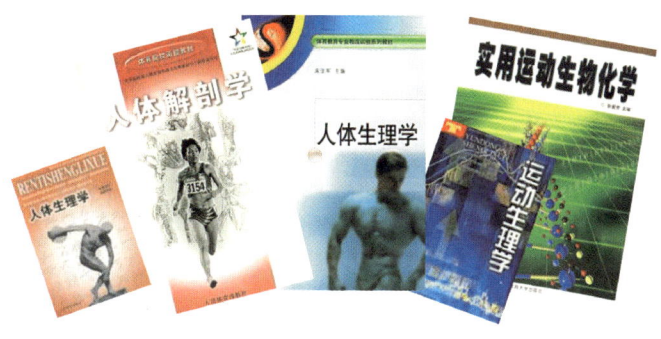

图 6.4　人体学知识

2. 医学知识

体质测定是针对普通人进行的，虽然大多数人看似健康，但多多少少总有些"毛病"或不足。例如，亚健康、高血压、血脂异常、肥胖、骨密度低、骨质疏松、糖尿病、痛风病、心脏病、脊椎病、关节病等，有这些现象和病症的人在体质测定中经常遇到。虽然体质测定的咨询人员大多不是医生，不具备医药处方权，但如果我们了解了这些常见病症和现象的产生原因、症状、防治措施和手段，在咨询工作中就能在正确认识和评价的基础上，为受试者提供一些非医疗手段的帮助（如运动、营养方面的干预手段）以及医学检查方面的建议。可根据自己所长，学习、了解和补充一些慢性病的防治知识，以及中医养生、运动疗法。可以参考有关医学书籍以及中华医学会、国家卫生和计划生育委员会、国家疾病预防控制中心等权威部门和单位发布的各种慢性病防治指南和科普资料（图 6.5）。例如，《中国高血压基层管理指南》（2014 年修订版）、《中国心血管病预防指南》（2011 年版）、《中国 2 型糖尿病防治指南》（2013 年版）、《中国人群骨质疏松症防治手册》（2013 版）、《健康生活方式核心信息（第一册）》（2011 年）、《健康生活方式核心信息（第二册）》（2011 年）、《亚健康中医临床指南》（2006 年)等。

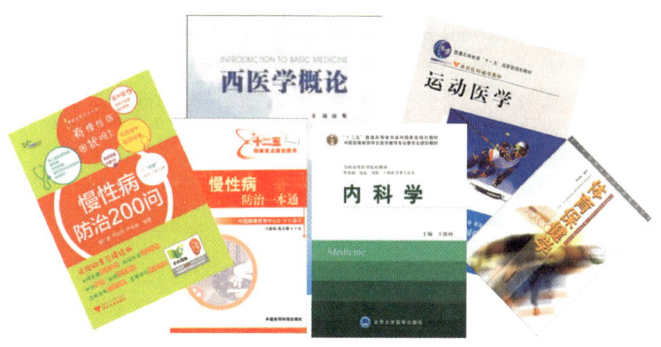

图 6.5　慢性病防治指南和科普资料

【小贴士】医疗卫生三级预防体系

一级预防：病因预防，是针对致病因素的预防措施。疾病并未发生，危险因素存在，如病原体的感染，精神过度紧张、营养不良、平素缺乏锻炼等。

二级预防："三早"预防。早发现、早诊断、早治疗。以阻止或减缓疾病的发展。

三级预防：在得病以后，积极治疗和合理康复。其目标是防止病情恶化，防止残疾。尽力恢复功能，促进康复，延年益寿，提高生活质量，甚至重返社会。

3. 体育运动知识

体质测定很重要的一部分是通过运动能力来反映身体的活力和体质的强弱，另外，体质测定的目的就是要促使人们通过积极的健身和运动来增强体质，所以咨询人员具备良好的体育运动知识显得尤为重要。例如，运动健身的基本原则（图6.6）、运动的种类、日常健身运动的方法和手段、有氧运动、运动负荷的计算及运动量的掌握、运动损伤的防治、运动疲劳与恢复等。具备深厚的体育运动知识，才能正确评价受试的体能状况，并进一步有针对性地指导受试者选择合适的锻炼方法和手段进行科学的健身，或者开具个性化的运动处方，帮助受测者增强体质。体育运动知识可以从各个体育项目以及运动生理学、运动生物化学、运动训练学、运动医学、运动机能评定、运动处方等学科中学习和积累（图6.7）。

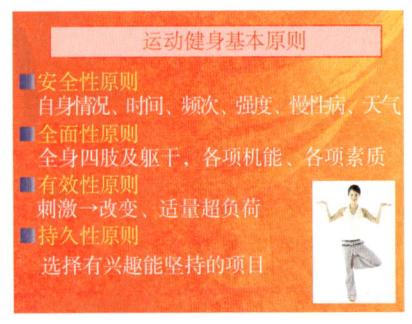 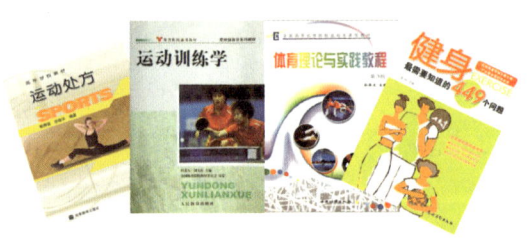

图6.6 运动健身基本原则　　　　图6.7 运动健身基本理论与方法

4. 营养学知识

营养过剩、营养偏差是当今世界性的一个研究难题。营养不足固然会影响体质健康，但营养过剩或者营养偏差同样会导致体质不良。营养过剩表现出来的就是肥胖，身体脂肪超标；营养偏差实际上就是营养不良，例如，为了减肥不吃脂肪和糖，或者是只吃肉不吃蔬菜。咨询人员具备营养学的知识对于指导和帮助人们正确认识合理的营养和膳食，改进生活习惯，提高健康水平是非常重要的。咨询人员务必牢记：合理的营养与适当的运动相结合，是健康生活的保证。中国居民平衡膳食宝塔（2016），如图 6.8 所示。《中国居民膳食指南(2016)》和《健康生活方式核心信息》（图 6.9)是咨询人员所必备的权威资料。

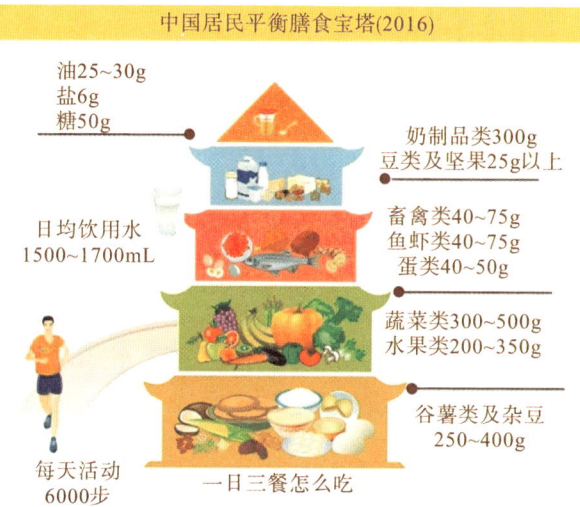

图 6.8　中国居民平衡膳食宝塔

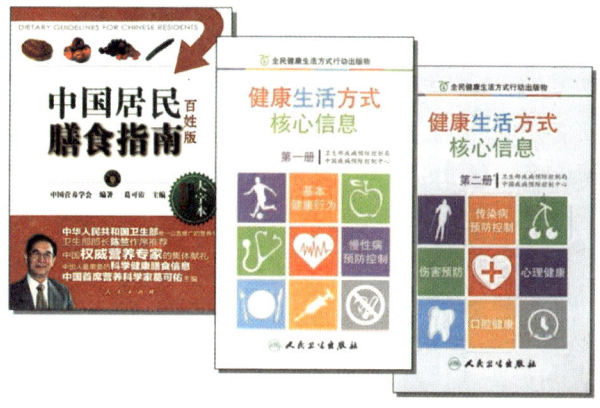

图 6.9　健康生活方式核心信息

【小贴士】《中国居民膳食指南(2016)》

《中国居民膳食指南(2016)》样书如图 6.10 所示，针对两岁以上的所有健康人群提出以下 6 条核心推荐。

1. 食物多样，谷类为主

每天的膳食应包括谷薯类、蔬菜水果类、畜禽鱼蛋奶类、大豆坚果类等食物。平均每天摄入 12 种以上食物，每周 25 种以上。

每天摄入谷薯类食物 250~400g，其中，全谷物和杂豆类 50~150g，薯类 50~100g。食物多样、谷类为主是平衡膳食模式的重要特征。

2.吃动平衡,健康体重

各年龄段人群都应天天运动、保持健康体重。

食不过量,控制总能量摄入,保持能量平衡。

坚持日常身体活动,每周至少进行5天中等强度身体活动,累计150min以上;主动身体活动最好每天6000步。

减少久坐时间,每小时起来动一动。

3.多吃蔬果、奶类、大豆

蔬菜水果是平衡膳食的重要组成部分,奶类富含钙,大豆富含优质蛋白质。

餐餐有蔬菜,保证每天摄入300～500g蔬菜,深色蔬菜应占1/2。

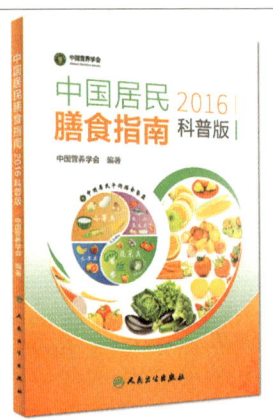

图6.10 《中国居民膳食指南(2016)》样书

天天吃水果,保证每天摄入200～350g新鲜水果,果汁不能代替鲜果。

吃各种各样的奶制品,相当于每天摄入液态奶300g。

经常吃豆制品,适量吃坚果。

4.适量吃鱼、禽、蛋、瘦肉

鱼、禽、蛋和瘦肉摄入要适量。

每周吃鱼280～525g,畜禽肉280～525g,蛋类280～350g,平均每天摄入总量120～200g。

优先选择鱼和禽。

吃鸡蛋不弃蛋黄。

少吃肥肉、烟熏和腌制肉制品。

5.少盐少油,控糖限酒

培养清淡饮食习惯,少吃高盐和油炸食品。成人每天摄入食盐不超过6g,烹调油不超过25～30g。

控制糖的摄入量,每天摄入不超过50g,最好控制在25g以下。

每日反式脂肪酸摄入量不超过2g。

足量饮水,成年人每天饮水7～8杯(1500～1700mL),提倡饮用白开水和茶水;不喝或少喝含糖饮料。

儿童少年、孕妇、乳母不应饮酒。成人如果饮酒,男性一天饮用酒的酒精量不超过25g,女性不超过15g。

6.杜绝浪费,兴新食尚

珍惜食物,按需备餐,提倡分餐不浪费。

选择新鲜卫生的食物和适宜的烹调方式。

食物制备生熟分开、熟食二次加热要热透。
学会阅读食品标签，合理选择食品。
多回家吃饭，享受食物和亲情。
传承优良文化，兴饮食文明新风。

5. 社会人文知识

人是社会的人，每个人都处在各自不同的社会和文化环境中，每个人的生理、心理、体质都受到风俗、习惯、爱好、职业、经济条件、环境等的影响。如果咨询人员缺乏必要的社会阅历和生活经验，缺乏社会人文方面（尤其是当地的）知识和见识，就很难对受试者的体质现状和将来的发展做出准确的评价和预测。因此一个合格的咨询人员，要具备广博的社会人文知识，包括社会学、人类学、民俗学、历史、语言学等方面的知识和人生经验。

6. 检测仪器和检测指标的知识

体质检测中所用的仪器设备（图6.11）和检测的指标，是解读和咨询所必须了解和掌握的。

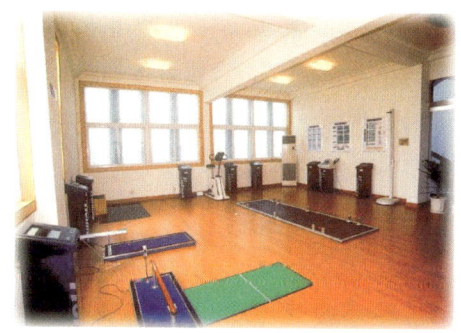

图6.11 体质检测仪器

掌握检测的原理、指标的意义、指标的标准化评价、指标的相关知识，对准确地解读检测结果，进而做好咨询工作，是不可或缺的。

例如，握力这个指标是测试一个人前臂和手部肌肉力量，间接反映出全身的力量水平。测试仪器是握力计，采用电子压力感应器进行计量。国民体质监测是采用握力的绝对值进行评价，成年男子握力40～45kg、女子25～27kg为正常水平，如果男子低于30kg、女子低于20kg就属于力量水平很差，而男子达到50～57kg、女子达到32～35kg就属于优秀的行列。握力还可以采用相对值进行评价，即握力体重指数，其公式为握力体重指数=握力(kg)/体重(kg)×100。握力体重指数是指肌肉的相对力量，即每公斤体重的握力，它消除了不同体重对力量的影响，更能客观评价个体的相对力量。虽然握力是反映前臂及手部肌肉的力量，测试其肌肉最大用力的指标，但一个人的握力与其全身力量高度相关，握力能够间接反映一个人的健康状况，握力增长或维持在较高水平时，健康状况就好，握力下降时健康状况就不好。

6.2.2 体质测定咨询人员应具备的能力

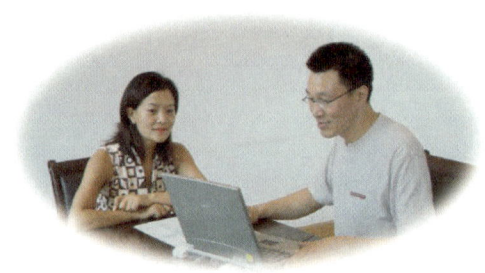

图 6.12 咨询中的相互交流

咨询是一种高智力劳动，它对咨询人员的能力要求相当高（图 6.12）。一般来说，知识可以通过学习、培训来提高和积累，而能力则不是短期内培养可以提高的，需要在实践中进行历练和不断地培养来提高。实践证明，当一个咨询人员咨询受试者的人数达到 300~500 人时，他才能达到比较自如地进行咨询的水平。

1. 亲和能力

咨询过程是咨询人员和受试者互动的过程，咨询时，咨询人员处于主导地位，咨询人员的姿态、表情、语言、眼神都会对咨询过程、对受试者产生重要影响。亲和力就是要表现出对受试者真诚、热情、友善、同情心，关心他（她）的健康，对他（她）的问题表现出认真对待，对他（她）的优点给予充分肯定和积极鼓励。亲和力是互相尊重、互相信任的基础。咨询中要保持礼貌和良好的风度，要尊重他人，容忍他人，要善于倾听、询问、关心、理解。

2. 交流能力

在咨询过程中，语言的交流是最基本的形式，同时还有非语言交流，如表情、手势、姿势等。咨询人员要有很强的交流驾驭能力，能够用准确的语言来表达自己的思想，能够准确地捕捉、接收和理解受试者的语言信息，并进行相应的咨询。表达、倾听、引导都是语言交流的具体表现。善于交流就是会"侃"，会找合适、贴切的话题与受试者进行讨论和交流，并在交流中灌输健康、自然、运动的理念和思想，达到引导受试在思想上和行动上能积极主动地参加体育锻炼的目的。

3. 观察能力

咨询人员要有敏锐的观察能力和洞察受试心态的能力。心理学的咨询提倡共情（empath）能力，也就是高度敏感的、设身处地的理解他人心理的能力，并认为这是通过咨询使受试能够发生改变的必要条件。共情要求咨询人员能够以受试的内心世界为参照系，设身处地的进入他的内心世界去体会他、理解他，这样咨询人员才能去帮助他。心理活动的内隐性很强，理解他人、洞悉他人的心理和心态并不是件容易的事，所以要求咨询人员要对受试表达出来的信息十分敏感，注意捕捉和观察受试者流露出来的信息，能够听懂话外之音、言外之意。

4. 应变能力

人与人是不同的，每个受试者的长相、穿着打扮、脾气、性格、爱好、职业、身份、地位和测试结果都是不同的，每个人的表述、每个人提出的问题也是不一样的，对不同的人、不同的情况要区别对待，要善于针对不同的受试者做出不同的最佳对策和应变，以使咨询体现出灵活性、个体性、独立性。如受试者有长期运动锻炼的习惯，咨询可围绕锻炼的科学性话题进行，指导其进一步完善锻炼计划；而对于没有锻炼习惯或健康状况不良的受试者，可以宣传健康、运动的生活方式，帮助其认识锻炼对增强体质的作用，说服其改进生活习惯，适当进行体育锻炼。咨询不是一成不变的，要因地制宜、因人而异，根据现场情况对咨询话题、内容、范围、深浅、时间等采取灵活、机智的策略。

5. 综合问题能力

咨询的一个重要方面是对受试者的测试结果及存在的问题进行评价和诊断。咨询人员通过测试结果的解读、提问、倾听、观察等，将收集到的信息进行分析、综合，在此基础上形成概念和咨询思路。综合问题的能力反映了咨询人员相关知识的储备量，反映了咨询人员观察、收集、选择和评价的能力以及判断、演绎(联想)、归纳、推理、概括的能力。

6.2.3 体质测定咨询人员的修养

人格是由每一个人所具有的才智、态度、价值观、愿望、感情、习惯、自我意识等以独特的方式结合的产物。咨询人员的人格素质及其修养是做好咨询工作的最重要因素，也是体质测定咨询人员应当具备的首要条件。

1. 人生观

每人都有自己的人生观，如果我们稍微留意周围的人，就会发觉每个人的思想、价值观念和"行为模式"，都有显著的不同；他们都站在不同的角度看生命、朋友、自己、世界。但在不同之中，似乎又可以分为若干类，例如，有些人重色轻友，有些人爱财如命，也有很多人看重友谊或爱情等。一个人的这些特点并不是偶然的，而是在他的日常生活和行动中表现出来。由于人对生命和世界的看法、观点与角度有不同，所以他们对生命和世界的反应便有了差异，这便是人生观。许多人似乎没有刻意去选择自己的人生观。他们对生命、世界的看法，也似乎只是出于偶然：是社会、父母和学校塑造了他们的人生观；是他们所看的电视、所阅读的报纸、所去的教堂、所交的朋友也给他们提供了一种对自己和世界的固定看法。

在不同社会形态中，往往存在着不同的人生观，这些人生观因人生信仰的不同、社会地位的不同而各异。例如，在社会主义初级阶段，既有代表人类社会进步、体现时代精神、以天下为己任的人生观，也有以追求享乐和个人利益为目的的错误人生观，同时还有明哲保身、独善其身的人生观。对于每一个体来说，健康向上的人生观正是在各种错误人生观的共存、比较和鉴别中得以确立的。

咨询人员的人生观往往会影响到受试者的行为，应该以健康阳光、积极向上、青春活力、乐观豁达的人生观在咨询过程中影响受试。只有具备良好的人生观，才能在咨询过程中给予受测者健康向上的积极影响和感染。

2. 价值观

价值观是指一个人对周围的客观事物（包括人、事、物）的意义、价值、重要性的总评价和总看法。价值观决定一个人对事物轻重缓急、取舍去留的选择，决定着一个人对事物的态度与行为。价值观是一种内心尺度，它凌驾于整个人性当中，支配着人的行为、态度、观察、信念、理解等，支配着人对世界认识和对自己的认识，支配着人的自我了解、自我定向、自我设计等，也为人的行为（自认为正当的行为）提供充足的理由。

咨询人员必须具备社会主义价值观，也就是说，以建设社会主义为价值理想，以是否有利于坚持和发展社会主义为处理和评价各种社会事件和人的行为的价值尺度，以为祖国的社会主义建设作贡献，即为人民服务为人生追求的价值取向。只有这样，咨询人员才能全心全意为广大群众服务。另外，咨询人员还必须具备人的健康高于一切的价值观，并以此影响受试者的行为和生活方式。志愿、奉献、惠民、公益是每一个体质测试工作人员和咨询者应有的标签。

3. 穿着打扮

很多时候，第一感觉决定了人们以后对人、对事的方法。当人们第一眼看见某个人时，80%的印象就由此诞生。咨询人员面对的是各行各业、各种各样的来客，咨询人员一定要给人以可信、可亲、权威、稳重的感觉和印象。这对于咨询成功与否作用甚大。因此，咨询人员穿着要大方、正规、合体、干净、整洁，言谈举止文明得体，佩戴工作证。

4. 自我意识

自我意识包括躯体自我意识和心理社会自我意识。躯体自我意识包括穿着打扮、外貌形象、身体姿势、语调语气、表情举止等，心理社会自我意识包括他人如何看待自己的反馈和自己对此的知觉等。

咨询过程是人际相互作用的过程，咨询人员应充分意识到自身会对受试者产生的影响，意识到自己的态度、语气、动作等所有言行举止对受测者产生的影响，通过不断调整方法以达到对受试者产生积极的、健康的影响的目的。

5. 身心健康

咨询人员应该具有良好的身体条件，经常参加体育锻炼，并有较好的心理素质和良好的精神面貌，情绪乐观、积极、向上。身心健康的咨询人员，对于受测者会起到良好的示范效应。身心健康是个人修养的表现之一（图6.13）。

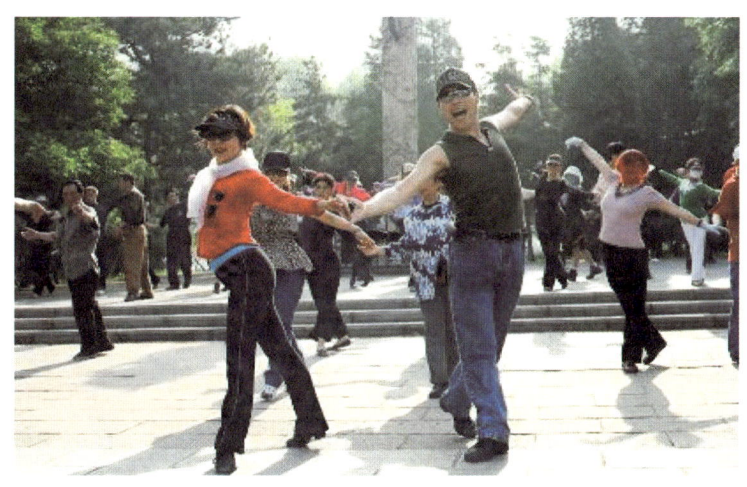

图 6.13　个人修养之一：身心健康

6.3　咨询的原则

咨询的原则即咨询人员在工作中必须遵守的基本要求，它是咨询工作者在长期的咨询实践中不断认识并逐步积累的经验。

1. 自愿性原则

体质测定的目的是评定个体的体质状况，指导其通过合理的锻炼和营养增进身体健康，没有任何强制性。因此，咨询人员和受试者的关系是完全平等的，朋友式的，前来咨询的受试者也一定是自愿的，唯有如此才可以有好的咨询效果。

2. 交友原则

这一原则是指在咨询过程中，咨询人员要从尊重信任的立场出发，努力和咨询对象建立朋友式的友好信赖关系，以确保咨询工作的顺利进行。把受试者当成朋友，了解和分析他的体质状况，去体察他的工作生活环境，并一同探讨增进健康的计划。

3. 灵活性原则

这要求咨询员在不违反其他咨询原则的前提下，视具体情况，灵活地运用各种咨询理论、方法，采用灵活的步骤，以便最有效地达到咨询的效果。也就是说，咨询没有固定的形式，针对不同的人可以用不同的方法、不同的切入点。每一次咨询活动都意味着两个人之间独一无二的交流。要根据自己的知识储备和能力，把握好交流的尺度，避免引起咨询的偏差和障碍。

4. 个体性原则

每个人的体质测定结果、生活工作环境、爱好习惯等都是不一样的，咨询最重要的工作就是了解、分析并针对这些不同情况，帮助受试者设计、制定不同于其他人的运动健康计划，以满足个体的需求。

5. 积极启发原则

在进行咨询的过程中根据具体情况，提出中肯意见，始终注意灌输自然、健康、运动的理念，帮助受试者理解正确的生活、工作方式。摆事实、讲道理，积极启发与引导，激发受试者积极进取、乐观向上的情趣和精神。

6. 公正权威原则

对个体的测试评价要采用国家或地区颁布的标准或类似的标准，咨询所作出的结论也要保证符合最新的标准或研究成果，以维持权威性。绝不能信口开河。

另外，目前营养保健品众多，涉及向受试者补充营养方面的建议，要保持中立公正，不特别推荐和指定任何一种产品。

7. 保密原则

这一原则是指咨询人员有责任对受试者的测试评价结果和谈话内容予以保密，受试者的名誉和隐私权受到道义上的维护和法律上的保证。坚持为受试者保守秘密，尊重受试者的权利和个人隐私，是每一个咨询人员的基本职业道德，也是他们义不容辞的责任。

受试者出于对咨询人员的信任，常可能将无人知晓的隐私暴露出来。如果咨询人员有意无意地议论受试者的隐私，不但损害了自己和他人的形象，还有可能导致一些意想不到的事情发生，陷入尴尬和引起纷争。

应妥善保管来往信件、测试资料等。如因工作需要不得不引用咨询事例时，应对材料进行适当处理，不得公开来访者的真实姓名、单位或住址。

（1）不在任何场合谈论受试者的隐私。除非征得受试的同意，不向受试者的单位领导、同事、同学、朋友、家属等谈及受试者的隐私。

（2）在报刊、杂志上不能全文报道受试者在咨询中的隐私，即使需要报道部分隐私，也应注意文字技巧。

（3）除本部门确定的专业人员，不允许任何人查阅咨询档案，包括咨询人员的行政部门和受试者的行政部门。除非受试者触犯刑律，并经公检法机关出具证明，任何机构和个人不得借阅咨询档案。

6.4 现场咨询的技巧

国民体质测定工作中，要做好咨询服务，必须经过不断的实践和经验积累，如果能掌握和运用以下要求和技巧（图 6.14），将会取得事半功倍的效果。表 6.1 为部分公务员的咨询实例。

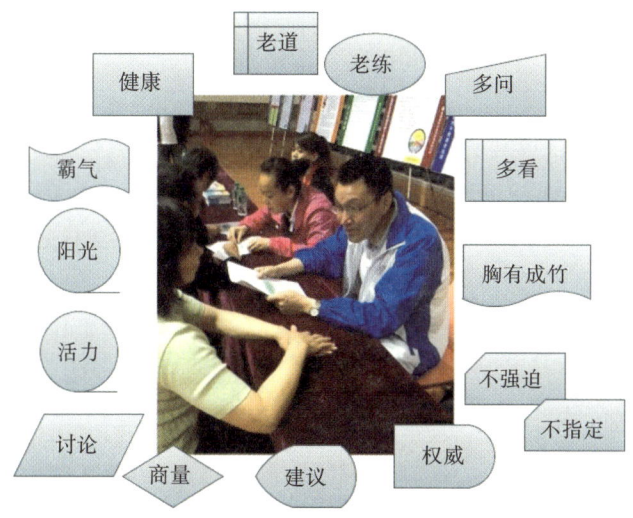

图 6.14 咨询行为要点

表 6.1 部分公务员咨询实例

受试者基本信息	受试者测试结果	受试者自我描述	评价与建议
某女，41 岁 机关公务员	骨密度 $Z=1$；ABI = 1.0；PWV = 1300cm/s；身体成分需增加 3kg 肌肉	腿常抽筋，问是否因骨制质疏松引起。偏食，祖父辈从海外归来，养成了牛肉+咖啡的习惯，基本不吃蔬菜水果，觉得蔬菜脏，洗不干净，时常生口疮，小孩亦如此	诊断：偏食习惯导致营养偏差、微量元素缺乏，引起抽筋、口疮等 建议：调整膳食结构，保证营养平衡
某男，26 岁 机关干部	体能优秀；身体成分需减少 8kg 脂肪；骨密度很好	学生时是足球、排球积极分子，进机关后不运动，增加了 10kg 体重	建议：恢复锻炼习惯；改进生活习惯；避免成年病的发生

续表

受试者基本信息	受试者测试结果	受试者自我描述	评价与建议
某女,40岁 机关干部	体能良好;其他正常	数年前医院检查有脊柱侧弯,现在又有三节腰椎和颈椎骨质增生,自己说不清增生程度和类型,但自述不严重,偶尔感觉不适	有较好的锻炼底子,体质水平良好。脊椎的问题建议到专科医院检查,以便治疗和确定运动干预以及了解运动锻炼注意事项
某男,56岁 省级领导	体能良好;其他正常	每日健身走路,早晨起来打20min太极拳,定期网球运动	对大领导的咨询首先不要"怵",亲切地询问,表现出关心、重视,赞扬其锻炼的良好行为。建议保持
某女,40岁 公务员	骨密度 $Z=0$;ABI=1.0;PWV=1300cm/s;身体成分需减少4kg脂肪;体能优秀;健康年龄为30岁	每周都跳健身操三次,有时间就锻炼	有非常棒的锻炼基础和健康的生活方式。咨询时先夸奖其体质好,再询问其锻炼情况,建议:稍微注意忌嘴,做到好上加好
某男,84岁 离休干部	ABI=0.8 和 0.5;PWV≥1700cm/s;年龄较大不适合做体能测试	无手脚发冷、发麻、发木、头昏等症状,曾经做过腹部手术,腹部大动脉有人工血管	鉴于受试者的年龄,可以肯定其患有动脉血管阻塞和动脉血管硬化。建议:保持日常适度的活动,做操、走路、自我按摩等。控制饮食的摄盐量和油脂
某女,40余岁 机关干部	ABI>1.3,有血管钙化倾向,无自觉症状	有高血压、脉管炎史,长期服降压药,一遇量血压,就万分紧张(自觉血压急剧升高),做动脉硬化检测时要清退所有人,关门测试	诊断:高特异性敏感心理特征,导致不敢在家里和其他场合量血压 建议:按医嘱进行锻炼,尤其注意安全性
某女,61岁 省级领导	体能良好;骨密度 $Z=-0.5$,同龄人98%;体成分和动脉机能正常	每日进行健身走	建议:保持运动,增加养生练习。在健身走时采用靶心率进行科学控制
某男,50岁 省级机关干部	ABI=0.9,PWV=1500cm/s	前几年医院确诊有动脉硬化,高原部队转业,长期服用深海鱼油等进口保健品,每日走路上班,定期打网球等	提醒有动脉硬化倾向,注意调整饮食和注意运动
某女,47岁 省级机关干部	体能一般;骨密度 $Z=-1$, $T=-2.1$	每日走路上班40min,出汗,为锻炼而不开车。对健身操锻炼很反感,咧嘴说:"不喜欢去健身俱乐部,脏!一个垫子好多人都在用,空气也不好,宁愿自己在家放录像自己做"。问:"能坚持吗"?答:"不能"	建议:每周增加1~2次其他运动,如运动强度不是很大的健身操(民族舞、芭蕾舞、瑜伽、普拉提、形体操等)。分析:比较讲究,有洁癖倾向。讲解:第一,可以选择环境条件好的场所;第二,讲究是好事,但过分讲究并不见得好,往往把自己限制起来、孤立起来,做事不能光看光想坏的方面、坏的地方;第三,在俱乐部跳操有老师、教练引导、示范、指导和讲解,有健身者之间的交流、比较,有激发锻炼欲望的音乐、气氛、环境等,肯定比自己在家练效果好

受试者基本信息	受试者测试结果	受试者自我描述	评价与建议
某女，25岁 公务员	体能测试未完成	自觉身体很累，但体能没必要测，也没时间运动。感觉体能很好，爬青城山没任何反应	属于高傲自大一类，因为年轻对健康认识浅薄。目前不会听从任何人的建议

(1)保持良好的精神和和蔼的态度。良好的精神状态给人以好感，和蔼的态度则体现顾客是上帝，也体现体质测定是为人民服务。这对于树立良好的形象非常关键。

(2)表现出认真、专心、热忱的态度。对受试者的关心、热情最能打动人心，最能消除咨询时的隔阂，使受试者说实话、说真心话。

(3)表现得老练、老道、权威、胸有成竹，甚至要带霸气。使受试者相信、信任、尊敬咨询者，达到影响受试者意识、改变其行为的效果。

(4)学会善待来宾。受试者有不同的穿着、长相、体型、修饰等，甚至特别地有体味、口臭，但无论来者何人，都要同等对待，一视同仁，绝不能厚此薄彼。

(5)一目了然。练就火眼金睛，一眼就能看出测试结果中出现的各种问题：一方面马上看出该受试者的主要问题、优缺点；另一方面立即能看出测试有无异常。

(6)保持住咨询人员在咨询时的主导地位，防止出现主客颠倒的尴尬局面。有的咨询者在咨询过程中，往往过于迁就，对受试者百依百顺，有求必应。这样咨询活动容易被对方控制，咨询人员反而无法主宰咨询过程，主宾倒置，这样咨询目标是无法实现的。就像医生被病人摆布，病人的病怎么能治好呢？如果病人指名点药，病人干嘛来看医生呢？如果主宾倒置，寻求帮助的人又何必来咨询呢！这是咨询新手在咨询中要高度注意的，要避免这种情况发生。

(7)多问、多看、多听，察言观色。仔细、深入了解受试者的生活习惯、兴趣爱好、健康意识、职业特点、饮食习惯、锻炼习惯等。做到咨询时有的放矢。

(8)以商量、讨论、建议的口吻和方式，指出受试者的不良习惯，提出改善、改进的方法和措施。决不要以强迫、强加和命令的方式对待受试者。

(9)消费不指定。涉及保健品、保健药、健身场所等消费性选择，不要指定某个牌子或某处，让受试者自己去选择和鉴别。这样可以避免"商业诱导"的嫌疑。

(10)不同体能状况的咨询。

①有锻炼习惯并且现在一直保持锻炼的人，体能测试结果都比较好，应鼓励其目前的行为，对其锻炼的内容、方法略作评价和建议。

②以前有锻炼习惯，而现在没坚持的人，体能测试结果多为中等。咨询中要让其比较锻炼与不锻炼的身体状况，强化运动健身意识，消除懒惰心理，根据自

己的爱好和习惯，拟定切实可行的健身方案，尽快运动起来。

③长期不参加体育运动，基本没有锻炼习惯的人，一般来说体能测定成绩都比较差，而且相应的骨密度、身体成分、动脉机能、平衡能力等也会出现偏差。咨询时要中肯地指出甚至批评其不良的生活工作习惯，讲解运动锻炼能够增强体质的道理，强调缺乏运动、缺少锻炼、营养过剩带来的危害和风险，强烈建议其改变思想意识、改进行为。为其提出"遛遛腿、管住嘴"的口号，动员他们先出"窝"、先动起来，培养自己的健身习惯，把身体透支变为身体"投资"，投资时间、精力、金钱在运动锻炼上，在自己的身体上，"别把自己的身体不当回事儿！"

(11)疾病、慢性病患者的咨询。测试中经常会遇到疾病、慢性病患者，如高血压、血脂高、糖尿病、痛风、心脏病、骨质增生、椎间盘突出、肥胖、骨密度低或骨质疏松等，对这部分人的咨询非常考验咨询人员的学识、专业知识、咨询技巧，要问明患病时间、病征、体感，判断出病情程度，轻微者可给予营养、锻炼的指导，严重者建议就医，并说明体质测试不针对疾病，而是对体质健康做出评价。

(12)把握好咨询的度之一：中庸之道。对测试结果好的要适当"打压"，对自满的人要"打压"，"吹毛求疵""鸡蛋里面挑骨头"地找出不足之处，提出更高的要求，指导其更科学地锻炼，促其好上加好。对测试结果不好的要适当"拔高"，对自悲的人要鼓励，看到其"优点"，树立信心，鼓励其"加强体育锻炼，增强自身体质"。

(13)把握好咨询的度之二：深浅适宜。要把握好咨询的范围和深度，范围仅限于测试项目和结果，不能太深也不可太浅，太深会涉及医疗、医学问题，讲不好会误导或误会，而讲太浅体现不出水平，达不到效果。对年轻人可以讲重一点，对老年人要委婉。原则上根据自己的所长进行有限度发挥，以引导、启发以及建议为主。

(14)控制好咨询节奏和时间。人少时多说点，人多时抓紧讲，不要让人久等。

(15)良好的开头。对体质状况好的提问："你是怎样锻炼的？"对体质差的提问："你有没有什么锻炼？"或者"最近有没有做过体检？有没有发现检测指标异常？"切入点：关心开始。"上次测过没有"，测过的比较，没测过的谈"感受"。

6.5 运动处方

6.5.1 运动处方概述

1. 运动处方的概念

大家都知道，去医院看病要先进行检查、诊断，然后由医生开处方来治病。

科学的健身和运动其实也一样。首先，要全面检测自己的体质状况、了解自己的体能水平和器官机能水平；然后，结合生活环境条件和运动爱好等个体特点，用处方的形式制定一套适合自己的运动项目、运动时间、运动频率的方案。这就是我们的运动处方。根据运动处方进行运动健身，既有计划性，又有针对性和科学性，还能防止运动伤害。

运动处方：对进行体育锻炼和健身的人，根据其年龄、性别、职业、健康状况、心肺功能或运动器官的机能水平，结合生活环境条件和运动爱好等个体特点，用处方的形式规定适当的锻炼内容、锻炼方法、锻炼强度、锻炼时间、锻炼频度和锻炼进度，并指出运动中的注意事项，以此来指导健身者有目的、有计划、科学地进行身体锻炼，从而提高机能水平或恢复机体某一部位功能，达到健身或治病的目的。

由于健身运动的需要，运动处方显得格外重要，不仅有健康人的运动处方，而且也有特殊人群的运动处方。运动处方已经是人们健身、体疗时不可缺少的重要部分。

2. 运动处方的目的

运动处方是现代化科学技术应用于运动健身领域的具体体现，是对运动健身过程的有效控制手段，是运动健身科学化发展的方向之一，在世界许多发达国家已引起高度重视，还成立了专门机构进行研究。在有效的运动处方指导下进行运动健身，可以达到下述目的。

(1)增进身体健康。包括两个方面：其一是预防疾病，特别是"文明病"；其二是改善身体状态，提高对环境的适应能力。

(2)提高身体能力。可以指导锻炼，使肌肉力量、耐力、爆发力、身体的灵敏性、技巧性、平衡性、柔韧性等素质和运动能力加强。

(3)治疗疾病。把运动当作康复疗法的一种手段，严格地按处方进行，可以有效地改善甚至治疗某些疾病。

3. 运动处方的特点

(1)目的性强。运动处方有明确的远期目标和近期目标，运动处方的制定和实施都是围绕运动健身的目的进行的。

(2)计划性强。运动处方中对运动和健身的安排有较强的计划性，在实施运动处方的过程中容易坚持。

(3)科学性强。运动处方的制定和实施过程是严格按照运动训练学、康复体育、临床医学等学科的要求进行的，有较强的科学性。按运动处方进行锻炼能在较短的时间内，取得较明显的健身和康复效果。

(4)针对性强。运动处方是根据每一个参加锻炼者的具体情况来进行制定和实施的，有很强的针对性，康复效果较好。它不是具有普遍意义的体育健身指导，而是根据个体的特点和需求，设计合理、有效、安全的处方，并根据锻炼发展的不同阶段加以调整的具有个性化的体育指导。

(5)安全有效。保证运动锻炼的安全性是实施运动处方的基础。因此必须对每个个体进行体质检查，特别是对于刚开始锻炼或体质较差、年龄较大、有慢性疾病者，需要尽可能全面地了解个体健康和体质状况，以便对不同体质、不同疾病状况的运动处方进行适当的调整。

获得运动锻炼的有效性是实施运动处方的目的所在。因此必须在循序渐进、持之以恒的原则下，结合个体的兴趣和爱好，选择适合个体情况、适应周围环境的运动项目，制定合理的运动强度和运动量。这一点也是运动处方中最关键的因素。

(6)普及面广。运动处方简明易懂，容易被大众所接受，收效快，是进行大众健身和康复的理想方法。

6.5.2 运动处方的种类、原则和内容

1. 运动处方的种类

1)按锻炼的作用分类

运动处方按锻炼的作用分类有以下几种：①治疗性运动处方，以治疗疾病、提高康复效果为主要目的；②预防性运动处方，以增强体质、预防疾病、提高健康水平为主要目的；③健身、健美运动处方，以提高身体素质、运动能力、健美为主要目的。

2)按年龄段分类

运动处方还可按年龄段分为以下几类：①幼儿类运动处方；②青少年运动处方；③成年人运动处方；④老年人运动处方。

2. 运动处方的基本原则

(1)因人而异的原则。运动处方必须因人而异，切忌千篇一律。要根据每一个参加锻炼者或病人的具体情况，制定出符合个人身体客观条件及要求的运动处方。不同的人，运动处方不同；同一人在不同的时期，运动处方不同；同一个人在不同的身体状态下，运动处方也应有所不同。

(2)有效的原则。运动处方的制定和实施应使参加锻炼者的功能状态有所改善。在制定运动处方时，要科学、合理地安排各项内容；在运动处方的实施过程中，要按质、按量、认真完成锻炼。

(3)安全的原则。按运动处方运动，应保证在安全的范围内进行，若超出安全的界限，则可能发生危险。在制定和实施运动处方时，应严格遵循各项规定和要

求，以确保安全。

（4）全面的原则。运动处方应遵循全面身心健康的原则，在运动处方的制定和实施中，应注意维持人体生理和心理的平衡，以达到"全面身心健康"的目的。

3. 动处方的内容

一份完整的运动处方应包括 4 个要素：运动内容及方式、运动适宜强度、每次运动的持续时间和每周运动次数。

运动处方的制定者要有丰富的大众体育指导经验。不仅要掌握基本的运动生理、生化和一些医学临床知识，而且要懂运动学、训练学。一般社会体育指导员所要掌握的是预防保健运动处方，医疗体育中的治疗性运动处方应由医生开具。

对于普通健身者来说，运动处方一般应包括以下内容：

（1）一般资料。姓名、性别、年龄、职业、住址、电话、爱好、体育锻炼情况等个人基本信息。

（2）体质测定结果。在进行运动处方的制定前，必须对其进行健康诊断和体力测定，包括身体形态、生理机能、运动能力等测试，有条件的话，还可以作骨密度、身体成分测试等。总之，测试内容要尽可能全面，以了解个体的体质状况和健康水平。

（3）运动的目的和要求。针对个体情况制定健身锻炼的目的，并提出相应的要求。

（4）运动的具体形式、项目、内容。根据个人的生活环境和兴趣特点，选择适宜的健身手段和项目，例如，老年人可以选择快慢结合的长走、伸展操、太极拳等运动，中青年妇女可选择有氧操、形体操、瑜伽、普拉提、慢跑、游泳等运动。

（5）运动强度。确定运动强度的方法有很多种，一般用运动中的心率来衡量运动强度。对普通人来说，比较简便的是年龄减算法。即运动适宜心率＝180 或 170－年龄。体质较好或经常锻炼的人可以用 180 减去本人年龄作为运动时维持的最佳心率，而体质较差者或年龄 60 岁以上者则以 170 减去本人年龄作为运动时维持的最佳心率。例如，某人 40 岁，体质较好，他的运动最佳心率＝180－40＝140（次/min），也就是说他在锻炼中维持 140 次/min 左右的心率，能达到最好的锻炼效果。这里所说的运动适宜心率，也叫作"靶心率"。另一种运动强度的计算公式为最大运动心率＝220－年龄（次/min），而大强度运动＝80％最大运动心率及以上，中等强度运动＝60％～80％最大运动心率，小强度运动＝60％最大运动心率及以下（图 6.15）。

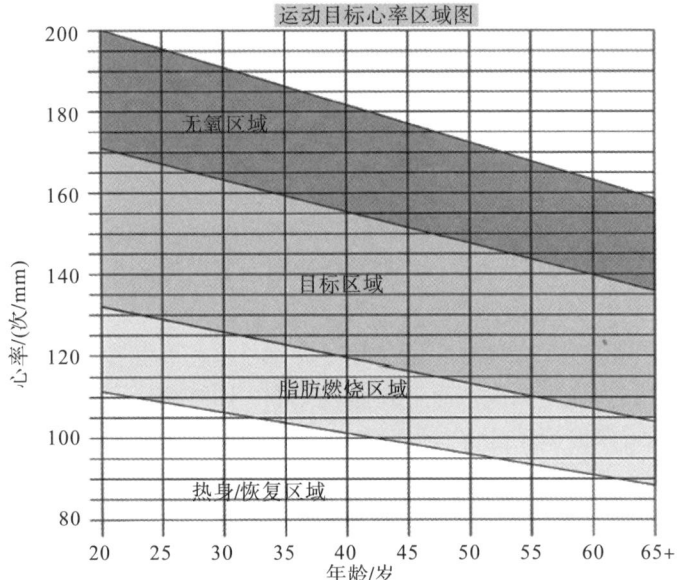

图 6.15 年龄与运动目标心率区域

国家体育科研所田野等研究提出最大安全运动心率＝200－年龄，而且按照 60%～80% 的最大安全运动心率强度进行运动，可以做到安全有效。

(6)运动时间。每次进行健身运动要规定时间，30～60min 为宜，时间过短对机体产生的刺激不够，起不到健身的效果，时间过长会引起身心的过度疲劳，影响日常工作和生活。

(7)运动频率。每周应保持 3～5 次锻炼，也就是每隔 1～2 天进行一次锻炼，有长期进行锻炼习惯的人，也可以每天进行锻炼。锻炼的间隔时间不超过三天，有利于机体产生练习痕迹的累积效应。

(8)注意事项。对运动锻炼时的注意事项进行说明，如用具、着装、运动时段、天气、场地，尤其是安全说明。

(9)专家签字。

(10)运动处方的制定时间。在所有的运动处方中，运动形式、运动强度、运动频率、运动时间和注意事项最为重要，也称为科学健身五要素(图 6.16)。

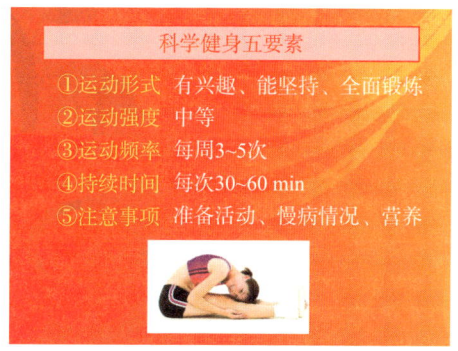

图 6.16　学健身五要素

> 【小贴士】"经常参加体育锻炼"
>
> 　　每周参加体育锻炼三次及以上，每次体育锻炼持续时间 30min 及以上的人(30~60min)，锻炼强度达到中等强度(感觉心跳和呼吸明显加快，出汗较多)，同时满足这三个条件称为"经常参加体育锻炼"的人或人群。"经常参加体育锻炼"也可简称为"经常锻炼"。

6.5.3　运动处方的趋势

(1)健身运动处方已成为各国实施健康计划的重要内容。科学指导人们进行锻炼，已是人们健身的普遍认识。

(2)随着社会压力的增强，心理障碍、心理疾病已经严重的困扰着人们。运动处方的任务也由单一的健身发展到追求身心全面健康。

(3)预防和治疗现代文明病成为医疗处方和运动处方的共同任务。运动不足导致的骨质疏松、退化性关节炎、肌肉萎缩症、颈椎病、肩周炎、腰腿痛等症，与运动不足有关的现代文明病，如心脏病、高血压、糖尿病、胃溃疡、肥胖症、神经官能症、脑血管病等，至今没有可治疗这些疾病的特效药。

6.5.4　健康综合建议书

在长期的实践中，人们发现由于大环境的限制(如运动场地、设备的普及率低)，以及长期以来人们养成的生活习惯，严格意义上的运动处方很难被广大群众所接受，而定性和简单的定量建议效果很好。这里提供的是一个将体质测试结果、运动锻炼建议、营养调节建议结合为一体的"健康综合建议书"(图 6.17)，用于评价与咨询。"健康综合建议书"实际上就是一个简便的健康运动处方，可操作性强，方便受试者改变生活方式、加强体育锻炼、增进体质健康。

健康综合建议书

体 质 检 测 结 果				
体适能状况	□优秀	□良好	□一般	□亚健康
骨密度状况	□很好	□正常	□不足	□严重不足
身体成分状况	□体重正常 □肌肉发达型 □均衡型 □高脂肪低肌肉型	□体重超标 □高脂肪型　□高脂肪低肌肉型 □肌肉量不足　□肌肉量严重不足 □脂肪量超标　□脂肪量严重超标		□体重偏轻 □脂肪量不足 □肌肉量不足 □低脂肪低肌肉型
动脉状况	□正常	□硬化倾向	□阻塞倾向	

运 动 锻 炼 建 议	
有氧耐力类	□走步　□快走　□慢跑　□中长距离跑　□登高　□骑自行车 □有氧建身操　□健身房练习(跑步机/走步机/功率自行车/划船机) (运动强度不大,持续时间较长;主要增强人体血液循环系统和呼吸系统功能)
力 量 类	□仰卧起坐　□俯卧撑　□哑铃/拉力器　□器械组合练习 (运动强度较大,练习时间短、重复组次多;以增强肌肉力量,塑造健美体型为目的)
柔 韧 类	□伸展操　□瑜珈功　□正压/侧压
速度灵敏类	□大球运动(篮球/排球/足球)　□小球运动(乒乓球/羽毛球/网球)
平 衡 类	□闭眼单足站立　□倒退走　□滑冰
综 合 类	□健身操　□形体操　□舞蹈(民族舞/芭蕾舞)　□菩拉提　□跳绳
休 闲 类	□台球　□保龄球　□旅游登山　□高尔夫球
养 生 类	□太极拳　□养身操　□气功
运动频率(次/周)	□2次　□3次　□4次　□5次
每次运动时间	□30分钟　□40分钟　□50分钟　□60分钟
目标心率(次/分)	□100次　□110次　□120次　□130次　□140次　□150次　□150次以上 (运动中维持目标心率在30分钟左右方能达到最佳运动效果)
疲劳感觉	□很轻松　□略疲劳　□疲劳　□较疲劳 (以运动后有一定的疲劳感,但经过1-2天时间能完全恢复为佳)

营 养 调 节 建 议	其 他 建 议
□多吃钙含量高的食物(牛奶/豆制品/小鱼虾) □补充钙片/钙制剂 □补充微量元素复合片 □尽可能避免食用含高油脂/高糖/高胆固醇的食物 □多吃富含维生素/纤维素的水果和蔬菜 □一日三餐均衡进食 □节制饮酒	□骨质疏松检查 □医院专科检查 □运动时注意事项 □戒烟或减少吸烟 □增加身体活动时间 □户外活动及适当的日光照射

专家署名:

图 6.17　健康综合建议书

6.6　团体评价报告

6.6.1　团体评价报告的内容

在国民体质测定中,经常会对一些机关、企事业单位等进行团体测试,除了进行个体咨询，还需要进行团体分析，提供团体测试的评价报告。准确、科学、到位、实用的团体评价报告，对于反映和分析团体的体质状况，促进单位领导对职工体质健康的重视，促使单位方面重视宣传和开展全民健身运动等，都有非常显著的作用。团体报告与体质监测的群体统计分析有所区别，分组及统计方法更简单，无须达到抽样标准，一般 50 人以上就可以进行简要分析。

团体评价报告是在个体测试的基础上形成的，要求简明扼要，主要内容包括：①时间、地点；②人数及年龄、性别；③测试指标；④各项指标统计结果(统计表，按性别、年龄、工种等分组的比较描述)；⑤对各项指标统计结果的简要分析(指标的意义、测试情况、原因、后果)；⑥对总体情况的评价和小结；⑦结合单位工作性质等具体情况的健康建议、运动建议。

6.6.2　团体评价报告编写方法

(1)汇总测试结果。将原始结果分指标导入 Excel(不能直接导入的需用手工逐一提取和录入)(图 6.18)。

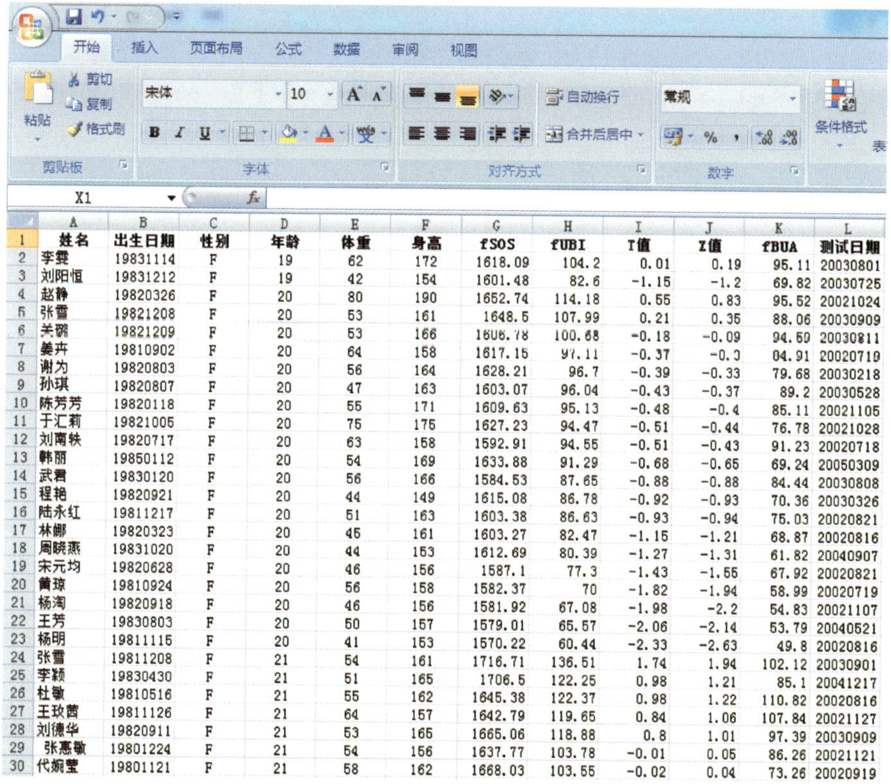

	A	B	C	D	E	F	G	H	I	J	K	L
1	姓名	出生日期	性别	年龄	体重	身高	fSOS	fUBI	T值	Z值	fBUA	测试日期
2	李雯	19831114	F	19	62	172	1618.09	104.2	0.01	0.19	95.11	20030801
3	刘阳恒	19831212	F	19	42	154	1601.48	82.6	-1.15	-1.2	69.82	20030725
4	赵静	19820326	F	20	80	190	1652.74	114.18	0.55	0.83	95.52	20021024
5	张雪	19821208	F	20	53	161	1648.5	107.99	0.21	0.35	88.06	20030909
6	关璐	19821209	F	20	53	166	1606.78	100.68	-0.18	-0.09	94.59	20030811
7	姜卉	19810902	F	20	64	158	1617.15	97.11	-0.37	-0.3	84.91	20020719
8	谢为	19820803	F	20	56	164	1628.21	96.7	-0.39	-0.33	79.68	20030218
9	孙琪	19820807	F	20	47	163	1603.07	96.04	-0.43	-0.37	89.2	20030528
10	陈芳芳	19820118	F	20	55	171	1609.63	95.13	-0.48	-0.4	85.11	20021105
11	于汇莉	19821005	F	20	75	175	1627.23	94.47	-0.51	-0.44	76.78	20021028
12	刘南轶	19820717	F	20	63	158	1592.91	94.55	-0.51	-0.43	91.23	20020718
13	韩丽	19850112	F	20	54	169	1633.88	91.29	-0.68	-0.65	69.24	20050309
14	武君	19830120	F	20	56	166	1584.53	87.65	-0.88	-0.88	84.44	20030808
15	程艳	19820921	F	20	44	149	1615.08	86.78	-0.92	-0.93	70.36	20030326
16	陆永红	19811217	F	20	51	163	1603.38	86.63	-0.93	-0.94	75.03	20020821
17	林娜	19820323	F	20	45	161	1603.27	82.47	-1.15	-1.21	68.87	20020816
18	周晓燕	19831020	F	20	44	153	1612.69	80.39	-1.27	-1.31	61.82	20040907
19	宋元均	19820628	F	20	46	156	1587.1	77.3	-1.43	-1.55	67.92	20020821
20	黄琼	19810924	F	20	56	158	1582.37	70	-1.82	-1.94	58.99	20020719
21	杨淘	19820918	F	20	46	156	1581.92	67.08	-1.98	-2.2	54.83	20021107
22	王芳	19830803	F	20	50	157	1579.01	65.57	-2.06	-2.14	53.79	20040521
23	杨明	19811115	F	20	41	153	1570.22	60.44	-2.33	-2.63	49.8	20020816
24	张雪	19811208	F	21	54	161	1716.71	136.51	1.74	1.94	102.12	20030901
25	李颖	19830430	F	21	51	165	1706.5	122.25	0.98	1.21	85.1	20041217
26	杜敏	19810516	F	21	55	162	1645.38	122.37	0.98	1.22	110.82	20020816
27	王玫茜	19811126	F	21	64	157	1642.79	119.65	0.84	1.06	107.84	20021127
28	刘德华	19820911	F	21	53	165	1665.06	118.88	0.8	1.01	97.39	20030909
29	张惠敏	19801224	F	21	54	156	1637.77	103.78	-0.01	0.05	86.26	20021121
30	代婉莹	19801121	F	21	58	162	1668.03	103.55	-0.02	0.04	73.26	20020919

图 6.18　数据导入

(2)计算各项平均数，分指标计算男、女、全体结果。

(3)根据需要(或模板项目)计算各项细化指标的均值或人数。此项统计反映的是该团体在测试指标上的绝对值，如表 6.2 所示。

表 6.2 某单位体质测定统计表

项目	指标	全体	男子	女子	备注
骨密度	人数/人	232	155	77	实际参加测试的人数
	平均年龄/岁	44	46	41	—
	BQI*	86.3	88.1	82.7	仪器测定的指标值
	BQI<80 的人数/人	92	54	38	骨密度不足
	BQI<70 的人数/人	37	20	17	骨密度较不足
	BQI<60 人数/人	12	6	6	疑似骨质疏松
体成分	人数/人	211	146	65	实际参加测试的人数
	平均年龄/岁	44	45	40	—
	身体脂肪比率/%*	—	23	27.9	标准：男<25，女<30
	腰臀比*	—	0.89	0.85	标准：男<0.90 女<0.85
	BMI*	23.7	24.4	22.1	标准：18.5～23.9
	身体评估/分*	80	80.2	79.7	标准分：>80 分为较好
	肥胖度/%*	108	110	103	90%～110%为正常
	肥胖度>110%的人数/人	77	59	18	体重过大
体成分	肥胖度>120%的人数/人	14	11	3	轻度肥胖
	体脂率>25 的人数/人	—	77	—	男子超标
	体脂率>30 的人数/人	—	—	25	女子超标
	腰臀比>0.90 的人数/人	—	75	—	男子超标
	腰臀比>0.85 的人数/人	—	—	24	女子超标
	需增加肌肉的人数/人	93	59	34	—
	需减少脂肪的人数/人	137	109	28	脂肪多 3kg 以上
体适能	人数/人	213	149	64	实测人数
	平均年龄/岁	43	44	41	—
	体力评价/分*	69	67.7	72.9	由测试系统综合评分
	健康年龄/岁*	47.2	49	43	由测试系统评定
	体力评价>80 分的人数/人	14	5	9	体力很好
	体力评价<70 分的人数/人	113	91	22	体力不足
	体力评价<60 分的人数/人	17	17	0	体力十分不足

续表

项目	指标	全体	男子	女子	备注
体适能	健康年龄≤实际年龄的人数/人	32	12	20	健康良好
体适能	健康年龄>实际年龄的人数/人	181	137	44	健康一般
体适能	健康年龄大5岁的人数/人	86	77	9	健康不足
体适能	健康年龄大10岁的人数/人	6	6	0	健康严重不足

注：* 为测试指标，其值为测试平均值(标黄处)。

(4) 根据需要细化计算各项指标人数百分比。此项统计反映的是该团体在测试指标上的相对值，如表6.3所示。

表6.3 某单位体质测定指标统计的人数百分比表

项目	指标	全体	男子	女子	备注
骨密度	人数/人	232	155	77	实测人数
骨密度	BQI<80 人百分数/%	40	35	49	骨密度不足
骨密度	BQI<70 人数百分数/%	16	13	22	骨密度较不足
骨密度	BQI<60 人百分数/%	5	4	8	疑似骨质疏松
体成分	人数/人	211	146	65	实测人数
体成分	肥胖度>110%的人数	36	40	28	体重过大
体成分	肥胖度>120%的人数	7	8	5	轻度肥胖
体成分	体脂率>25 的人数百分数/%	—	52	—	男子超标
体成分	体脂率>30 的人数百分数/%	—	—	38	女子超标
体成分	腰臀比>0.90 的人数百分数/%	—	51	—	男子超标
体成分	腰臀比>0.85 的人数百分数/%	—	—	37	女子超标
体成分	需增加肌肉的人数百分数/%	44	40	52	—
体成分	需减少脂肪的人数百分数/%	65	75	43	需减3kg以上
体适能	人数/人	213	149	64	实测人数
体适能	体力评价>80 分的人数百分数/%	7	3	14	体力很好
体适能	体力评价<70 分的人数百分数/%	53	61	34	体力不足
体适能	体力评价<60 分的人数百分数/%	8	11	0	体力十分不足

续表

项目	指标	全体	男子	女子	备注
体适能	健康年龄≤实际年龄的人数百分数/%	15	8	31	体质健康
	健康年龄＞实际年龄的人数百分数/%	85	92	69	健康一般
	健康年龄大5岁的人数百分数/%	40	52	14	健康不足
	健康年龄大10岁的人数百分数/%	3	4	0	健康严重不足

注：标红处为人数百分比较大的数据，反映团体的主要趋势。

(5)根据统计结果撰写报告。职工体质测定情况简报示例见小贴士。

【小贴士：职工体质测定情况简报】

体质是指人体的质量，它是遗传性和获得性基础上表现出来的人体形态结构、生理机能和心理因素的综合的、相对稳定的特征。体质的范畴包括人体形态结构、生理功能、运动能力和心理因素等方面，体质强弱就是由这些方面综合反映出来的。体质与健康有着紧密的联系，体质既是健康的基础，也是健康的外在表现。为配合国民体质监测工作，特聘请国民体质监测中心对单位职工232人进行了体质测定，现将测定情况简要汇报如下(测定数据另附)。

1.骨密度

骨密度可反映骨骼结构的紧密程度。骨骼是人体的支架和日常活动、运动的主角之一，骨结构越紧密越有韧性越能承受自体的重量和外界的冲击力。中国人的BQI成年男子平均为80，女子略低。

从232人的测定情况看，BQI在80以下的人占40%，有5%的人有骨质疏松倾向。骨密度不足与年龄、遗传、钙的吸收、钙的流失、运动锻炼有密切联系。骨密度不足也表明有缺钙和骨质疏松现象，严重者会出现疼痛、抽搐和部分运动功能丧失。

2.身体成分

身体成分测定可准确反映人体水分、骨骼、肌肉、脂肪的重量，进而判定一个人身体成分组成是否合理。身体成分保持一定的比例是衡量一个人身体健康的标准。

测定情况表明，211人中，体形偏胖、脂肪较多的人占绝大多数，其中，40%的男子和28%的女子体重超出本人的标准体重10%以上，需要减少3kg以上脂肪的人占了65%，而且有44%的人肌肉量不足，存在"低肌肉高脂肪"的现象。另外，占75%的人脂肪分布不均匀，脂肪集中在腹部及内脏，形成"奶油肚"或"大腹便便"。身体脂肪超标与营养过剩、药物刺激、运动不足、遗传、生活习惯等有关，脂肪过多容易出现血压高、血糖高、血管硬化等现象，导致高血压、冠心病、糖尿病、脑血栓等疾病产生。

3. 体适能

体适能测定可反映人的心肺功能、肌肉力量、肌肉耐力、爆发力、反应能力、平衡能力等，从而判定在相同条件下一个人的体力体能和健康水平如何。

本项测定有213人参加，只有7%的人体力很好，15%的人健康年龄等于或低于实际年龄，而85%的人未达到与自己实际年龄相适应的运动能力，其健康年龄超过了实际年龄，更有40%的人体力较差，健康年龄超过实际年龄5岁。运动能力与遗传、过去和现在的运动经历、营养、生活习惯、疾病等有关，运动能力不足，表明机体活动能力、机体新陈代谢能力、对环境和自然的适应能力、对疾病和伤害的抵抗能力不够，往往表现为人体处于健康和疾病之间的"亚健康"状态。

4. 男女比较

从总体上看，以上三类测定有一定的性别差异，表现为男子骨密度好于女子，女子的身体成分和运动能力评价好于男子。

5. 小结

本次测定基本上反映出了单位职工的体质现状，从整体看来，职工的体质状况不容乐观，骨密度不足、身体脂肪超标、体力不足的现象较普遍，真正处于良好健康状况的职工仅占10%~20%，亚健康状态的职工占大多数。导致这种状况的原因有多种多样：工作、生活与环境的压力，职业特点，个人的生活规律与习惯，营养结构，运动习惯，运动场地与器具，自我意识，等等。要改进职工的体质状况，需从单位和个人两方面着手。建议各单位重视宣传和开展全民健身运动，制定切实有效的职工健康工作计划和措施，适当增加运动场地、器材和工间活动时间，经常组织职工进行体育锻炼和健康娱乐活动，定期进行体质测定。建议职工个人重视自己的健康，重视自己的生命，彻底改变健康观念，将"健康透支"转变为"健康投资"，投资时间、投资精力、投资金钱于自身的个人健康中，积极参加各种各样的体育锻炼，养成良好的生活习惯和运动习惯，增强体质享受生命！

本次测定得到各级领导、工会的支持和单位职工的积极配合，在此一并致谢！

（本次测定由于是在单位第一次进行，可能会受到炎热气候、被试心态、被试技巧等的影响，个别职工没能反映出真实水平，因此本简报数据仅供内部参考。）

【本章重点】

1. 咨询的重要性、咨询的作用、咨询应具备的知识、咨询技巧。
2. 健康综合建议书、团体报告的编写。

【练习题】

1. 为什么说咨询是体质测定的核心？
2. 咨询的作用有哪些？
3. 作为一名合格的咨询员，需要储备哪些体育运动知识？
4. 咨询人员需要了解哪些医学知识？
5. 简述运动处方的要点。
6. 试根据体质测试数据编写一份团体测试评价报告。

参 考 文 献

[1] 张艺宏,何仲涛.国民体质检测结果的解读与咨询[J].四川体育科学,2009(3):98-103.
[2] 张艺宏.试述国民体质测定服务工作中的咨询[J].体育与科学,2009,30(3):59-62.
[3] 中国营养学会.《中国居民膳食指南(2016)》[M].北京:人民卫生出版社,2016.

第 7 章 数据整理与统计分析

国民体质监测的数据整理是一项需要花费较长时间和较多精力进行数据合并、数据筛查、异常数据剔除的工作，是统计分析前的基础工作。而体质监测数据的统计分析是体育统计的一个重要应用领域，是体质监测工作的重要工作环节和内容，是撰写监测公报、监测报告和研究报告的基础。

7.1 国民体质监测数据的整理

在统计学中依据分析研究目的，对测试原始数据要进行合并汇总、样本的分组分类、审核清理等，使之成为能够反映总体特征的数据，这一过程称为数据的整理。

在体质监测工作中，数据的整理是非常重要的一个环节，既能发现测试环节的问题，又是做好统计分析的基础。

7.1.1 数据合并

数据合并是数据整理的第一步，就是将已经录入数据库的数据按分组要求进行合并。例如，各监测站点的数据在各市级国民体质监测中心进行数据合并，各市级国民体质监测中心的数据在各省级国民体质监测中心进行数据合并（图 7.1）。国家点的数据直接报国家国民体质监测中心进行合并。

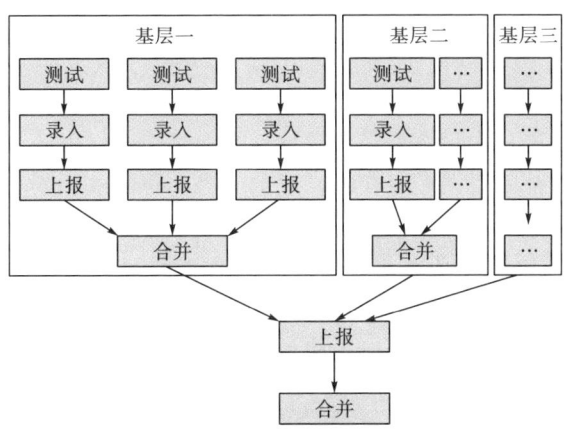

图 7.1 数据上报与合并

为了成功地进行数据合并，在数据录入时需统一录入格式，无论是通过专门的软件录入还是直接在原始库界面进行录入都应有统一录入格式的模板，对各个字段的内容、数据格式(字符型或数字型)、数据长度(如小数位)进行规定，否则会出现数据错位甚至根本不能合并的情况(图7.2)。

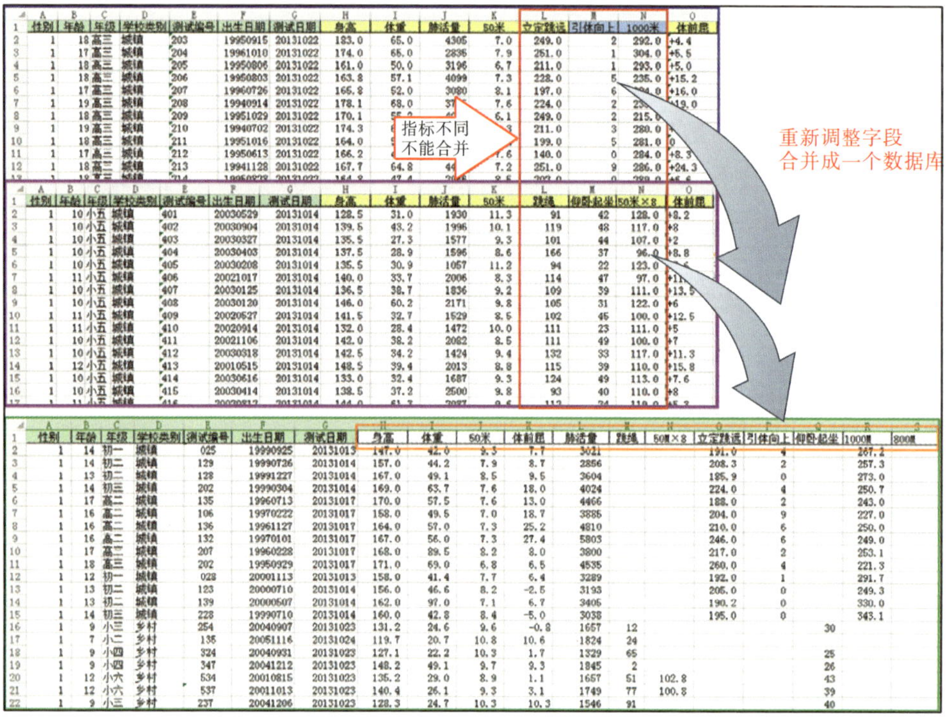

图7.2 原始数据库的合并

7.1.2 数据的审核

1. 数据审核的原因

体质测试的数据，为什么在进行统计计算前必须进行审核呢？测量的基本理论认为，任何测量都是有误差存在的，理论上讲，我们永远测不到真实值，只是把无数次测量得到的近似值作为真值。因此，实测值＝真值＋误差(即 $X = T + E$)。而误差就是样本测得值与其真实水平存在的差异。由于测量仪器、测量技术、测量方法、测量条件、测量水平、测量态度等的限制和影响，误差是不可避免的，但可以在研究工作中尽量设法减少误差。误差可分为以下几种。

1)随机误差

随机误差又称为偶然误差，是指在测量中由一些主观或客观偶然的、不易控制的因素引起的误差。如天气、温度、方法不规范等。

2）系统误差

在测试中由于测试仪器未校正或测试人员操作中的偏差造成的误差称为系统误差。如仪器没有校准、电压偏差、方法出错等。它不可能通过扩大样本量而消除或减小。但通过测试前严格校正仪器及培训测试人员统一操作细则，可以避免系统误差。

3）过失误差

过失误差是测试人员在测试过程中的过失造成的。例如，在仪器上读数的误差，记录时的笔误，电脑录入时的错误等。更为严重的是人为故意过失，如编造、改写数据等。过失误差造成的误差数有时会很大，它对计算结果的准确性的影响比其他几类误差要大得多。

4）抽样误差

抽样误差是抽取的样本与其总体之间的差异，即使严格采用了随机抽样的方法也不能避免的。随着样本量扩大抽样误差会缩小。

5）配合误差

配合误差主要是指受试者对测试不配合而引起的误差。由于受试者对测试不了解、不理解，没按要求进行测试，或者不认真测试，没有反映出受试者的真实水平。配合误差一般发生在受试者主动用力的项目上，它会使测试值低于受试者的真实水平。消除配合误差的方法是测试前做好宣传工作，测试中教会受试者用力方法和技巧，并鼓励受试者全力以赴完成好每个项目的测试。

减少误差的方法包括：

（1）确定合适的样本量。抽样误差是样本与总体的差别。理论上讲，样本越大抽样误差越小。但是，样本越大成本也越大，由于种种原因，有时反而会使误差增大。由于误差的存在，在进行体质监测工作前，要根据实际情况确定样本含量，设法减小抽样误差。样本太少会导致抽样误差，而样本量太大则会出现随机误差、过失误差和配合误差。

所谓"抽样"就是抽取一定数量的样本来了解总体的情况。为满足所抽样本能基本上代表总体，则要充分考虑：①随机性（不同群体有不同特点）；②样本分层（年龄、性别、城乡、职业等）；③样本量（大、小）。理论上一个测试采样点的一个组别（如城镇男子 20～24 岁组）的样本量达到 30 个以上才能符合统计要求。

（2）正式测试前，要严格校正测试仪器、培训测试人员以便消除或减少系统误差和过失误差。

（3）测试完成后，必须进行严格的数据审核，把其中错误的、可疑的数据剔除或更正后，才能进行统计计算。同时在统计分析时，必须进行各种统计检验（如 T 检验、U 检验等），根据统计检验的结果做出研究结论。

2. 数据审核的方法

1）排序法

排序法也称为极值法，是在数据库合并后应首先进行的数据审核方法，虽然该方法简单，但非常有效。方法是：打开原始数据库，对每个指标进行排序（升序或降序），找出数据两端的极小值和极大值（图 7.3），根据经验判断出的可疑数据。可疑值的判断可参考《国民体质监测工作手册》中的"复测参考表"。对可疑值可采用以下三种方法。

（1）对错误明显的可疑数据可直接删除。

（2）不能确认的可疑数据可对照原始数据登录卡进行处理。

（3）对其余的、无把握的可疑数据进行标注（如标成红字或标成黄底），待其他方法审核。

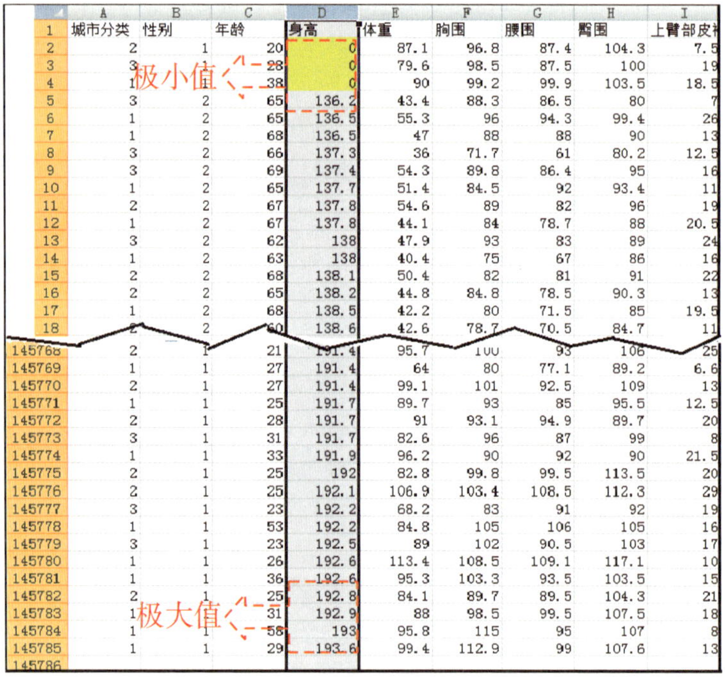

图 7.3 身高排序所得结果

2）标准差法

按正态分布的原理，一个数据落在平均数±3S以外的概率只有 0.27%，这是出现可能性极小的小概率事件（图 7.4）。通常根据某项测试指标的平均数和标准差，用平均数±3S的值作为审核时的参考范围。因此，跑出3S范围的值都应列入可疑数据。对单个指标采用标准差法审核的方法包括：①计算单项指标的平均数与标准差；②计算出±3S的值；③筛选并标注库中超出±3S的数据。

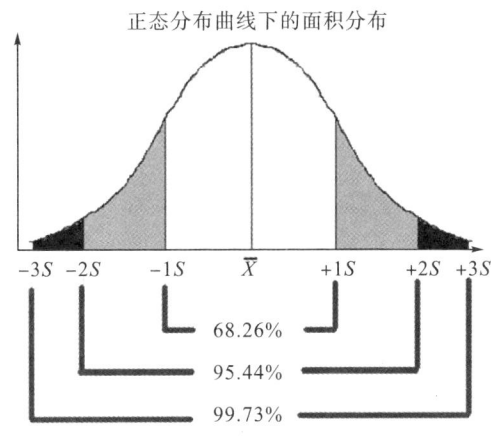

图 7.4　标准正态分布理论定义的面积分布

3. 辑分析法

数据审核时，利用指标间的比例关系做逻辑分析是很重要的方法。例如，身高和体重是有关联的，体重与腰围、臀围有关联，体型与肺活量有关联，身体素质间也是有关联的。这些关联表现出来的规律就是逻辑。我们可以通过大样本的统计来建立两个或几个指标间的逻辑方程式，从而判定某个测试值是否符合逻辑，是否是可疑数据。

例如，幼儿的坐高与身高是有一定的比例的，2000 年国家监测的统计资料，6 岁男幼儿(坐高/身高)×100 的平均数为 55.9，其标准差为 1.81。如果发现一个 6 岁男幼儿的(坐高/身高)×100 的值与平均数相差很多，那就可以肯定坐高或身高必有一个是错的。

又如，用两个指标的比例来审核，比单纯用身高、坐高的绝对值来审核还更容易发现错误数据。如规定 6 岁男孩的身高审核范围为 108~145cm，坐高为 55~85cm。某男孩身高 110cm、坐高 80cm 这两个值都没有超出范围，但是计算比值(80/110)×100=72.7，大大超过 6 岁幼儿 55.9 的平均数，再把 110－80=30(cm)就可以看出，哪有这样短腿的小孩？所以，用逻辑检查法检查可疑数据是很好的办法。

进行逻辑审核时，可根据复测参考表的逻辑范围，利用计算机编写每一项指标的逻辑检查公式，对原始数据库进行逻辑检查，并将可疑数据标注。国家国民体质监测中心在 2000 年、2005 年体质监测数据的基础上，研制了检测指标之间的逻辑关系检验公式，可以对有关联的指标(如体重与身高、体重与腰围、身高与腰围、体重与肺活量等)根据方程式进行逻辑筛查。

男性部分年龄组[身高 X—体重 Y]逻辑检验方程式如下。

男性 3~6 岁为

$$Y = 49.9017 - 0.9643X + 0.0067X^2 \text{(体重上限)}$$
$$Y = -84.623 + 1.6647.9643X - 0.0070X^2 \text{(体重下限)}$$

男性 20~29 岁为
$$Y = 71.5611 - 1.1062X + 0.0072X^2 \text{(体重上限)}$$
$$Y = -44.371 + 0.5764X - 0.0005X^2 \text{(体重下限)}$$

男性 60~69 岁
$$Y = -103.67 + 1.1811X \text{(体重上限)}$$
$$Y = -7.4967 - 0.1839X + 0.0028X^2 \text{(体重下限)}$$

比如，将身高175厘米代入20~29岁组计算，可得到体重上限为98.5公斤，下限为41.2公斤，高于上限或低于下限的数据就是可疑数据。

4. 专家筛查法

专家筛查法就是请有经验的专家对采用以上方法筛选并标注出来的可疑数据进行甄别，决定保留还是删除。在近两次国家国民体质监测数据处理的最后阶段，都采用了专家筛查法来审核数据，保证了数据的质量(图7.5)。

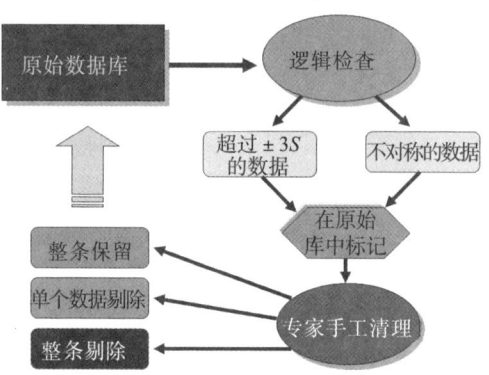

图 7.5 国家国民体质监测数据筛查流程

专家们对凡是超出审核范围的数据都要一个一个仔细审核，但是，可疑数据并不是一律都要删除，经过核对或逻辑分析后，可以排除疑点的数据应该保留，参加计算，凡是不能排除疑点的数据，必须剔除，不能参加计算。对可疑数据不允许人为地臆造、修改。

7.1.3 异常数据的处理

1. 审核数据的处理

在审核中发现可疑数据、异常数据、错误数据时，首先是复查，排除可疑数据,对真实数据要保留,对错误数据要查原始登记表并进行修改,对不能排除疑点的数据,要剔除。剔除是指删除出现可疑数据的这个受测者的所有记录。由于误差的客观存在,在确定抽样样本时应考虑适当扩大样本量,以保证在剔除异常数据后样本量仍然适合统计并反映总体水平。

从统计角度讲,体质测定的多数指标在一个组别的样本量超过 200 后,平均数和标准差就基本稳定,即使再增加至几百、几千,也不会有多大变化。而国家层面、省市层面的测试样本量,一个组别都在 1000 人以上,所以经验告诉我们,在审核数据时要尽可能剔除可疑数据,确保数据的真实性。

2. 作弊数据的处理

国民体质监测工作抽样样本量多,分组严格,组织、测试、数据管理的工作量大,个别地方和单位由于人手不够、工作经费有限,为了完成任务,凑齐人数,采取了少测多报的作弊手段。这会使数据统计出现严重的人为误差,使统计出来的结果不能反映真实情况。

对检查出来的作弊数据要采用"零容忍"的态度,批量删除该测试点或测试地区的数据。因为一旦这批数据合并到上一级数据库会使全部数据失真,国民体质监测就会失去意义。

常见作弊方法有以下三种。

(1)完全复制。将一个人的数据多次复制到一个数据库中。这是作弊最简单、最省事的方法,但也是最笨的方法,最容易被检查出来。因为是完全复制(或重复追加),在原始库中可以看到有完全一样的记录,一般用姓名字段或其他字段排序就能发现。对复制的记录要彻底删除。

(2)修改复制。将一个人的数据进行部分改动,反复复制到同一数据库中。这种方法比起完全复制有一定隐蔽性,但作弊者为了省事,修改比较少,所以还是能从中发现重复之处。

(3)编造数据登录书。将没有测试的人进行登录,编造虚假测试数据。这种作弊方式隐蔽性更大,很不容易被发现。一方面可以审查原始数据登录书,如果同一张数据登录书(或数张数据登录书)的笔迹是一人的就有很大"嫌疑";另一方面可以用小样本的方法,统计几个分组样本的情况,如果出现离散值很接近,标准差很小,也是有嫌疑的。编造的人一般是工作人员,对指标和测试结果的范围有一定了解,编造的数据都在编造者理想的范围内,每个"受试者"的同一指标数据都很接近。

3. 数据加权

"加权"是数学统计中的一个名词。在统计中,计算平均数等指标时对各个变量值具有权衡轻重作用的数值就称为权数。如果在计算时加上权数的影响,就称为加权。

例如,学校算期末体育成绩,平时占20%,期中考试占30%,期末考试占50%,假如某人平时得了91分,期中考试得了84分,期末考试92分,如果是算数平均,那么就是(91分+84分+92分)/3=89分,而加权处理后就是91分×20%+84分×30%+92分×50%=89.4分。因为期末考试的得分最高且权数最重,所以加权处理的得分因为权重不同而高于算数平均分。

这是在已知权重的情况下,那么未知权重的情况下呢?想知道两个班的体育加权平均值,甲班50人,平均80分,乙班60人,平均82分,算数平均是(80分+82分)/2=81分,依据人数加权后是(50人×80分+60人×82分)/(50人+60人)=81.09分。

还有一种情况是人为规定权重(类似第一种)。例如,你觉得专家的分量比较大,老师其次,学生最低,设定相应的权重(权重系数)为0.5∶0.3∶0.2。满分10分的情况下,对某人打分时,专家打8分,老师打6分,学生打7分,那么加权后就是8分×0.5+6分×0.3+7分×0.2=7.2分,而算数平均的话就是(8分+6分+7分)/3=7分。

在计算加权平均数时,权数可以表示总体中的各种成分所占比例:权数越大的数据在总体中所占的比例越大,它对加权平均数的影响也越大。也就是说,数据中的每个点对于平均数的贡献并不是相等的,有些点要比其他的点更加重要。

另外,体质监测与流行病学调查以及一些大型的社会调查一样,是通过抽样来反映总体情况,每个样本所代表的群体量有一定对应关系,必须通过加权方法来消除误差,减少干扰,获得真实信息。

再举一个例子,地区一100人参加体质测试,如果测试结果有20人为"优秀",则样本的"优秀率"为20%。地区二100人参加体质测试,如果测试结果有15人"优秀",则样本的"优秀率"为15%。表面看地区一的"优秀率"比地区二多5%,有明显差异。如果调查是完全随机抽取的,这个结论没有错,但不是绝对正确。因为两个地区是等量抽样的,没有考虑各地区的人口总数。而每一个被调查样本所代表的人数是不同的(表7.1)。

表7.1 抽样人数与实际人数的对应关系

	人口总数	每个受试者所代表的人数	优秀人数的代表率
地区一	200万	200万/100=20000(人)	(1/20000)×20=1‰
地区二	100万	100万/100=10000(人)	(1/10000)×15=1.5‰

不难看出,若按人口基数加权以后的表达,地区二"优秀"人口的比例更高。因此可在调查设计时按人口比例抽取样本,如本例的地区一抽200人,地区二抽100人,两个样本所代表的人数比例一致,进行差异比较时更具有说服力。

目前，国家国民体质监测数据采用等权方法统计身体形态、身体机能和身体素质指标数据，而监测中的问卷调查数据采用人口加权法进行统计处理。国家国民体质监测中心曾根据等权和加权两种统计计算方法对形态、机能、素质检测指标数据进行处理，再对两种计算结果进行比较，发现大部分指标平均数只在小数点位有差异，考虑到以往监测或调研的数据处理均采用等权计算方法，为了便于与过去历次的调研数据进行对比分析，经各方面专家讨论建议，国家国民体质监测报告的公布数据和分析数据仍采用等权计算结果。

虽然，在国家层面和省(自治区、直辖市)层面，都采用等权方法处理检测指标的数据，但我们要有数据加权的概念和思维，使我们在对数据统计结果进行分析时做到谨慎、仔细，充分考虑真实情况。监测的平均数或百分比只代表监测样本的情况，不要轻易对总体进行推断并下结论。

7.2 国民体质监测数据的统计

监测数据整理完成后，应根据监测的人群及分组进行统计，分别计算各项指标的监测结果。按照监测数据发布(如监测公报、监测报告)的要求，通常需要分年龄组计算各项指标的平均值、标准差、标准误、百分位以及最大值、最小值、变异系数，既要分年龄组、分人群计算，也要分年龄组总体计算。

7.2.1 数据计算提纲

在进行数据计算操作前，一定要知道要计算哪些指标(包括派生指标)，有哪些计算内容(如平均数、标准差、百分位数、合格率、检验等)，怎样分组等。所以拟定一个计算提纲是操作前必须做的功课，按照提纲进行操作能保证分组正确、计算有序、一次计算得到全部基本结果。

1. 幼儿人群数据计算提纲

1)计算指标

(1)形态指标 5 项，分别是身高、坐高、体重、胸围、皮褶厚度(上臂部、肩胛部、腹部)。

(2)机能指标 1 项，即安静心率。

(3)身体素质指标 6 项，分别是立定跳远、网球掷远、坐位体前屈、10 米折返跑、走平衡木、双脚连续跳。

(4)派生指标 5 项，分别是克托莱指数[体重(kg)/身高(cm)×1000]、BMI$\{$体重(kg)/[身高(m)]$^2\}$、坐高指数[坐高(cm)/身高(cm)×100]、胸围指数[胸围(cm)/身高(cm)×100]、上臂部+肩胛部+腹部皮褶厚度(mm)。

2)计算分组

(1)按性别分组：男性组、女性组。

(2)按城乡分组：城镇组、乡村组。

(3)按年龄分组：3岁组、4岁组、5岁组、6岁组。

3)计算内容

(1)各年龄分组的样本量。

(2)按分组对5项形态指标、1项机能指标、6项身体素质指标、5项派生指标进行正态分布检验。

(3)分性别、按年龄组计算5项形态指标、1项机能指标、6项身体素质指标、5项派生指标的样本量(有效值)、平均数和标准差，以及第3、10、25、50、75、90、97百分位数。

(4)分性别、城乡、按年龄组计算5项形态指标、1项机能指标、6项身体素质指标、5项派生指标的样本量(有效值)、平均数和标准差，以及第3、10、25、50、75、90、97百分位数。

(5)对5项形态指标、1项机能指标、6项身体素质指标、5项派生指标，分性别、按年龄组计算平均数，并对各组间的差异进行单因素方差分析或独立样本 t 检验。

(6)对5项形态指标、1项机能指标、6项身体素质指标、5项派生指标，分性别、城乡、按年龄组计算平均数，并对各组间的差异进行单因素方差分析或独立样本 t 检验。

(7)分性别、按年龄组计算优秀、良好、合格、不合格人数及百分数；分性别、城乡、按年龄组计算优秀、良好、合格、不合格人数及百分数。

2.学生人群数据计算提纲

学生人群的数据计算应注意两点：一是单项得分和综合评分按年级分组，因此，统计优秀、良好、合格、不合格的人数和百分比必须按年级分组；二是单项指标数据统计既可按年级分组，也可按年龄分组。由于一个年级的年龄差别至少有1~3岁，按年级统计单项指标会出现较大误差，习惯上都按年龄分组来统计单项指标数据。

1)计算指标

(1)形态指标2项，分别是身高、体重。

(2)机能指标1项，肺活量。

(3)身体素质指标9项，分别是50米跑、坐位体前屈、1分钟跳绳、1分钟仰卧起坐、引体向上(男)、立定跳远、50米×8往返跑、800米跑(女)、1000米跑(男)。

(4)派生指标2项，分别是克托莱指数、BMI。

2)计算分组

(1)按性别分组：男性组、女性组。

(2)按城乡分组：城镇组、乡村组。

(3)按年级分组：小学一年级、小学二年级、小学三年级、小学四年级、小学五年级、小学六年级、初中一年级、初中二年级、初中三年级、高中一年级、高中二年级、高中三年级、大学一二年级、大学三四年级。

(4)按年龄分组：7岁组、8岁组、9岁组、10岁组、11岁组、12岁组、13岁组、14岁组、15岁组、16岁组、17岁组、18岁组、19岁组、20岁组。

3)计算内容

(1)各年级分组(或年龄分组)的样本量。

(2)按分组对2项形态指标、1项机能指标、9项身体素质指标、2项派生指标进行正态分布检验。

(3)分性别、按年级组计算2项形态指标、1项机能指标、9项身体素质指标、2项派生指标的样本量(有效值)、平均数和标准差，以及第3、10、25、50、75、90、97百分位数(或分性别、按年龄组计算2项形态指标、1项机能指标、9项身体素质指标、2项派生指标的样本量、平均数和标准差，以及第3、10、25、50、75、90、97百分位数)。

(4)分性别、城乡、按年级组计算2项形态指标、1项机能指标、9项身体素质指标、2项派生指标的样本量(有效值)、平均数和标准差，以及第3、10、25、50、75、90、97百分位数(或分性别、城乡、按年龄组计算2项形态指标、1项机能指标、9项身体素质指标、2项派生指标的样本量、平均数和标准差，以及第3、10、25、50、75、90、97百分位数)。

(5)对2项形态指标、1项机能指标、9项身体素质指标、2项派生指标，分性别、按年级组计算平均数，并对各组间的差异进行单因素方差分析或独立样本t检验(或对2项形态指标、1项机能指标、9项身体素质指标、2项派生指标，分性别、按年龄组计算平均数，并对各组间的差异进行单因素方差分析或独立样本t检验)。

(6)对2项形态指标、1项机能指标、9项身体素质指标、2项派生指标，分性别、城乡、按年级组计算平均数，并对各组间的差异进行单因素方差分析或独立样本t检验(或对2项形态指标、1项机能指标、9项身体素质指标、2项派生指标，分性别、城乡、按年龄组计算平均数，并对各组间的差异进行单因素方差分析或独立样本t检验)。

(7)分性别、按年级组计算优秀、良好、合格、不合格人数及百分数；分性别、城乡、按年级组计算优秀、良好、合格、不合格人数及百分数。

3. 成年人数据计算提纲

1)计算指标

(1)形态指标6项，分别为身高、体重、胸围、腰围、臀围、皮褶厚度(上臂部、肩胛部、腹部)。

(2)机能指标4项，分别为安静心率、血压(收缩压、舒张压)、肺活量、台阶指数。

(3)身体素质指标8项，分别是坐位体前屈、握力、背力、纵跳、闭眼单脚站立、选择反应时、俯卧撑(男)、1分钟仰卧起坐(女)。

(4)派生指标7项。分别为克托莱指数、BMI、胸围指数[胸围(cm)/身高(cm)×100]、肺活量(mL)/身高(cm)、腰臀比[腰围(cm)/臀围(cm)]、腰围指数[腰围(cm)/身高(cm)×100]、上臂部＋肩胛部＋腹部皮褶厚度(mm)。

2)计算分组

(1)按性别分组：男性组、女性组。

(2)按工作种类分组：城镇体力劳动组、城镇非体力劳动组、农民组。

(3)按年龄分组：20～24岁、25～29岁、30～34岁、35～39岁、40～44岁、45～49岁、50～54岁、55～59岁。

3)计算内容

(1)各年龄分组的样本量。

(2)按分组对6项形态指标、4项机能指标、8项身体素质指标、7项派生指标进行正态分布检验。

(3)分性别、按年龄组计算6项形态指标、4项机能指标、8项身体素质指标、7项派生指标的样本量(有效值)、平均数和标准差，以及第3、10、25、50、75、90、97百分位数。

(4)分性别、不同工作种类、按年龄组计算6项形态指标、4项机能指标、8项身体素质指标、7项派生指标的样本量(有效值)、平均数和标准差，以及第3、10、25、50、75、90、97百分位数。

(5)对6项形态指标、4项机能指标、8项身体素质指标、7项派生指标，分性别、按年龄组计算平均数，并对各组间的差异进行单因素方差分析或独立样本T检验。

(6)对6项形态指标、4项机能指标、8项身体素质指标、7项派生指标，分性别、不同工作种类、按年龄组计算平均数，并对各组间的差异进行单因素方差分析或独立样本T检验。

(7)分性别、按年龄组计算优秀、良好、合格、不合格人数及百分数；分性别、不同工作种类、按年龄组计算优秀、良好、合格、不合格人数及百分数。

4. 老年人数据计算提纲

1）计算指标

（1）形态指标 6 项。分别为身高、体重、胸围、腰围、臀围、皮褶厚度（上臂部、肩胛部、腹部）。

（2）机能指标 3 项。分别为安静心率、血压（收缩压、舒张压）、肺活量。

（3）身体素质指标 4 项。分别为坐位体前屈、握力、闭眼单脚站立、选择反应时。

（4）派生指标 7 项。分别是克托莱指数、BMI、胸围指数、肺活量/身高、腰臀比、腰围指数、上臂部+肩胛部+腹部。

2）计算分组

（1）按性别分组：男性组、女性组。

（2）按城乡分组：城镇组、乡村组。

（3）按年龄分组：60~64 岁、65~69 岁。

3）计算内容

（1）各年龄分组的样本量。

（2）按分组对 6 项形态指标、3 项机能指标、4 项身体素质指标、7 项派生指标进行正态分布检验。

（3）分性别、按年龄组计算 6 项形态指标、3 项机能指标、4 项身体素质指标、7 项派生指标的样本量（有效值）、平均数和标准差，以及第 3、10、25、50、75、90、97 百分位数。

（4）分性别、城乡、按年龄组计算 6 项形态指标、3 项机能指标、4 项身体素质指标、7 项派生指标的样本量（有效值）、平均数和标准差，以及第 3、10、25、50、75、90、97 百分位数。

（5）对 6 项形态指标、3 项机能指标、4 项身体素质指标、7 项派生指标，分性别、按年龄组计算平均数，并对各组间的差异进行单因素方差分析或独立样本 t 检验。

（6）对 6 项形态指标、3 项机能指标、4 项身体素质指标、7 项派生指标，分性别、城乡、按年龄组计算平均数，并对各组间的差异进行单因素方差分析或独立样本 t 检验。

（7）分性别、按年龄组计算优秀、良好、合格、不合格人数及百分数；分性别、城乡、按年龄组计算优秀、良好、合格、不合格人数及百分数。

7.2.2 统计表的制作

1. 原始统计表

原始统计表反映各项指标的样本量(n)、最大值、最小值、平均数、标准差、标准误等。这是最基本的统计表，要分性别、年龄、城乡等把每项指标的统计结果列于统计表上，一般保留两位小数，如果有标准误或变异系数可保留4位小数(表7.2)。原始统计表包含了单个指标的全部统计信息，可全面反映该指标的特点与趋势。原始统计表应列于监测报告的统计数据部分。

表7.2 成年人身高数据统计表

	年龄组/岁	n/人	最大值/cm	最小值/cm	平均数/cm	标准差/cm	标准误/cm
男	20～24	1722	197.00	140.00	168.87	5.55	0.1339
	25～29	1653	187.00	142.00	168.37	5.66	0.1393
	30～34	1667	187.40	143.00	167.38	5.82	0.1428
	35～39	1631	187.90	143.30	167.08	5.77	0.1431
	40～44	1723	187.40	143.40	166.01	5.95	0.1435
	45～49	1724	188.90	143.00	165.24	6.40	0.1543
	50～54	1713	190.00	140.00	164.08	6.55	0.1585
	55～59	1601	192.60	140.60	163.41	6.42	0.1606
女	20～24	1719	177.40	140.20	157.74	5.41	0.1307
	25～29	1684	175.00	140.00	156.95	5.49	0.1340
	30～34	1730	175.30	140.60	156.29	5.32	0.1279
	35～39	1633	174.20	140.00	156.00	5.27	0.1306
	40～44	1741	173.00	139.70	155.43	5.53	0.1327
	45～49	1702	175.00	138.60	154.67	5.61	0.1362
	50～54	1723	184.00	134.50	153.81	5.45	0.1314
	55～59	1569	173.00	139.00	152.89	5.58	0.1409

2. 派生统计表

派生统计表是根据原始统计表，以简化的形式集中描述统计结果，便于查看、对照和制作图形。

1)单指标简要统计表

单指标简要统计表一般含有分组信息和样本量、平均数和标准差的数据，用于报告、研究论文中的单指标分析和不同人群的比较(表7.3)。在研究论文中要注意同时公布分组信息、样本量、平均数、标准差,使阅读者能清晰地了解测试分组、测试量、指标的集中趋势和离散程度信息,以评判测试及数据的可靠性。另外也便于他人在进行相关研究时引用数据进行差异比较。

表7.3 成年人身高统计表

	年龄组/岁	n/人	平均数/cm	标准差/cm
男	20~24	1722	168.87	5.55
	25~29	1653	168.37	5.66
	30~34	1667	167.38	5.82
	35~39	1631	167.08	5.77
	40~44	1723	166.01	5.95
	45~49	1724	165.24	6.40
	50~54	1713	164.08	6.55
	55~59	1601	163.41	6.42
女	20~24	1719	157.74	5.41
	25~29	1684	156.95	5.49
	30~34	1730	156.29	5.32
	35~39	1633	156.00	5.27
	40~44	1741	155.43	5.53
	45~49	1702	154.67	5.61
	50~54	1723	153.81	5.45
	55~59	1569	152.89	5.58

2) 多指标简要统计表

多指标简要统计表是将几个或全部测试指标的统计结果列于一张表上,综合性地描述总体测试统计结果,便于了解多个指标的集中趋势的统计结果。这种表可以只含各指标分年龄组的平均数,较多用于监测公报、监测报告,也可用于研究论文(表7.4)。

表 7.4 男性成年人和老年人体质监测指标平均数

指标 \ 年龄组/岁	20~24	25~29	30~34	35~39	40~44	45~49	50~54	55~59	60~64	65~69
身高/cm	168.9	168.4	167.4	167.1	166.0	165.2	164.1	163.4	162.7	161.9
体重/kg	61.9	63.8	64.0	64.7	65.1	64.5	62.9	62.8	62.2	60.7
BMI	21.7	22.5	22.8	23.1	23.6	23.6	23.3	23.5	23.4	23.1
胸围/cm	83.3	85.6	86.8	87.6	88.5	88.6	88.1	88.5	88.2	87.1
腰围/cm	74.6	77.6	79.3	80.1	81.5	81.4	81.0	81.7	82.0	81.7
臀围/cm	88.5	90.0	91.1	91.4	91.8	91.7	90.8	91.3	91.6	90.9
上臂皮褶厚度/mm	11.4	12.3	12.0	12.1	12.2	12.2	12.0	12.0	12.5	12.5
肩胛皮褶厚度/mm	13.9	15.7	15.8	16.5	16.7	16.7	16.1	16.3	16.7	16.3
腹部皮褶厚度/mm	17.1	20.6	21.3	22.8	22.6	22.5	21.5	21.1	21.1	20.3
安静脉搏/(次/min)	77.2	78.5	77.9	78.1	78.3	78.1	78.0	77.6	78.3	78.2
肺活量/mL	3469.8	3471.2	3373.6	3322.6	3142.5	3043.5	2836.5	2722.6	2430.7	2210.0
收缩压/mmHg	113.1	114.0	115.6	115.4	116.2	118.4	120.0	122.3	126.4	130.3
舒张压/mmHg	73.9	73.6	75.6	75.6	77.0	77.5	78.2	78.6	78.2	78.5
台阶指数	55.6	54.2	55.1	55.3	56.2	54.8	55.7	56.5	—	—
握力/kg	44.0	44.5	45.5	44.2	43.5	42.9	40.8	39.3	37.3	34.0
背力/kg	118.4	120.5	123.6	122.0	—	—	—	—	—	—
坐位体前屈/cm	8.7	7.9	7.3	6.0	4.9	4.4	4.0	3.5	1.5	0.1
纵跳/cm	38.1	36.1	35.1	33.8	—	—	—	—	—	—
闭眼单足站立/s	40.1	37.9	33.8	28.2	22.5	20.3	17.9	15.5	13.7	9.5
俯卧撑/个	25.8	23.6	21.1	18.6	—	—	—	—	—	—
选择反应时/s	0.46	0.47	0.48	0.50	0.53	0.55	0.59	0.62	0.69	0.73

3. 对照统计表

对照统计表就是将不同年龄不同人群的统计结果放在一张表上，便于进行相互间的对照和比较(表 7.5)。

表 7.5 成年人身高平均数分组对照表

年龄组/岁		乡村居民			城市体力劳动者			城市非体力劳动者		
		n/人	平均值/cm	标准差/cm	n/人	平均值/cm	标准差/cm	n/人	平均值/cm	标准差/cm
20~24	男	480	166.83	5.61	504	167.83	5.56	436	168.62	5.64
	女	525	156.62	5.07	517	156.86	5.32	450	158.04	5.46
25~29	男	530	166.02	5.59	507	168.06	5.91	454	168.81	5.78
	女	510	155.88	5.18	555	156.40	5.32	498	157.50	5.24
30~34	男	532	165.66	5.40	511	167.15	5.64	468	167.65	5.67
	女	481	154.99	5.01	521	156.13	5.10	480	157.62	4.95
35~39	男	505	165.25	5.55	477	167.23	5.19	435	167.53	6.03
	女	451	154.71	5.69	509	156.65	5.47	479	157.32	5.08
40~44	男	500	164.02	5.79	508	165.32	5.63	455	166.39	5.17
	女	480	154.27	5.40	501	155.72	5.05	473	156.35	5.28
45~49	男	477	163.44	6.21	523	165.19	6.08	459	166.88	6.23
	女	452	153.24	5.18	497	155.17	5.22	455	156.01	5.24
50~54	男	448	162.24	6.15	463	164.74	5.71	458	165.91	5.78
	女	470	152.66	5.28	461	154.29	4.85	381	154.79	5.19
55~59	男	471	162.18	5.74	442	164.09	6.11	406	165.43	5.39
	女	410	152.72	5.68	432	153.98	5.17	397	153.99	4.75

7.2.3 平均数、标准差与百分位数

1. 平均数

平均数是反映样本内数据平均水平(集中趋势)的最常用的统计量。如果 120 人身高的平均数=159.7cm，就说明这 120 人中，虽然身高有的高、有的矮，但其平均水平为 159.7cm。

2. 标准差

标准差是反映样本内数据的个体差异(或称离散趋势)的常用的统计量。标准差值大表示样本内数据的个体差异大，数据的离散程度大，反之，则表示样本内

数据的个体差异小。

标准差的计算公式为

$$S = \sqrt{[\sum X^2 - (\sum X)^2/n]/(n-1)} \qquad (7.1)$$

从标准差的计算公式可知道，样本量 n 小，标准差就大，加大样本量后标准差会变小，但当 n 加大至一定程度后，标准差就趋于稳定。体质测定的一些指标，如身高、体重、胸围等，当 $n>200$ 时，标准差就基本稳定，n 再增加至几百、几千，标准差也不会有多大变化。

平均数和标准差是统计数据时不可缺少的一组参数。只有平均数，没有标准差就看不出样本内个体的离散程度。例如，甲样本5人的身高为170cm、171cm、169cm、172cm、168cm。平均数为170cm，最大值为172cm，最小值为168cm，相差4cm。乙样本5人的身高为170cm、175cm、165cm、180cm、160cm。平均数也是：170cm，最大值与最小值相差20cm，可见乙样本个体离散程度比甲样本大许多。如果没有标准差，就不知道两个样本的差别，经计算甲样本标准差＝1.58cm，乙样本标准差＝7.90cm，而如果5个人身高都是170cm，则标准差＝0cm。因此，在报告或论文中平均数、标准差应该同时公布。

3. 百分位数

百分位数是将全部数据由小到大排列，并将全部数据分成100等分，以第几百分位数来反映某数值在整个数据中的分布位置。以50%位数表示这个样本的集中趋势(记为 $P50$)，以不同的百分位数来表示离散程度。用百分位数法计算出的百分位数，与正态分布时算出的平均数、标准差有以下对应关系：$P2.5$ (2.5%位数)相当于平均数减2个标准差，$P15$ 相当于平均数减1个标准差，$P50$ 相当于平均数，$P85$ 相当于平均数加1个标准差，$P97.5$ 相当于平均数加2个标准差。

百分位数常用于制订测试指标的评定标准。如果不需要制订评定标准可以不进行计算。如果样本量太小，计算出的百分位数就没有实用意义。

4. 差异检验

在体质研究中常要对一些统计量进行分析比较，例如，甲市居民平均身高为170.5cm，乙市居民平均身高为171.5cm，甲省体质综合评定优秀率为12.3%，乙省体质评定优秀率为15.1%，能不能把两个数比较一下就下结论说：甲市身高比乙市平均低1cm，乙省优秀率比甲省高2.8%？这是不行的。

因为，体质研究采用抽样的方法。假设某市20～24岁男青年共有10万人(统计学中把它称为总体)，体质监测时不可能也没有必要让这10万人全部进行测试，而只是用随机抽样的方法，从中抽出一批人(如100人)进行测试(统计学把这100人称为样本)。然后，通过样本的统计数据来了解总体的情况。根据统计学的原理，即使是非常严格的随机抽样，也总是存在抽样误差的。究竟这 1cm 和 2.8% 的差别是由于抽样误差造成的，还是两个总体之间确实存在差异？这必须经过统计检验才能得到结论。

所以，凡是对数据进行比较，就必须进行统计检验。平均数之间进行比较要用 T 检验或单因素方差分析，百分比的比较要用 U 检验或 X^2（卡方）检验。进行检验时，应根据不同的要求，选用相应的计算公式，不能弄错。

平均数之间进行 T 检验时，按公式计算出统计量 t，然后，查 T 值表上 $P_{(2)}=0.01$ 或 $P_{(2)}=0.05$ 的 T 值，按以下原则进行统计检验得出如下结论。

(1) 当计算出的 $t>$ "T 值表"上 $P_{(2)}=0.01$ 的临界值时，记为 $P<0.01$，结论：差异很显著（或差异具有高度显著性，或具有统计学意义）。

(2) 当计算出的 $t>$ "T 值表"上 $P_{(2)}=0.05$ 的临界值时，记为 $P<0.05$，结论：差异显著（或差异具有显著性，或具有统计学意义）。

(3) 当计算出的 $t<$ "T 值表"上 $P_{(2)}=0.05$ 的临界值时，记为 $P>0.05$，结论：差异不显著（或差异不具显著性，或不具有统计学意义）。

如果计算出来的结论是 $P<0.01$，那就是说经过检验，差异是抽样误差的可能性小于 1%。这就意味着两者确实有差异的可能性大于 99%，所以我们认为是有差异的。如果计算出来的结论是 $P>0.05$，那就是说经过检验，差异是抽样误差的可能性大于 5%（当然也可能是 10%、20%……），所以我们就只能说两者是没有差异了。

> **【小贴士】关于单侧检验和双侧检验**
>
> 设计 1：新方法是否优于旧方法，采用单侧检验。基于设想：新方法一定比旧方法好。
>
> 设计 2：新旧方法是否有差异，采用双侧检验。基于设想：新方法有可能好于旧方法，也可能更差。
>
> 一般认为双侧检验较保守和稳妥，而单侧检验由于充分利用了另一侧的不可能性，故更易得出差异有显著性的结论，但应慎用。应用单侧检验是有条件的，不能随意选择，只有根据专业知识可以认为 A 方法不会比 B 方法差时，才能选用单侧检验，且应在研究设计阶段即在统计分析开始之前就决定。若缺乏相应依据，一般宜选用双侧检验。
>
> 查"T 值表"时，单侧检验查 $P_{(1)}$ 栏，双侧检验则查 $P_{(2)}$ 栏。

7.2.4 平均数的差异检验

两个平均数差异的显著性检验有两种情况：一是一个总体内两样本平均数的比较，二是样本平均数与总体平均数的比较（图 7.6）。可以通过 Excel 手动计算并查"T 值表"完成，也可以通过 SPSS 的"比较均值"直接得到结果，下面分别举例。

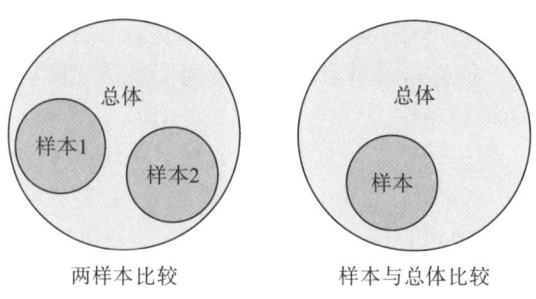

图 7.6 平均数比较的两种形式

1. Excel 对已知平均数的差异检验

例 1 对甲乙两市同年龄组男子的身高进行监测,甲市平均数($\overline{X}_1$)=167.5cm、标准差(S_1)=5.8cm、样本量(n_1)=430 人,乙市平均数($\overline{X}_2$)=168.4cm、标准差(S_2)=6.45cm、样本量(n_2)=438 人。试比较两市男子身高有无差异?

这两个样本都来自一个总体(如全国同年龄组男子),检验时采用的计算公式为

$$t = \frac{|\overline{X}_1 - \overline{X}_2|}{\sqrt{(S_{\overline{X}_1})^2 + (S_{\overline{X}_2})^2}} \qquad S_{\overline{X}} = \frac{S}{\sqrt{n}} \qquad (7.2)$$

将数据代入式(7.2)可算出 $t=2.16$。按 $n_1+n_2-2=866$,查 t 填表,$t_{0.05}=1.96$。本例 $t=2.16>1.96$,所以 $P<0.05$,差异显著。即认为两市身高平均差 0.9cm,是有统计学意义的。通俗地说 $P<0.05$ 表示:这 0.9cm 的差异是抽样误差造成的可能性小于 5%,也就是说两个总体之间存在差异的可能性大于 95%,所以,差异是有统计学意义的。

例 2 某市测得 25 岁男子的肺活量平均值($\overline{X}$)=3802mL、标准差(S)=491.1mL、样本量(n)=520 人,该年龄组肺活量全国平均值($\overline{X}$)=3757mL,问该市 25 岁男子的肺活量与全国平均水平有无差异?

由于全国已做过很大样本统计,这种样本量很大的平均数,可以看成是总体平均数 μ。所以,本例是样本平均数与总体平均数的比较,计算公式为

$$t = \frac{|\overline{X} - \mu|}{S_{\overline{X}}} \qquad (7.3)$$

将数据代入式(7.3)可算出 $t=2.09$,查 T 值表接近 $n-1=519$ 的 $t_{0.05}=1.96$,$t_{0.01}=2.59$。本例 $t=2.09>1.96$,所以 $P<0.05$,差异显著。即认为某市 25 岁男子的肺活量水平与全国同年龄的平均数之间存在差异,该市高 45mL。可通过图 7.7 所示的这个模板在 Excel 中进行快速计算。

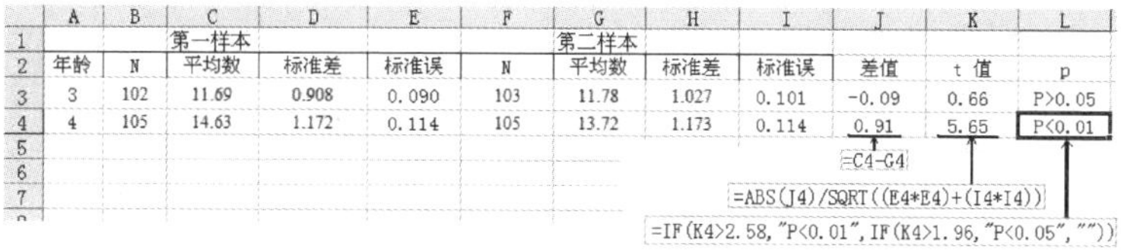

图 7.7　Excel 中对两个样本平均数的 T 检验模板

2. SPSS 对原始数据进行平均数的差异检验

例 3　现有 20~24 岁男子 8011 人的体重数据，已知男子成年人（20~59 岁）的体重全国平均数为 70.33kg，试比较 20~24 岁组与总体成年人体重有无差异。

在 SPSS 打开该数据表，选"分析"→"比较均值"→"单样本 T 检验"→"检验变量"中选入体重指标。因为已知总体均值，在"检验值"一栏输入总体均值。单击"确定"得到结果（图 7.8）。

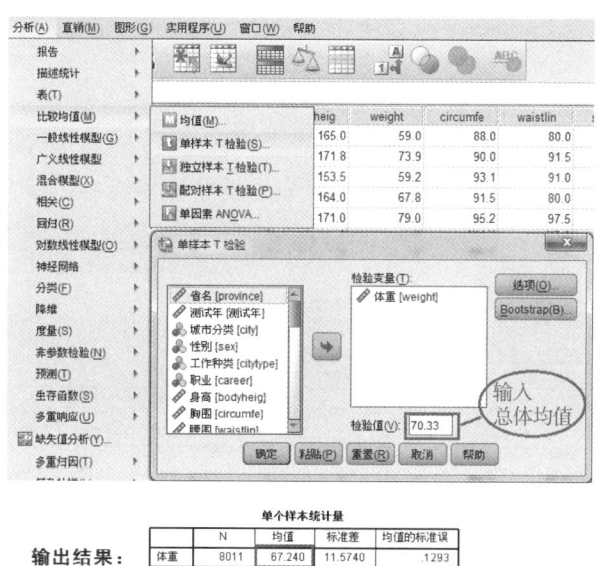

图 7.8　单样本检验 SPSS 操作与输出

本例 20~24 岁男子 8011 人的平均体重为 67.24kg，标准差为 11.57kg，$t = 23.995$，$P = 0.000$。即 20~24 岁男子组体重低于全体成年人组，差异具有统计学意义。

例 4　现有 50~54 岁男子城市非体力劳动者和乡村居民两组样本的身高数据，试比较有无城乡差异。数据表中在"城乡分类"变量里已定义乡村居民组为

1、城市非体力劳动者组为3。

在 SPSS 中选 "分析" → "比较均值" → "独立样本 T 检验" → "检验变量" 选入身高 → "分组变量" 选入城乡分类 → "定义组" 输入1（乡村）和3（城市非体力）。单击"确定"得到结果（图7.9）。

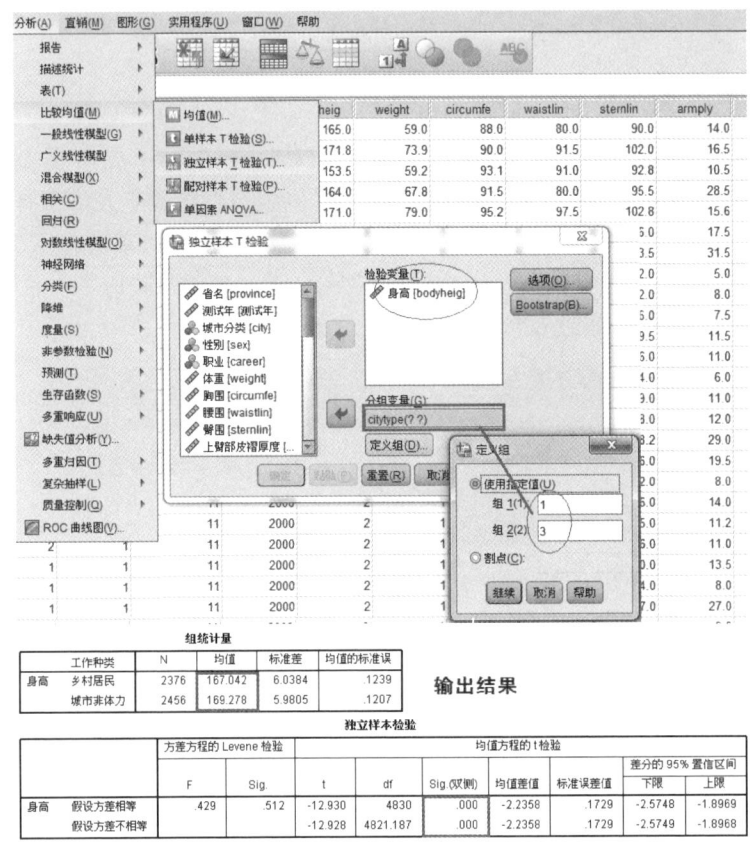

图 7.9 独立样本检验 SPSS 操作与输出

本例乡村居民 2376 人的平均身高为 167.04cm，标准差为 6.03cm，城市非体力劳动者 2456 人，平均身高为 169.27cm，标准差为 5.98cm。检验结果 $t = -12.9$，$P=0.000$，即城市非体力劳动男子组身高高于乡村男子组，差异具有统计学意义。

3. 两个样本率的差异检验

小样本的率检验要用 X^2（卡方）检验。当样本量较大、而率又不太接近 0 或 1 时，样本率的分布接近正态分布，因而可用 U 检验。

1) U 检验

做 U 检验可采用 Excel 直接计算。检验时，按公式计算出统计量 U，根据正

态分布表上的 U 值（$P=0.01$，$U=2.58$；$P=0.05$，$U=1.96$）做统计检验结论。

当计算出的 $U>2.58$（$P=0.01$ 的临界值）时，记为 $P<0.01$，结论：差异很显著。

当计算出的 $U>1.96$（$P=0.05$ 的临界值）时，记为 $P<0.05$，结论：差异显著。

当计算出的 $U<1.96$（$P=0.05$ 的临界值）时，记为 $P>0.05$，结论：差异不显著。

(1) 两样本率差异显著性 U 检验，计算公式为

$$U=\frac{|P_1-P_2|}{\sqrt{P_{合}(1-P_{合})(\frac{1}{n_1}+\frac{1}{n_2})}} \tag{7.4}$$

例5 甲单位体质测定 1532 人，总评未合格 150 人，乙单位测定 1648 人，总评未合格 124 人，试比较两单位未合格率有无差异？

将各数据代入式（7.4）得

$$P_1=150\div1532\times100\%=9.79\%,\ P_2=124\div1648\times100\%=7.52\%$$
$$P_{合}=(150+124)\div(1532+1648)\times100\%=8.61\%$$
$$U=2.28$$

本例 $U=2.28>1.96$，则 $P<0.05$，差异显著。即认为甲单位未合格率高于乙单位，差异具有显著性。

可通过图 7.10 所示的这个模板在 Excel 中进行快速计算。

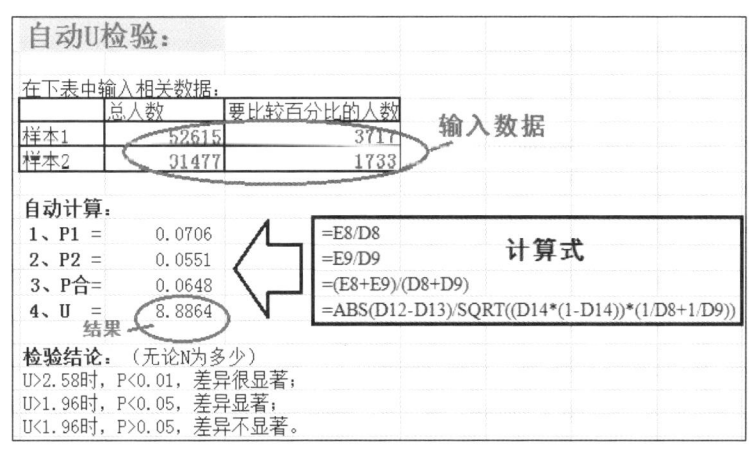

图 7.10　Excel 中对两个样本率的 U 检验模板

(2) 样本率与总体率的差异显著性 U 检验，计算公式为

$$U=\frac{|P-P_{总}|}{\sqrt{\frac{P(1-P)}{n}}} \tag{7.5}$$

例6 某单位体质测定成年人3005人，总评优秀450人，而全国成年人体质监测优秀率为12.1%，试问该单位体质优秀率与全国有无差异？

将数据代入式（7.5）得

$$P = 450/3005 \times 100\% = 14.98\%, \quad P_{总} = 12.1\%$$
$$U = 4.42$$

本例$U = 4.42 > 2.58$，$P < 0.01$差异很显著。即认为该单位体质优秀率高于全国，差异很显著。

2) X^2检验

X^2（卡方）检验可用于两个率或两个构成比、多个率或多个构成比之间的差异显著性检验。

下面举例说明两个率在SPSS中进行X^2检验的步骤。

例7 根据测试数据考察成年甲组（20~39岁）与老年组（60~69岁）体质评价的优秀等级比例上有无显著性差异。

(1) 建立交叉表，统计各年龄组体质评价各等级的人数与百分比。

在SPSS中选"分析"→"描述统计"→"交叉表"→"行"选入年龄组→"列"选入等级→"单元格"勾选"计数—观察值"和"百分比—行"。操作及输出见图7.11。

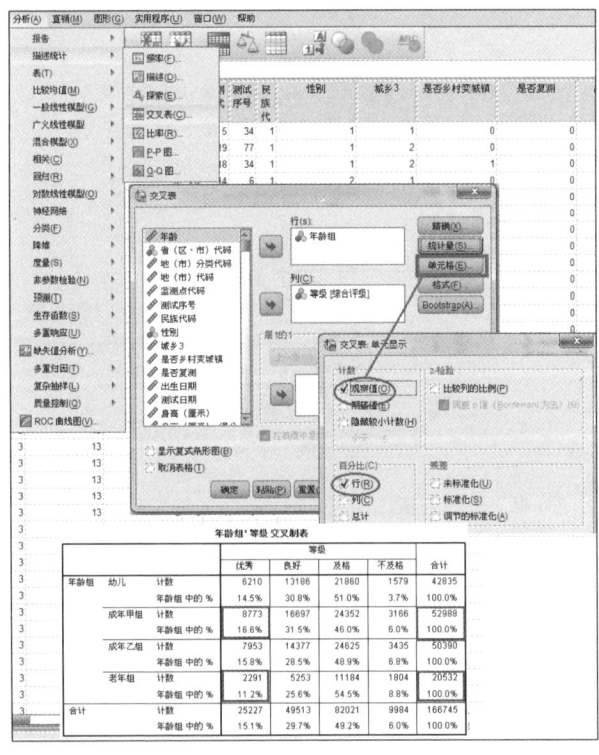

图7.11 评价等级人数及百分比计算操作与输出

(2)在 Excel 中建立一个单独的表格(图 7.12)或者在 SPSS 中直接建表。

分组	等级分类	人数
成年甲组	其他	44215
成年甲组	优秀	8773
老年组	其他	18241
老年组	优秀	2291

图 7.12　Excel 的四格表

(3)调入 SPSS，在"数据"中选"加权个案"，将"人数"添加到"频率变量"，单击"确定"(图 7.13)。

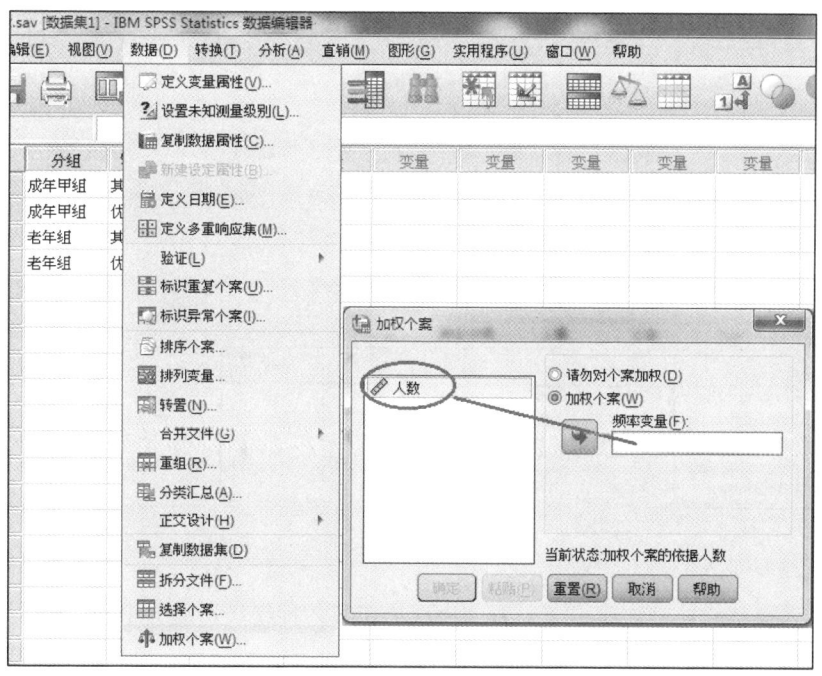

图 7.13　数据加权

(4)在 SPSS 中选"分析"→"描述统计"→"交叉表"→"行"选入分组→"列"选入等级分类→"统计量"勾选"卡方"。操作及输出见图 7.14。

本例成年甲组优秀人数为 8773(优秀率＝8773/52988×100％＝16.55％)，老年组优秀人数为 2291(优秀率＝2291/20532×100％＝11.15％)，X^2 检验值为 337.3，$P=0.000$，表明成年甲组优秀率高于老年组，差异具有统计学意义。

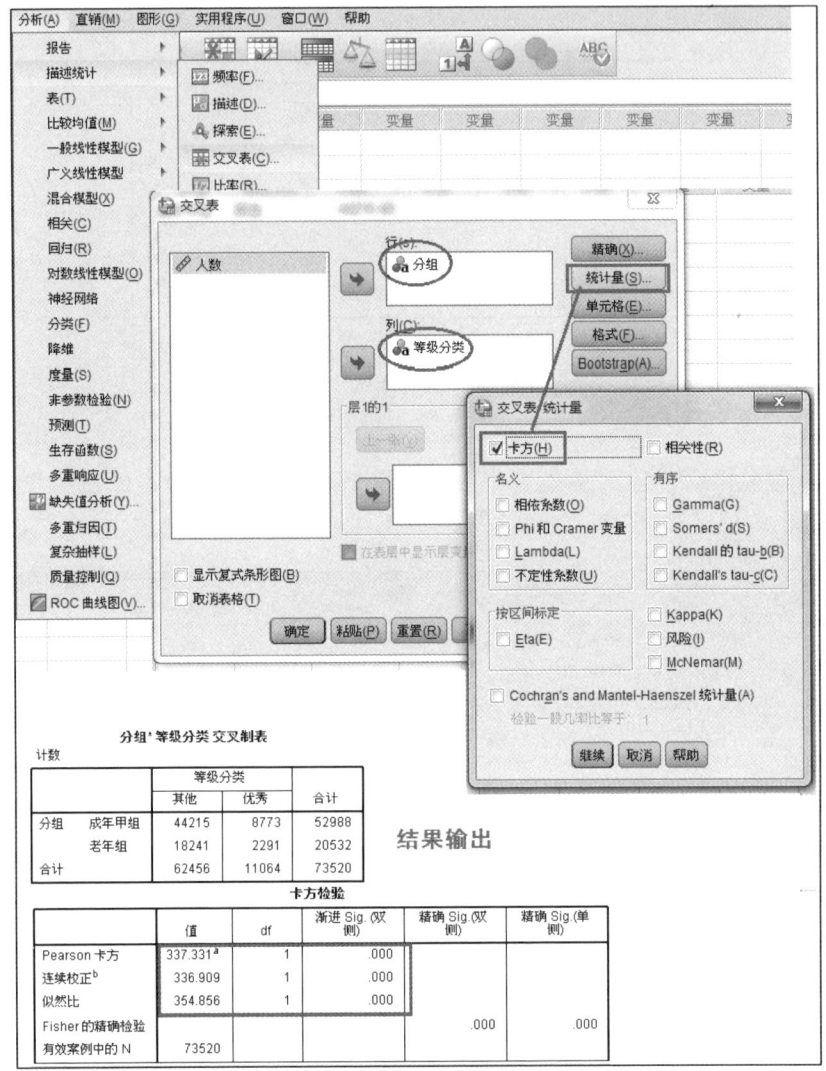

图 7.14　X^2 检验计算

另外要特别注意：T 检验、U 检验（及其他各种统计检验）都是根据小概率原理来进行判断的。然而，小概率事件只是发生的可能性极小，并不是绝对不会发生。所以，根据检验结果 $P<0.01$ 做出"差异很显著"的判断，也会有百分之一的犯错误的可能性。因此，根据计算结果写论文时，特别当算出的 T 值、U 值很接近 0.05 的临界值时，作结论尤其要小心，例如，有时是因为样本含量 n 较小，所以，标准误增大，使算出的 T 值、U 值较小，未达到 0.05 的临界值而被判为 $P>0.05$，这时最好建议扩大样本量再做实验。

7.2.5 分析两个体质指标之间的关系

有人问:"肺活量的大小与身高、体重有没有关系?"回答是:"有,一般来说,身高高的人肺活量就大些,体重重的人肺活量也会大,当然,也有个别例外。"

在体育统计中的"回归分析方法"就是专门研究两个或几个指标之间的关系的一种统计方法。我们根据经验都知道一个人100米跑得快,跳远也跳得远,另一个人100米跑得较慢,跳远成绩也会差一些。但是,100米和跳远也不是一一对应的关系,例如,100米得冠军的人,虽然跳远也不错,但不一定拿得了冠军。在统计了许多人的100米跑和跳远的成绩后,就可以计算出100米跑和跳远这两个指标之间的相关系数。

计算出的相关系数r可表示两个指标之间相关程度的大小。$r=0$表示两指标不相关,r的绝对值越接近1,表示两指标的相关程度越大,r的绝对值越接近0,表示两指标的相关程度越小。X、Y是两个相关的指标,Y的值随着X值的增大而增大,或随着X值的减小而减小,称为正相关,如身高与体重的关系,这时r为正值。当Y的值随着X值的增大而减小,或随着X值的减小而增大,称为负相关。例如,当我们计算100米跑成绩与跳远成绩的相关性时,r为负值。因为100米跑是以时间计量,时间越短(数值越少)成绩越好,而跳远是以距离计量,距离越大(数值越大)成绩越好。所以,两个项目的成绩从计量数值看是负相关。而从排列名次考察,它们又是正相关。无论正相关还是负相关,计算出来的r都必须做检验(查相关系数表),只有检验结论为$P<0.05$或$P<0.01$时,才能认为X与Y是相关的。但是,要特别注意不能因为检验结论为$P<0.01$就说X与Y高度相关,检验结论为$P<0.05$就说X与Y相关。相关程度的高低是以相关系数的绝对值来判断的。一般认为在样本数量较大的情况下:$|r|<0.4$,表示X与Y呈低度相关;$0.4<|r|<0.7$,表示X与Y呈中度相关;$|r|>0.7$,表示X与Y呈高度相关。

当我们不知道或者不能肯定某些体质指标之间有没有相关关系时,就可以通过统计计算来进行研究。计算时,数据必须成对输入,顺序不能错!见表7.6。

表7.6 成对数据输入示例

序号	指标X(身高)/cm	指标Y(肺活量)/mL
1(张三)	165.5	2530
2(李四)	166.0	2500
3(王五)	181.6	3200
⋮	⋮	⋮

在得到两个指标有相关的结果后，可通过计算建立一元回归方程 $Y = a + bX$，同时算出剩余标准差 S_y（其值越小，回归方程的预测精度越高）。

计算出一元回归方程后，可以用来进行推测。即将 X 的值代入方程后，可以计算出 Y 的估计值。但相关系数 r 较小时，一元回归方程是没有实用意义的。因为相关系数 r 小，剩余标准差 S_y 必然很大，所以用回归方程预测的精度极差。只有当根据专业知识判断 S_y 不太大时，建立的一元回归方程才有实用价值。

1. 两列数据的相关系数计算及检验

1）在 Excel 中计算相关系数

打开数据表，在空白处输入"=pearson( )"，在括号中输入两个指标数据的区域（图 7.15）。

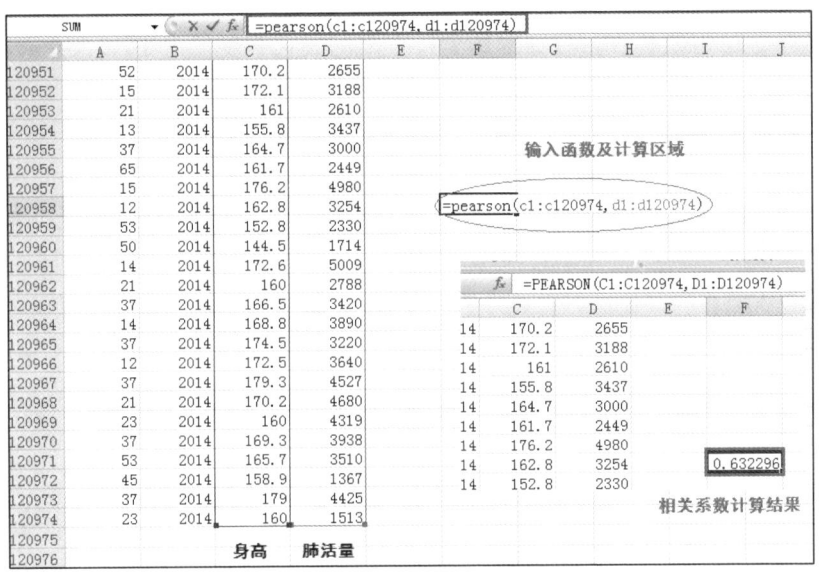

图 7.15　在 Excel 中计算两列数据的相关系数

本例利用 Excel 的相关系数函数 pearson 对身高与肺活量的相关系数进行计算，得到 $r = 0.6322$，根据样本量查相关系数界值表进行检验，结果为 $P < 0.001$，说明身高与肺活量显著相关。

2）在 SPSS 中计算相关系数

打开数据表，选"分析"→"相关"→"双变量"→"变量"中选入指标→勾选"Pearson"和"标记显著性相关"，单击"确定"输出结果（图 7.16）。输出的结果包括相关系数和检验的结果。例如，本例中小学男生 3609 人的年龄与身高相关系数为 0.912，$P = 0.000$，相关具有统计学意义。

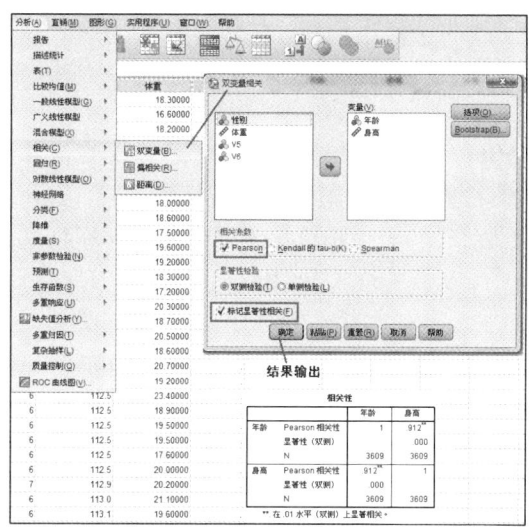

图 7.16 在 SPSS 中计算两个指标的相关系数

3) 在 Excel 中建立两个指标的一元回归方程

（1）标记指标列（如年龄、身高）。

（2）插入一个散点图。

（3）右击数据点，添加一条趋势线（体质数据一般选"多项式"），再勾选"显示公式"和"显示 R 平方值"。结果如图 7.17 所示。

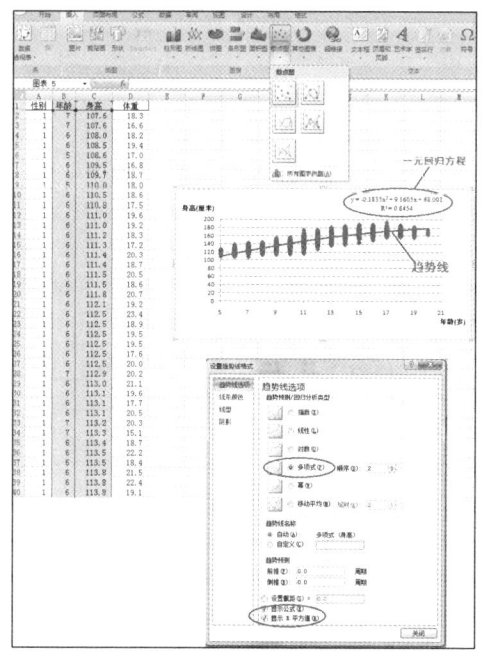

图 7.17 Excel 中建立的回归方程

本例通过 3609 名中小学男生年龄、身高数据建立的一元回归方程为
$$Y = -0.1835X^2 + 9.1605X + 68.001 \tag{7.6}$$
$$R^2 = 0.8454$$

其中，Y 为身高推测值；X 为年龄值；R^2 表示趋势线的估计值与对应的实际数据之间的拟合程度（当趋势线的 R^2 值等于 1 或接近 1 时，其可靠性最高）。

将年龄（X）代入式 (7.6)，可推算出不同年龄的身高数值如下：

6 岁男生身高 = −0.1835×6×6 + 9.1605×6 + 68.001 = 116.4(cm)

10 岁男生身高 = −0.1835×10×10 + 9.1605×10 + 68.001 = 141.3(cm)

14 岁男生身高 = −0.1835×14×14 + 9.1605×14 + 68.001 = 160.3(cm)

17 岁男生身高 = −0.1835×17×17 + 9.1605×17 + 68.001 = 170.7(cm)

4）在 SPSS 中建立两个指标的一元回归方程

打开数据表，选择"回归"→"线性"→"因变量"选身高、"自变量"选年龄→"线性回归：统计量"勾选"估计""模型拟合度""R 方变化"，单击"确定"输出结果（图 7.18）。输出结果的最后一个表为回归系数和检验结果（图 7.18）。

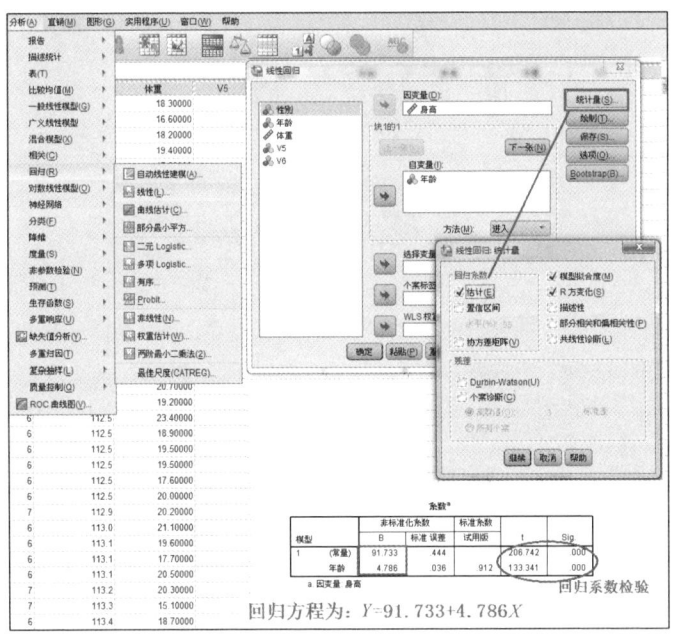

图 7.18　在 SPSS 中建立回归方程

本例中 3609 名中小学男生的年龄身高回归常量为 91.733，系数为 4.786，则回归方程为
$$Y = 91.733 + 4.786X \tag{7.7}$$
$$R^2 = 0.831$$

将年龄(X)代入式（7.7），可推算出不同年龄的身高数值如下：

6 岁男生身高=91.733+4.786×6=120.5(cm)

10 岁男生身高=91.733+4.786×10=139.6(cm)

14 岁男生身高=91.733+4.786×14=158.7(cm)

17 岁男生身高=91.733+4.786×17=173.1(cm)

从上面两种方法可以看到回归方程不一样，得到的身高推测值也不同，这是为什么呢？第一，这里建立的回归方程是对实际情况的模拟，得到的某个年龄的身高数据是一个估计值，也叫推测值。既然是推测就不会是绝对准确的，一个推测值跟实际值或者跟其他方法的推测值可能就有差异。第二，在统计学里，有很多种模拟方式(如 Excel 中趋势线就有 6 种)，各种模拟方式(或模拟趋势线)都可建立回归方程，而不同的方程所得到的推测值(Y)可能有很大差异，这就需要根据专业经验来判断哪种模拟或哪个回归方程最合适，并进行反复的回代计算，找到推测值最接近实测值的方程，使我们在实际使用中对推测值更有把握。

7.2.6 体质水平的评估

在体质监测和研究时，总是希望对本地区居民的体质情况做出评定，了解究竟是好还是差。监测时，每个受测者都测试了很多指标，其中大部分指标是国家在 2003 年公布的《国民体质测定标准》中的测试指标。因此只要用国家的标准对这些指标进行评定后，就可以得到每个人的体质评分以及等级。然后，统计一下达到优秀、良好、合格和不合格的百分比，就可以进行评估了。

《国民体质测定标准》制订时，对幼儿、成年人、老年人已经确定了体质总评达到优秀、良好、合格、不合格的理论人数分别是 10%、25%、50%、15%。就是说达到合格以上的人数，理论上要求为 85%。而《国家学生体质健康标准（2014 年修订）》也确定了优秀 10%、良好 15%、合格 65%、不合格 10%的理论划分比例(图 7.19)。

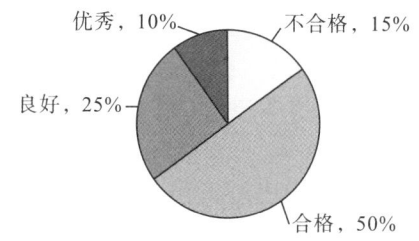
(a) 幼儿、成年人、老年人(2000年制定的比例)

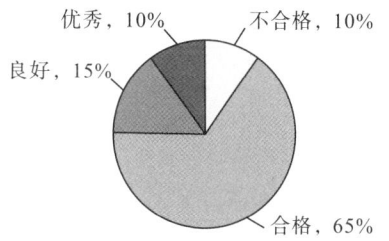
(b) 大、中、小学生(2014年制定的比例)

图 7.19 体质评价等级的理论划分百分比

因此，可以根据这些理论界限来分析本地区的体质情况。如某地抽样样本的幼儿、成年人、老年人达到合格以上的人超过了85%，学生达到了90%的合格率，那么就可以说某地的体质状况较好。要考察体育活动开展的情况和体育锻炼的效果，就要从优秀和良好达标情况来判断。

7.2.7 指标统计图的制作

有人在国民体质监测报告中作了图7.20所示的统计图。

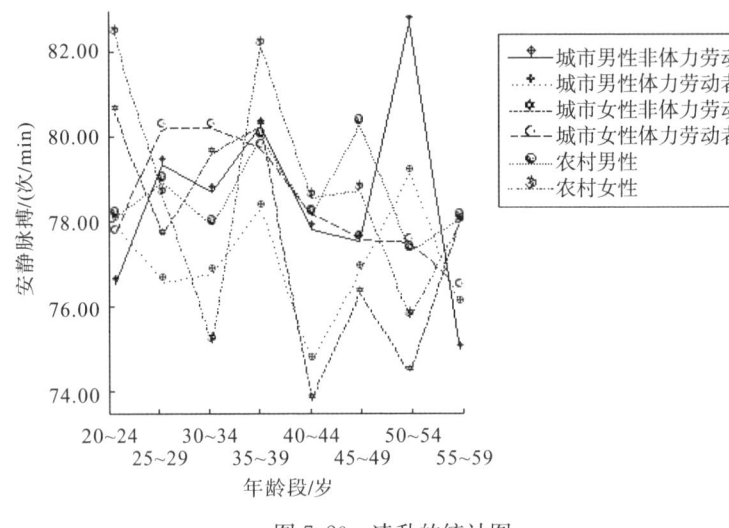

图7.20 凌乱的统计图

在体质研究论文中画折线图的目的，是把某个指标随时间变化而变化的趋势显示出来。在看得清楚线条走向的前提下，也是可以把2条(或2条以上)线画在同一张图上进行比较的。但是，这张图给人的第一印象就是乱。6条线互相交叉，实在很难看出每条线条的走向。这张图有两个问题：一是线条太多，二是安静脉博的起始值和最高值间距太小，本来波动就大的安静心率值显得很乱。

作者想在这张图上显示男女之间的差别，又想显示不同职业间的差别。文章中写道："统计结果显示，各组安静脉搏均随年龄增长呈波动变化，各职业年龄段男性安静脉搏无明显差异。30~34岁年龄段女性城市各职业者的安静脉搏显著高于农民($P<0.05$)。女性40~44岁年龄段城市非体力劳动者安静脉搏显著低于农民($P<0.05$)。"

本来，画统计图的目的是要让人们更直观地看清楚某指标的变化趋势，但是，由于这张图什么也分不清，所以就没有达到画统计图的目的。这样的图不如不画，如果一定要画，也应该分成几张图，每张图上的趋势一定要让人看得清才行。

还有一个更重要的问题。图上的线条如此大幅度的上下波动，难道就是该指标随年龄而变化的趋势吗？根据该文章上列出的数据，40岁以上的男女共24个组,人数都在 30 人左右,其中,9 个组不足 20 人,最少的组只有 6 人。40 岁以下的年龄组人数多一些,但是也有 2 组分别为 18 人、20 人。样本量如此小,其代表性就很差了。看来,曲线的上下波动,很大程度上受抽样误差的影响,并不能代表该市成年男女安静脉搏随年龄而变化的真正规律。

图 7.21 是一张标准的统计图。

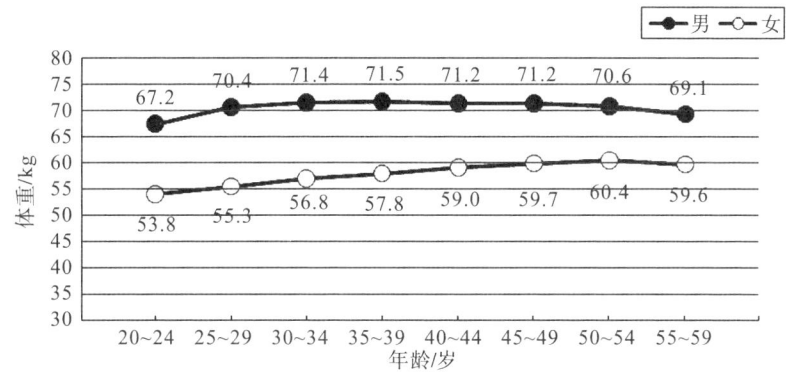

图 7.21 标准的折线统计图

除了单指标的统计图,体质综合等级评价的百分比图也是常见的统计图形,根据表述的需要,较多使用直方图和饼形图(图 7.22)

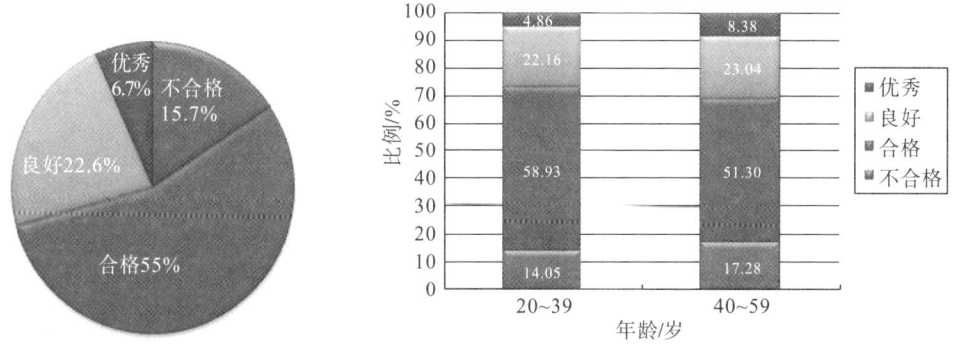

图 7.22 用于表述百分比的饼形图和直方图

7.2.8 体质研究论文中常见的一个错误

在一篇国民体质监测的分析报告中,作者在对平均数进行统计检验后作结论时,出现了文字叙述时的错误。由于在体质论文中,这是一个常见的错误,所以,很有必要对此进行一点剖析,希望引起注意。

下面是原文:"……除 3 岁男性幼儿,无论男女,城市幼儿坐高平均数均高于同年龄组农村幼儿,但无显著性差异"(表 7.7)。

表 7.7　不同性别城、乡坐高数据表

年龄	男城市			男农村			女城市			女农村		
	N	平均数	标准差	N	平均数	标准差	N	平均数	标准差	N	平均数	标准差
3	34	56.1	1.95	33	57.0	2.85	33	56.1	2.33	30	55.9	3.07
4	47	60.0	2.43	40	59.2	2.26	33	59.7	2.88	36	58.9	2.41
5	52	63.5	2.48	35	63.4	6.46	38	63.3	3.07	34	62.1	2.64
6	28	66.6	2.20	30	66.0	2.32	32	65.4	2.89	33	64.4*	2.65

注：与城市比较，"*"为 $P<0.05$，"**"为 $P<0.01$。

单从表上面，城、乡、男、女坐高平均数的数值来比较，确实是城市 3 岁男幼儿的平均数 56.1 比农村 3 岁男幼儿的 57.0 小，而其他所有的年龄都是城市的平均数大于农村的平均数。好像作者写的这段文字看不出什么错误。

但是，我们想一下，为什么要进行统计检验呢？就是因为体质监测是采用了统计抽样的方法，随机抽取了一个样本，要用这些样本的统计参数（平均数、标准差……）来估计总体。然而，在随机抽样时，总是存在抽样误差的。究竟两个样本之间平均数的差异是由于抽样误差造成的，还是两个样本所代表的总体之间确实存在差异？这就必须经过统计检验才能得出结论。

就拿上表的城市 3 岁男幼儿的坐高平均数 56.1 与农村 3 岁男幼儿的坐高平均数 57.0 之间 0.9cm 的差别来说，是不是城市 3 岁男幼儿的坐高平均数确实比农村 3 岁男幼儿的坐高少 0.9cm 呢？经过 t 检验差异不显著（$P>0.05$），就是说尽管从数字上看城乡之间有 0.9cm 之差，但这很可能是抽样误差造成的，并不能认为城市真的比农村差。

从表注可见，除了 6 岁女幼儿城市比农村的平均数大 1cm 经 t 检验 $P<0.05$，其他各组差异都不显著。既然经过统计检验的结果是这样，那么文字的叙述只能是："除了 6 岁城市女幼儿坐高平均数高于同年龄组农村幼儿（$P<0.05$），其他各组均无显著性差异。"

而作者写的"无论男女，城市幼儿坐高平均数均高于同年龄组农村幼儿，但无显著性差异"，是不对的。

"无显著性差异"就是说样本的差异，极大可能是由于抽样误差造成的，这时再说"均高于同年龄组农村幼儿"不仅自相矛盾，而且犯了统计判断的错误。并且表中没有"**"的标准，表注中"**"为 $P<0.01$ 是多余的。

7.2.9　体质指标与调查问卷结合的多因素统计分析

每 5 年一次的国民体质监测，都要对每一个监测对象进行问卷调查，以便了解我国城乡居民生活习惯以及参加体育锻炼的基本状况，为推进全民健身提供科学决策依据。在许多体育研究的课题中也广泛采用问卷调查的方法，将调查的数据统计后作为撰写研究论文中各种论点的依据。但问卷调查与体质测试数据结合进行综合分析，需要一定的统计学基础，使其难度增大。而目前看到的调查数据统计分析大都比较简单，只是计算各个问卷指标的百分比，再与体质评价等级结合进行简单的比较，没有采用交叉分析的统计方法，结果粗糙，结论不充分。靠这种简单的统计方法来处理问卷调查数据是十分可惜的，因为大量的数据信息还没有得到充分利用。我们应该掌握多因素统计分析（如回归分析、因子分析等）的方法。

1. 体质总分与个人信息的回归分析

国民体质监测的调查问卷内容中，包括了个人的文化程度、职业、工作、生活和体育锻炼等方面的许多问题。为了分析这些调查内容和个人的体质有什么关系，找出哪些因素对体质的好坏特别有关，在进行统计分析时，就需要把体质监测的指标和问卷调查的内容联系起来进行统计。

假如在成年组调查问卷内容中可进行计算的 6 个问题是：受教育程度，平均每天坐姿活动时间，是否参加过体育锻炼，锻炼频率，平均每次锻炼时间，锻炼时的身体感受。把这些作为 $X_1, X_2, \cdots, X_6$，再把每个人体质监测中的体质总分作为 Y，就可以进行逐步回归分析计算。

某省成年男甲组 4242 人的数据用逐步回归分析计算结果是：从 8 个指标中依次选出了 X_1（受教育程度），X_6（锻炼时的身体感受），X_4（平均每周锻炼次数），X_3（平均每天坐姿活动时间）4 个指标，得到回归方程为

$$Y = 21.85 + 1.02 X_1 - 0.20 X_3 + 0.34 X_6 + 0.28 X_8$$

$$F = 101.92 \ (P < 0.01)$$

复相关系数为

$$R = 0.296$$

根据回归方程的系数就可以知道：受教育程度高，平均每周锻炼次数多，锻炼达到中等强度，平均每天坐姿活动时间少的人体质总分就高，反之就低。而这个结论只做一般的调查表百分比统计，是得不到的。

2. 实验数据的回归计算

在某市开展"超重与肥胖人群运动与营养综合干预实验研究" 12 周后，对参加者进行了问卷调查，内容有：每天进餐情况（分为五分饱、八分饱、十分饱），每周快走次数（分为 3 次以下、3 次、4 次、5 次及以上），每次快走时间（分为 30min 以内、30~60min、60~90min、90min 以上），每次快走距离（分为 3km 以下、3~4km、5km 及以上）等。

如果仅统计各个问卷内容的百分比，只能计算出如：每次快走时间 30min 以内的 29 人，占 22.1%；30~60min 的 47 人，占 35.9%；60~90min 的 19 人，占 14.5%；90min 以上的 36 人，占 27.5%，等等。这样的统计结果并不能说明什

么问题，更无法分析出哪些是对减肥有效果的因素。

但是，把问卷调查的内容与参加 12 周实验后各人体重下降值联系起来统计，情况就不同了。例如，可以分别计算出每周快走次数、每次快走时间等指标与体重下降值的相关系数。当计算出以上指标都和体重下降值呈中度或低度相关时，还可以进一步用回归分析的方法计算出标准回归系数或偏回归平方和来分析各指标对体重下降的作用大小。

本例有 131 人参加实验，为了用数学表达式来描述：饮食、运动量和降体重的关系。把调查表内容转换成数字后，选择了 X_1（每天进餐情况）、X_2（每周快走次数）、X_3（每次快走距离）与 Y（体重下降值）计算出三元回归方程为

$$Y = 1.26 - 1.30X_1 + 0.59X_2 + 1.70X_3$$
$$F = 13.855\ (P < 0.01)$$

复相关系数为

$$R = 0.4966$$

从回归方程可以看到，在吃八分饱的情况下，增加每周快走次数和每次快走距离，减重的效果更好。

可见，当采用了多元回归分析方法后，可以充分利用调查表里的信息来获得比简单地统计百分比更多的研究结果。

3. 体质指标与问卷信息的因子分析

某市对学生体质下降原因进行调研时，设计的调查表内容包括学生、家长、学校等方面 30 多项指标。为了分析调查的各指标对学生身体素质影响的主次关系，从调查表中选出可进行因子分析计算的 26 个指标进行了 R 型因子分析计算。

R 型因子分析通过计算，可找出控制着所有指标的几个主要因素。计算后，原来的许多指标重新组合成较少的几个新的综合指标——公因子。这些公因子相互独立而且反映了原来指标的绝大部分信息。通过 R 型因子分析的结果，可以看出哪些指标是同一类的，每一个指标以哪一个公因子为主，其他公因子所占比例如何，从而分析该指标的特点。还可根据贡献率较大的几个公因子中所包括的指标，来分析出各指标的主次关系。

对 3699 名中学生的调查数据作 R 型因子分析计算后，从贡献率最大的 5 个公因子所包括的调查指标看：归入第 1 公因子的 7 个指标，都和参加体育活动有关，因此把第一公因子命名为体育活动因子；归入第 2 公因子的 2 个指标，是反映学生家长文化水平的学历；归入第 3 公因子的 2 个指标，是反映学生是否关心自己体质、健康的指标；归入第 4 公因子的 2 个指标，是反映学校是否关心和组织学生体育活动的指标；归入第 5 公因子的 2 个指标，是反映学生家长对体育运动的态度的指标。

从而可以分析出，对学生体质影响最大的第一因素是学生参加体育活动的情

况,第二因素是家长的文化水平高低,第三因素是学生自己是否关心自己的体质、健康情况,第四因素是学校是否关心和组织学生参加体育活动,第五因素是家长是否喜爱体育活动是否支持学生参加体育活动。

因子分析的优点在于用一个或少数几个综合指标概括原始数据中尽量多的信息,它能够实现对问题的高度概括,并揭示出一般的特征和规律。本例通过因子分析的统计方法,从学生填在26个调查问卷中的信息,分析出了影响学生体质的几个主要因素。

4. 回归分析的方法

1) 回归分析的前提条件

并不是任何问卷调查数据都可以做回归分析的,设计好调查表的调查内容和填表方法是非常关键的。多元回归分析,是研究多个变量 X_1,X_2,⋯对变量 Y 关系的一种统计方法,通过用多元回归或逐步回归分析方法,统计一组数据,可以从中找出对变量 Y 影响比较大的若干个因素。在进行统计计算时,需要有以下的一组数据(表 7.8)。

表 7.8 调查数据

被调查者序号	X_1	X_2	⋯	X_7	Y
1					
2					
3					
⋮					
N					

例如,研究各因素对体质的影响,首先要有可量化的体质数据(体质总分),把它作为逐步回归分析的因变量 Y。而 $X_1 \sim X_7$ 是可能对体质有影响的7个调查内容,也称为自变量 X_1,X_2,⋯,X_7。这7个调查内容需要设计成可以按不同的回答转化为等级的数字。

例如,有以下3个调查问题(填写数字序号)。

1. 您的受教育程度 □
①未上过小学　　②扫盲班　　③小学　　　　④初中
⑤高中或中专　　⑥大学(含大专)　⑦研究生及以上
2. 您平均每次体育锻炼的时间 □
①不足 30min　　②30~60min　　③60min 以上
3. 您参加体育锻炼的主要原因(限选排序) □□□
①消遣娱乐　　②防病治病　　③减轻压力,调节情绪　　④减肥
⑤健美　　　　⑥社交　　　　⑦提高运动技能、技巧
⑧增加体力活动　　⑨说不清楚　　⑩其他

前两个问题，被调查者回答的数字序号(也是数值的大小)，可以反映程度的大小(或不同)。但是，问题3的10个回答之间不存在程度大小的关系，所以，就不能用来做回归计算。

2)用SPSS做简单的多元回归分析

用SPSS对部分省(自治区、直辖市)2014年国民体质监测成年人组体质总分与部分问卷条目进行回归分析，了解影响体质总分的因素。

设体质总得分为因变量Y，自变量包括受教育程度X_1、锻炼频率X_2、锻炼时的身体感受X_3、每次锻炼时间X_4。

(1)体质得分范围为0～45分，得分越高越好。

(2)受教育程度为1～7级，级别越高受教育越好，分别为未上过小学、扫盲班、小学、初中、高中或中专、大学(含大专)、研究生及以上。

(3)锻炼频率为1～7级，级别越高锻炼频率越多，分别为平均每月不足1次、平均每月1次以上但不足每周1次、平均每周1次、平均每周2次、平均每周3次、平均每周4次、平均每周5次及以上。

(4)锻炼时的身体感受为1～3级，级别越高锻炼强度越大，分别为：呼吸、心跳与不锻炼时比，变化不大；呼吸、心跳加快，微微出汗；呼吸、心跳明显加快，出汗较多。

(5)每次锻炼时间为1～3级，级别越高锻炼时间越长，分别为不足30min，30～60min，60min及以上。

整理好的数据库如图7.23、图7.24所示。

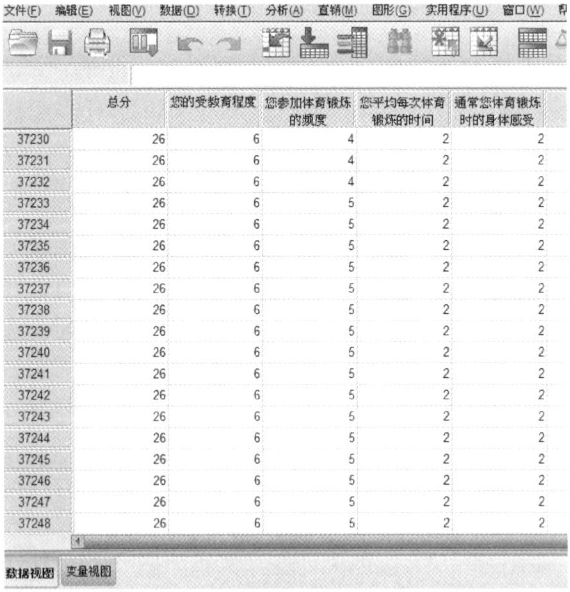

	总分	您的受教育程度	您参加体育锻炼的频度	您平均每次体育锻炼的时间	通常您体育锻炼时的身体感受
37230	26	6	4	2	2
37231	26	6	4	2	2
37232	26	6	4	2	2
37233	26	6	5	2	2
37234	26	6	5	2	2
37235	26	6	5	2	2
37236	26	6	5	2	2
37237	26	6	5	2	2
37238	26	6	5	2	2
37239	26	6	5	2	2
37240	26	6	5	2	2
37241	26	6	5	2	2
37242	26	6	5	2	2
37243	26	6	5	2	2
37244	26	6	5	2	2
37245	26	6	5	2	2
37246	26	6	5	2	2
37247	26	6	5	2	2
37248	26	6	5	2	2

图7.23 回归分析数据库(数据视图)

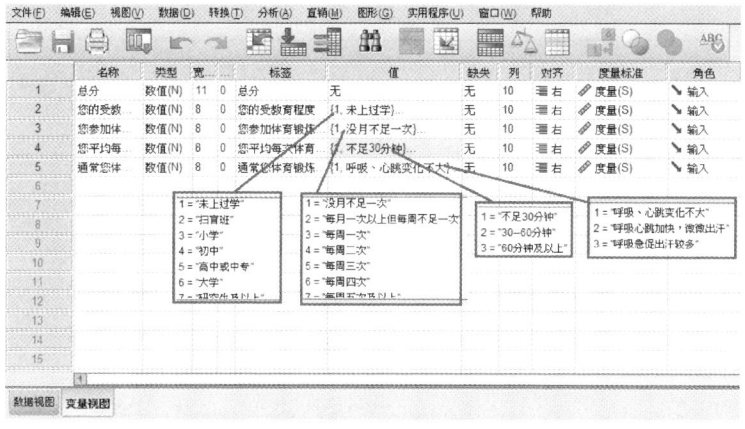

图 7.24　回归分析数据库(变量视图及格式)

打开数据表，选择"回归"→"线性"→"因变量"选总分、"自变量"选入 4 个问卷条目→"方法"选"逐步"→"统计量"勾选"估计""模型拟合度""R 方变化"，单击"确定"输出结果(图 7.25)。输出结果为回归系数和检验结果(表 7.9)。

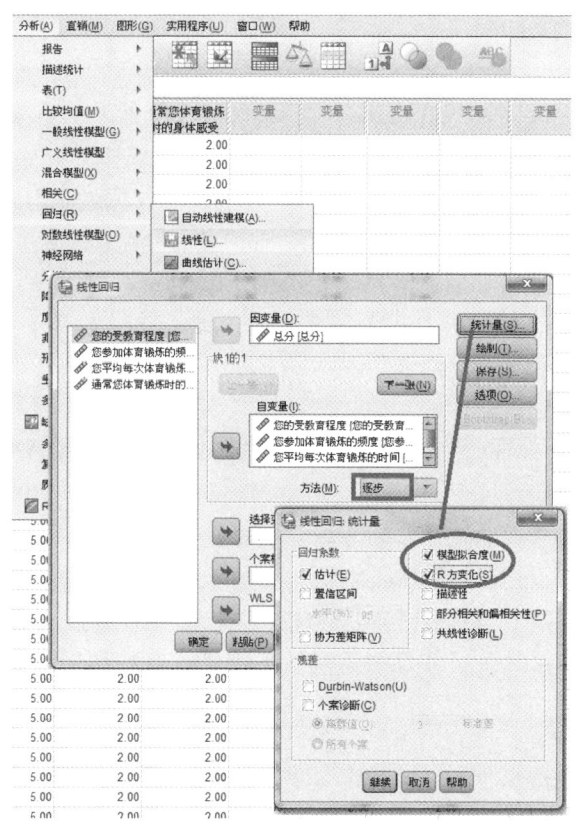

图 7.25　SPSS 中做逐步回归分析

表 7.9 回归系数和检验结果表

模型	非标准化系数 B	标准误差	标准系数 试用版	t	显著性(Sig.)
1.(常量)	16.764	0.104	—	160.947	0.000
您的受教育程度	1.687	0.019	0.310	86.749	0.000
2.(常量)	16.081	0.115	—	139.916	0.000
您的受教育程度	1.656	0.020	0.304	84.682	0.000
通常您体育锻炼时的身体感受	0.410	0.029	0.050	13.981	0.000
3.(常量)	16.436	0.126	—	130.801	0.000
您的受教育程度	1.648	0.020	0.303	84.209	0.000
通常您体育锻炼时的身体感受	0.406	0.029	0.050	13.873	0.000
您参加体育锻炼的频度	−0.069	0.010	−0.025	−6.978	0.000
4.(常量)	16.280	0.131	—	124.035	0.000
您的受教育程度	1.646	0.020	0.303	84.088	0.000
通常您体育锻炼时的身体感受	0.387	0.030	0.047	13.035	0.000
您参加体育锻炼的频度	−0.087	0.011	−0.031	−8.048	0.000
您平均每次体育锻炼的时间	0.130	0.032	0.016	4.110	0.000

按照逐步回归 4 种模型的解释，在影响体质总分的 4 个自变量中，受教育程度排列第一位，体育锻炼时的感受排列第二位，锻炼频度和每次锻炼时间排第三、第四位。因此，可以认为在这 4 个调查内容上，受教育程度对体质得分影响最高，受教育程度越高，体质总分越高；而锻炼强度的高低也与体质有重要关系；锻炼频度和每次锻炼时间对体质得分的影响明显不如前两者。有意思的是锻炼频度与体质总分呈微弱的负相关关系，即增加锻炼频率并不能增加体质得分，甚至还有副作用。

7.3 国民体质监测数据的统计结果分析

国民体质监测数据的统计结果分析，主要分为纵向比较分析和横向比较分析，以及相关因素分析。其目的是描述和研究体质的现状、规律和成因，尤其是体质的时间特征、地域特征、职业特征、人群特征，探讨生活环境、生活方式、体育运动等与体质的关系，系统分析体育锻炼对增强国民体质的作用和社会因素对体质的影响。

7.3.1 横向比较分析

横向比较分析(也称横剖分析)指在某一个时间对测试对象进行横断面(即测

试对象的不同群体在某一个时间点所构成的全貌)的分析。其优点是分析面广，资料格式统一，资料来源于同一时间，因而可对各种类型(分组)的测试对象进行描述和比较，但资料的深度和广度较差。例如，在体质数据分析中对同一时期不同地区或同一时期不同人群进行比较分析，可以发现不同地区或不同人群在体质上的差异，并通过有关因素的分析，找出差异的原因。

1. 同一总体中不同样本(人群)的比较分析

这种比较分析可以是同一地区内不同人群之间的比较，也可以是不同地区之间相同人群的比较。

例如，表7.10是我国成年人性别分组、城乡分组身体形态指标平均数统计结果，并进行了性别和城乡差异的比较，检验值用星号标注。方差检验表明，男性的所有形态指标高于女性($P<0.01$，省略标注)，城镇男性身高、体重、BMI、腰围、臀围高于乡村男性($P<0.01$)，乡村男性腰臀比、腰围身高比高于城镇男性($P<0.01$)，城镇女性身高高于乡村女性($P<0.01$)，乡村女性体重、BMI、腰围、臀围、腰臀比、腰围身高比高于城镇女性($P<0.01$)，差异具有统计学意义。

表7.10 20~69岁城乡居民身体形态基本状况($\bar{X}\pm S$)

指标	男性	女性	城镇男性	乡村男性	城镇女性	乡村女性
年龄/岁	42.91±13.94	42.57±13.82	42.16±13.51	44.29±14.61	41.89±13.38	43.92±14.55
身高/cm	169.50±6.47	158.23±5.74	170.09±6.37**	168.42±6.50	158.71±5.63**	157.27±5.85
体重/kg	70.22±10.77	58.18±8.65	70.86±10.66**	69.04±10.86	58.00±8.46	58.53±9.01**
BMI	24.40±3.26	23.24±3.30	24.46±3.22**	24.30±3.33	23.03±3.19	23.67±3.47**
腰围/cm	85.88±9.67	78.81±9.57	86.08±9.49**	85.51±9.99	78.02±9.21	80.39±10.08**
臀围/cm	94.84±6.95	93.13±6.62	95.17±6.84**	94.24±7.10	92.95±6.43	93.48±6.96**
腰臀比	0.904±0.065	0.845±0.072	0.903±0.064	0.907±0.067**	0.838±0.070	0.859±0.073**
腰围身高比	0.507±0.057	0.498±0.063	0.506±0.055	0.508±0.059**	0.492±0.060	0.512±0.067**

注："**"为$P<0.01$，同性别城镇与乡村比较。

2. 地区样本与总体的比较分析

如果把全国作为总体，就是各个地区的样本水平与全国水平践行比较。也可以把一个省(自治区、直辖市)作为总体，就是下面的市(州)样本水平与省(自治区、直辖市)水平进行比较。

例如，表7.11是2014年四川省成年人身高平均数与全国水平对照表，从表中看出，四川省成年人在身高上同全国平均值相比有一定差异，特点是偏矮，男子在各年龄段上有1.9~3.7cm的差距，女子则有1.6~3.6cm的差距。图7.26

更直观地显示出这种身高差距。

表7.11 四川省成年人身高平均数与全国水平对照

年龄组/岁	四川男子/cm	四川女子/cm	全国男子/cm	全国女子/cm	男子差值/cm	女子差值/cm
20~24	169.6	158.0	171.9	159.9	2.3	1.9
25~29	169.5	158.0	171.6	159.6	2.1	1.6
30~34	168.9	157.4	170.8	159.1	1.9	1.7
35~39	168.0	156.4	169.9	158.5	1.9	2.1
40~44	166.9	155.5	169.0	157.8	2.1	2.3
45~49	166.1	155.2	168.7	157.7	2.6	2.5
50~54	165.3	154.6	168.3	157.7	3.0	3.1
55~59	163.8	153.2	167.5	156.8	3.7	3.6

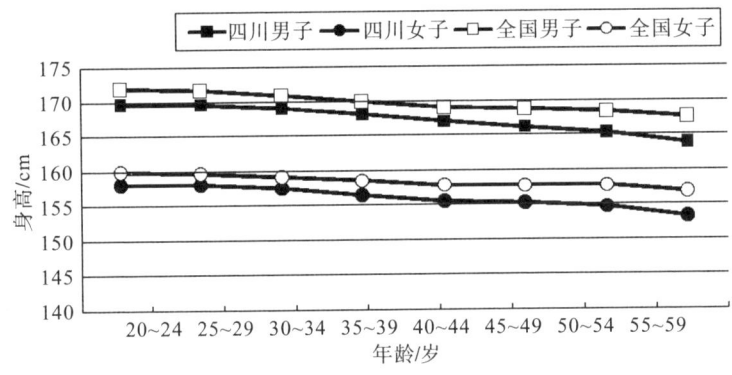

图7.26 2014年四川省、全国成年人身高均值比较图

7.3.2 纵向比较分析

纵向比较分析(也称纵贯分析)指在不同时间点或较长时间内,对测试数据从先前到现在(或到将来)的观察和分析,以便了解一些状况或现象的发展过程,比较不同时期的变化。而且由于各种变量的时间顺序清楚,因此容易做出逻辑因果判断。这种方法偏重于对单一群体在不同时间点数据变化的观察,范围较小,难以进行不同类型的比较。具体到体质调查中,就是对同一样本或同类样本在不同时期体质变化的比较。通过纵向比较,可以发现随着社会的发展和时间的变迁,国民在体质状况上的变化,同时也反映出生活方式、营养、运动行为等的改变。

表7.12是2000~2014年4次国民体质监测中成年人20~24岁组的身高、体重、BMI平均数,通过年代纵向比较,可以看到从2000~2014年该年龄组男子和女子的身高、体重、BMI都有不同程度的增加,趋势明显。2000~2014年,

身高差值男子为 2.2cm、女子为 1.3cm，体重差值男子为 4.6kg、女子为 1.3kg，BMI 差值男子为 1.01、女子为 0.19。将数据绘制成图 7.27 所示的折线图更能直观地显示形态值增长的趋势。

表 7.12　2000～2014 年 20～24 岁成年人身高、体重、BMI 平均数

指标	2000 年		2005 年		2010 年		2014 年	
	男	女	男	女	男	女	男	女
身高/cm	169.7	158.6	170.4	158.7	171.1	159.0	171.9	159.9
体重/kg	62.6	52.5	63.7	52.3	65.6	53.0	67.2	53.8
BMI	21.69	20.85	21.89	20.77	22.35	20.94	22.70	21.04

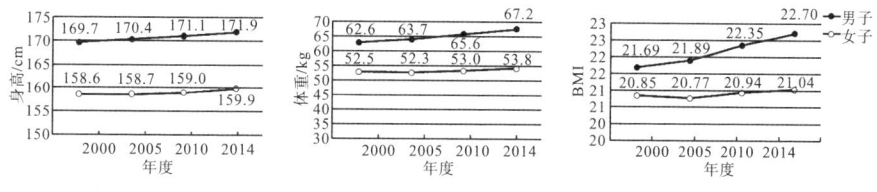

图 7.27　2000～2014 年 20～24 岁成年人身高、体重、BMI 增长趋势

表 7.13 是 2000 年和 2014 年成年人体重平均数的对照，从图 7.28 可以看出间隔 14 年，各个年龄组的纵向变化。

表 7.13　2000 年与 2014 年体重平均数对照

年龄组/岁	2000 年		2014 年	
	男子/kg	女子/kg	男子/kg	女子/kg
20～24	62.6	52.5	67.2	53.8
25～29	64.9	53.6	70.4	55.3
30～34	66.4	55.2	71.4	56.8
35～39	67.1	57.1	71.5	57.8
40～44	67.6	58.6	71.2	59.0
45～49	67.6	59.4	71.2	59.7
50～54	67.3	59.6	70.6	60.4
55～59	66.2	58.9	69.1	59.6

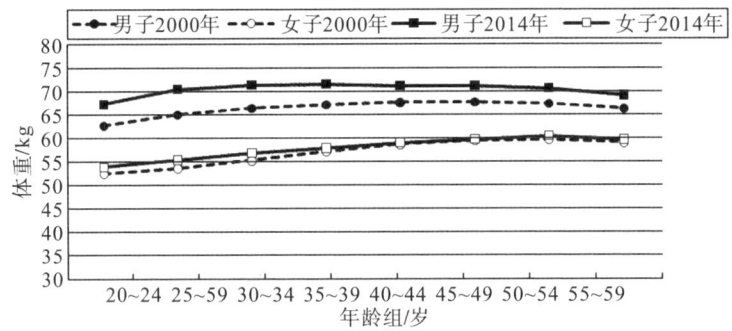

图 7.28 2000 年和 2014 年成年人各组体重平均数折线图

7.3.3 相关因素分析

相关因素分析指对影响体质的一些相关因素进行统计分析，探讨和发现其与体质的关系以及对体质影响的程度。例如，在体质监测中我们可以利用调查得到的有关数据，如高血压、吸烟、BMI、职业、锻炼情况等，结合体质基本情况进行统计分析。而在日常体质测定中，我们可以对更多的影响因素进行统计分析，如肥胖、骨密度、糖尿病、高血脂、妇女停经、心血管疾病、心理状况，尤其是结合日常行为的社会学因素，如久坐时间、屏幕时间、锻炼行为、交通方式、体力活动等。相关因素的统计分析，有助于我们进一步认识体质形成的原因，认识体质发展的规律，找到增强体质、提高生命质量的方法，为大众提供运动锻炼以及干预亚健康和慢性病的手段和措施。

> **【小贴士】横断面调查方法**
>
> 横断面调查是在同一时间内对不同的年龄组随机抽取若干个样本，用各样本的平均数来近似地反映一个样本纵向连续追踪若干年的发展趋势，是国民体质监测研究中习惯采用的调查分析方法。
>
> 例如，研究青少年身高的发展趋势，是从 7~19 岁每一岁抽取一组样本，用 13 组不同样本的平均数来画出趋势图，计算身高的年增长值（图 7.29），而不是(实际上也不可能)用一组样本连续追踪 13 年的平均数计算出身高年增长值和画出身高平均数趋势图。

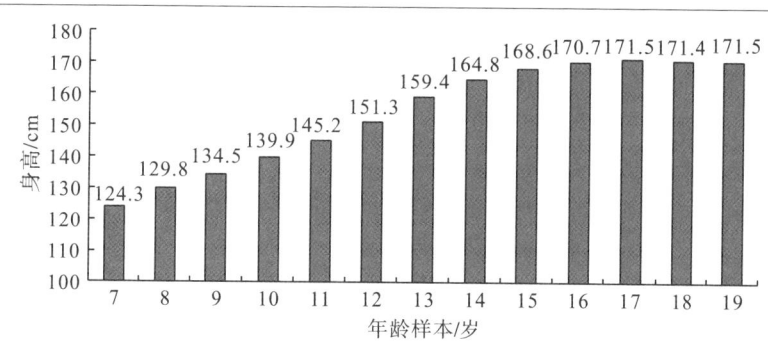

图 7.29 身高的平均数趋势图

这种横断面调查的方法，由于能很快地获得体质测试数据并能及时反映出随年龄变化而变化的发展趋势，已被沿用了很多年。但是，非追踪的横断面调查用许多样本的平均数来替代一个样本连续纵向追踪的方法，两者之间是有误差的，因为各个年代的生活环境不同，会导致低估或高估某些年龄段的值。由于很多条件的限制，为了方便随机抽样，较快得到测试数据，及时反映出随年龄变化而变化的发展趋势，现阶段只能采用这种方法。横断面调查的方法是国内外所有大型社会学调查和流行病学调查普遍采用的方法。

横断面调查的优点：方便随机抽样，较快得到测试数据，及时反映出随年龄变化而变化的发展趋势。横断面调查的缺点：受试者不同导致的抽样误差必须用大样本来尽量减小；各个年代的生活环境不同，导致低估或高估某些年龄段的值。采用队列研究（定群研究）可消除部分误差。

7.4 国民体质综合指数

在 2006 年 9 月 18 日发布的《第二次国民体质监测公报》中，首次采用并公布了"国民体质综合指数"，使国民体质监测所采集的国民体质信息可以用一个或几个综合指标较为准确、简练地表达出来。

国民体质综合指数是反映人口总体综合体质水平的无量纲动态相对数，用以描述群体的体质水平。它的主要作用包括：①反映国民体质总体的状况及各构成因素的变动情况；②分析国民体质与社会经济总变动间的相互关系；③研究国民体质综合指数变动中各组标志水平在总体结构变动中的作用。

国民体质综合指数从实际应用需求来看需要具备以下几个主要的特性：①综合性，指数反映复杂总体的综合变动；②相对性，指数是特殊的相对数；③平均性，指数是各个简单总体的个体指数的平均值；④非衡性，由于不同人群的数量结构不均衡，其对总体的贡献就不同，所以，需要对人口数年龄别结构加权。

依据国民体质综合指数的功能需求及特性，通过文献资料调研、算法分析、测度分析、构成指标的属性分类及对应算法等方法,国家国民体质监测中心的蔡睿等研究建立了国民体质综合指数的数学模型。

国民体质综合指数计算公式为

$$CI = \sum P_j f_i \sum K_i(x_{ij}/x_i)$$

该公式可用于全年龄段、各地域人群(如某省)体质综合指数计算。

而各年龄段人群体质综合指数计算公式为

$$CI = f_i \sum K_i(x_{ij}/x_i)$$

其中,综合指数的单位为个;i 为第 i 个指标;j 为第 j 个人群分组;P_j 为人口数年龄别结构权重;K_i 为各指标权重;X_i 为基期单指标测试平均值;X_{ij} 为报告期单指标测试平均值;f_i 为调节因子。

目前,我们所采用的国民体质综合指数是以2000年为基期,数值为100,数值越大表明体质水平越高。指标体系由身体形态、机能、素质三大类共计20项指标组成,依据不同年龄段人群体质特点,各选用6~9个指标。基础数据采集的是总体或局部总体人口各单项指标的平均数。计算时,根据各指标在人体体质评价中不同的作用程度对指标进行加权处理;同时对局部人口在总体中所占百分比不同进行加权处理。

由于国民体质综合指数计算较为复杂,目前并未推广至省级层面计算,国家国民体质监测中心只在国家监测年的监测公报里公布国家和各省(自治区、直辖市)国民体质综合指数。

2014年的"国民体质综合指数"为100.54;3~6岁幼儿为102.65,20~39岁成年人为101.45,40~59成年人为99.77,60~69岁老年人为99.00;男性为99.28,女性为101.42;乡村为99.71,城镇为100.60;各省(自治区、直辖市)"国民体质综合指数"的总体水平为93.82~107.91。

7.5 国民体质监测数据的发布

7.5.1 国民体质监测数据发布的形式

1. 监测数据发布的部门

目前有体育、教育、统计三个部门对国民体质监测的数据进行发布。国家体育总局和各省(自治区、直辖市)体育局通过5年一次的国民体质监测,形成全国和各省市的国民体质监测公报和研究报告,并对社会发布(幼儿、成年人、老年人部分数据)。教育部配合国家体育总局的国民体质监测,与国家体育总局联合每5年一次对社会发布(学生部分数据)。国家统计局要求各省(自治区、直辖市)

统计局上报"国民体质综合指数",在统计年鉴中对社会发布。

2. 监测数据发布的形式

监测数据发布的形式有 4 种,包括监测公报、监测报告、研究报告、研究论文。

(1)国民体质监测公报。国民体质监测公报是以监测结果为基础,对本地区的监测数据进行提炼、浓缩,以正规、专业的报纸、书刊、网页等媒体为载体,对社会发布国民体质监测信息。国民体质监测公报是监测数据统计处理完成后首先向社会公布的当期国民体质监测信息,要求时效性、精简化,也是国民体质监测报告的精简版。只公布平均数、综合指数等少量数据,发布者是行政职能部门。

(2)国民体质监测报告。国民体质监测报告晚于监测公报发布,它是在对数据进行详细的逐条分析后,撰写实施报告、分析报告、数据报告,包含该次监测及监测数据的全部信息,并以出版发行的图书为载体向社会公布,而且是公布全部统计数据。发布者是行政职能部门和各级监测中心。

(3)国民体质研究报告。国民体质研究报告是近期有关国民体质研究成果的集中展示,将单独的研究论文集合起来,以出版发行的图书形式向社会发布。国民体质研究报告展示的是一些学者在本领域研究的重点和方向。发布者是各级国民体质监测中心。

(4)国民体质研究论文。国民体质研究论文是学者利用监测数据进行分析研究形成的单独研究成果,或发表于各级学术期刊,或集中于国民体质研究报告之中。

7.5.2 国民体质监测数据发布的内容

国民体质监测数据发布的内容,主要包括国民体质基本情况、国民体质综合指数、国民体质评定等级情况、国民体质主要指标变化情况、国民体质变化的特征与趋势。

1. 国民体质监测公报的内容与编写

国民体质监测指标多、人群多、数据量巨大,要使社会及时快速地了解掌握体质信息的最主要特征和内容,就要求体质监测公报简短,且重点突出。

1)国民体质监测公报的主要内容

(1)国民体质基本情况,主要描述测试样本量的情况,通过表格罗列各年龄段各监测指标的平均值。

(2)国民体质综合指数,通过表格罗列出总体、各年龄段、各地区的国民体质综合指数。

(3)国民体质评定等级情况，通过图表描述按《国民体质测定标准》《学生体质健康标准》评价的体质优秀率、良好率、合格率、不合格率的情况。一般按年龄、城乡、职业来描述。

(4)国民体质主要指标变化情况，通过统计图对各主要体质指标均值与往年数据进行对比。

(5)国民体质变化的特征与趋势，对本次体质监测数据表现出来的特点，以及横向、纵向的比较进行简要描述。

另外，各地在编写国民体质监测公报时应以国家发布的监测公报为蓝本，综合本地区体质监测情况进行编写，突出本地区的特点。

2)国民体质监测公报编写的要求

(1)数据一定要真实、准确。

(2)文字要规范。

(3)图表简洁。

(4)度量单位准确。

(5)分组适当。

(6)分析简要并突出重点，阐述科学性、合理性并切合当地实际情况。

2. 国民体质监测报告的内容与编写

国民体质监测报告是以监测结果为基础，对本地区的监测数据进行描述、分析、概括和总结，是全面反映本地区国民体质水平及发展的科学报告，也是将来的体质监测工作及研究工作的重要参考。

国民体质监测报告一般应根据监测对象的年龄分段，按幼儿、学生、成年人、老年人分别编写。

国民体质监测报告应按科学研究论文的结构和格式编写，主要结构和内容如下。

(1)监测的组织与方法。

(2)监测报告：①幼儿体质监测报告(包括问卷调查分析、形态监测结果与分析、机能监测结果与分析、素质监测结果与分析、体质等级评价结果分析)；②学生体质监测报告(内容同①)；③成年人体质监测报告(内容同①)；④老年人体质监测报告(内定同①)。

(3)统计数据。

(4)附件。

【本章重点】

误差、数据审核的方法、统计计算提纲、差异检验、统计结果的分析方法、三线表。

【练习题】

1. 体质测试会出现哪些误差?
2. 对于异常数据怎么进行处理?
3. 为什么要对数据进行差异检验?
4. 试对两个指标的原始数据进行平均数的差异检验。
5. 对国民体质监测数据的统计结果进行分析时,一般采用哪些方法?
6. 为什么对学生的监测指标数据要按年龄分组进行统计?

参 考 文 献

[1] 韩秀英,江崇民. 2005 年国民体质监测数据逻辑检验方法的数学模型建立[J]. 体育科学,2009,29(3):90-94.
[2] 国家体育总局. 2000 年国民体质监测报告[M]. 北京:北京体育大学出版社,2002:59.
[3] 王路德. 体育统计方法与应用[M]. 北京:人民体育出版社,2008.
[4] 全国体育院校教材委员会. 体育统计[M]. 北京:人民体育出版社,2002.
[5] 江崇民,于道中,季成叶,等.《国民体质测定标准》的研制[J]. 体育科学,2004,24(3):33-36.
[6] 蔡睿,江崇民,郑迎东,等. 国民体质综合指数数学模型的建立[J]. 体育科学,2005,25(3):30-32.

第 8 章 体质测定标准的编制

8.1 建立体质测定标准的意义

国民体质测定标准制定的目的在于科学评定受测者的体质水平并指导其科学健身。随着国民体质测定工作的开展，国民体质测定已经从单纯地通过监测获得群体体质数据演变成为广大人民群众提供服务，指导全民科学健身的有效手段。科学的健身指导需要以科学的标准对受测者的体质水平进行科学的评定，建立和不断完善体质测定标准具有重要的现实意义。运用体质测定标准进行体质测定与评价是国民了解自身体质水平，激励群众体育健身的积极性，指导群众科学健身的有效方法，也为国家和各级政府部门了解和掌握国民体质状况，制定体育法规、政策、选拔和考核职工体质状况提供科学依据。

国家颁布的《国民体质测定标准》从 2003 年开始，已经使用十几年，在评价国民体质、指导科学健身中发挥了重要作用。但该标准是全国性的统一标准，在使用中会因为地域差异造成评价的偏颇。我国地域辽阔，不同地域的自然环境和社会经济环境存在着很大的差异，地域的自然环境因素和社会经济环境因素会影响区域内人口的体质水平。各地的海拔高度、气候条件不同，生活习惯、行为方式千差万别，形成了各自不同的相貌、体型、体质。由于这种差异的存在，用统一的标准对不同区域人群各体质指标进行评定时必然会造成评定结果的偏差，无法科学合理地评定受测者的体质状况。不同种族、民族、地域，以及不同性别、年龄的群体和个体，其体质发展既有规律性，又有特殊性，不应该是一个模式。

例如，以秦岭淮河为界，我国地域划分为南北两大区域，界限以南省市为南方以北省市为北方，从肺活量、握力、纵跳和闭眼单脚站立等指标进行南北方的比较分析来看，南方和北方人群的各项体质指标存在明显的差异。北方人群的肺活量、握力、背力、选择反应时等指标好于南方；而南方人群的纵跳俯卧撑（男）、一分钟仰卧起坐（女）、闭眼单脚站立等指标好于北方。由于这种差异的存在，用统一的标准对不同区域人群各体质指标进行评定时必然会造成评定结果的偏差，无法科学合理地评定测试者的体质状况。如果以国民体质测定标准得出的评定结果来制定运动处方，指导全民科学健身的话，其效果将大打折扣。

又如，世代生活在高原地区的人群，如西藏地区的世居高原的藏族人群，由于高原缺氧等特殊的地理环境，其生活、劳作、工作、娱乐、休闲方式与平原人群有很大差异，也造就了他们在身体形态、生理机能、运动素质等与平原生活的人群有很大的不同。2010年，第三次国民体质监测结果表明，西藏地区国民体质综合指数为95.94，排在全国31个省(自治区、直辖市)的29位，而国民体质达标率(即合格率)为78.9%，大大低于全国总达标率的88.9%。这说明用《国民体质测定标准》评价西藏地区高原人群，会产生用平原人群的标准评定高原人群的较大偏差。如果运用该人群的大样本量测试数据建立世居高原人群体质测定评价标准，更适合该人群的自身比较和等级评定，对个体的体质状况的评价也更加客观合理。

区域性体质评定标准并不会与《国民体质测定标准》产生矛盾，在纵向比较研究和体质测定服务时，采用区域性体质评定标准能更准确地评定本区域人群的体质水平，而在横向比较时可采用国民体质测定标准，研究本区域人群体质水平与全国水平的差异。

8.2 制定体质测定标准的方法学

《国民体质测定标准》的评分方法：一是进行单个指标的评分，二是单项指标得分相加后的综合评定等级。单项指标采用5分制，综合评级根据受试者各单项得分之和确定，共分4个等级：一级(优秀)、二级(良好)、三级(合格)、四级(不合格)。

8.2.1 身高标准和体重标准的制定

组别划分：在分析各年龄人群的身高和体重的相互关系，及随年龄的变化特点基础上，划分参照人群的年龄分组。

中间值的确定：对参照人群的身高进行排序，以1cm为一身高段，以每一身高段体重的第50百分位数为中间值。

界值点的确定：使用Z值标准差法和百分位数，确定界值点。根据各Z值相对应的百分位数，确定界值点。

将界值点连成曲线后，利用B-Spline平滑函数，进行光滑处理，修正后得到标准曲线。

标准按超重、偏重、正常、偏轻、过瘦列出5等级评价，各等级的表示分别为1分、3分、5分、3分、1分。

3~6岁幼儿组设2个身高标准体重评价表，即男童3~6岁，女童3~6岁。

7~19岁学生采用BMI评价身体形态。

20~59岁成年组共设8个身高标准体重评价表(男、女)，即20~29岁、30~39岁、40~49岁、50~59岁。

60~69岁老年组设2个身高标准体重评价表(男、女)。

8.2.2 其他单项指标标准制定方法

《国民体质测定标准》中单项指标 5 等级评分的表示为 1 分、2 分、3 分、4 分和 5 分。划分的等级表示被评价者某项指标在整体中所处的位置（该整体为受试者所在年龄段和性别人群），评分越高状况越好（表 8.1）。

表 8.1　其他单项指标 5 级评分理论界值点

	1 分	2 分	3 分	4 分	5 分
百分位数	$P3$	$P10$	$P35$	$P65$	$P90$
理论/%	7	25	30	25	10

对机能、素质指标单项评分设立了最低限制线：即机能、素质测试值低于第 3 百分位数不给予评分，以此激励人们在测试中真实发挥自身能力。身体形态（身高、体重），不设最低线。

3~6 岁幼儿（男、女）共设 14 个单项指标评分表（表 8.2），年龄每增加 0.5 岁设 1 个评分表，即 3 岁、3.5 岁、4 岁、4.5 岁、5 岁、5.5 岁、6 岁。

20~59 岁成年组：分男女，20~59 岁每 5 岁为一组，共计 16 个评价表。

60~69 岁（男、女）共设 4 个单项指标评分表，年龄每增加 5 岁设 1 个评分表，即 60~64 岁、65~69 岁。

表 8.2　《国民体质测定标准》其他单项指标评分表（幼儿 3 岁）

测试指标	1 分	2 分	3 分	4 分	5 分
男					
身高/cm	<91.2	91.2~95.4	95.5~99.3	99.4~104.1	>104.1
10 米折返跑/s	15.8~12.9	12.8~10.3	10.2~9.1	9.0~8.0	<8.0
立定跳远/cm	21~29	30~42	43~58	59~76	>76
网球掷远/m	1.5	2.0~2.5	3.0~3.5	4.0~5.5	>5.5
双脚连续跳/s	25.0~19.7	19.6~13.1	13.0~9.2	9.1~6.6	<6.6
坐位体前屈/cm	2.9~4.8	4.9~8.5	8.6~11.6	11.7~14.9	>14.9
走平衡木/s	48.5~30.1	30.0~16.9	16.8~10.6	10.5~6.6	<6.6
女					
身高/cm	<90.0	90.0~94.6	94.7~98.0	98.1~103.0	>103.0
10 米折返跑/s	16.8~13.5	13.4~10.6	10.5~9.4	9.3~8.2	<8.2
立定跳远/cm	21~28	29~39	40~54	55~71	>71
网球掷远/m	1.0	1.5~2.0	2.5~3.0	3.5~5.0	>5.0
双脚连续跳/s	25.9~20.1	20.0~13.5	13.4~9.8	9.7~7.1	<7.1

续表

测试指标	1分	2分	3分	4分	5分
坐位体前屈/cm	3.2~6.2	6.3~9.9	10.0~12.9	13.0~15.9	>15.9
走平衡木/s	49.8~32.5	32.4~17.4	17.3~10.8	10.7~6.9	<6.9

《国家学生体质健康标准》中单项指标分为优秀(90分、95分、100分)、良好(80分、85分)、及格(60~78分)、不及格(10分、20分、30分、40分、50分)4个等级，也是根据大样本测试数据按百分位数法制定各年级的评价标准(表8.3)。

$$综合得分(总分) = \sum[(单项得分 \times 权重数) + 附加分]$$

总分评定等级：90.0分及以上为优秀；80.0~89.9分为良好；60.0~79.9分为及格；59.9分及以下为不及格。

表8.3 男生50米跑单项评分表 (单位：s)

等级	单项得分	一年级	六年级	初一	初三	高一	高三	大一、大二	大三、大四
优秀	100	10.2	8.2	7.8	7.3	7.1	6.8	6.7	6.6
	95	10.3	8.3	7.9	7.4	7.2	6.9	6.8	6.7
	90	10.4	8.4	8.0	7.5	7.3	7.0	6.9	6.8
良好	85	10.5	8.5	8.1	7.6	7.4	7.1	7.0	6.9
	80	10.6	8.6	8.2	7.7	7.5	7.2	7.1	7.0
及格	78	10.8	8.8	8.4	7.9	7.7	7.4	7.3	7.2
	76	11.0	9.0	8.6	8.1	7.9	7.6	7.5	7.4
	74	11.2	9.2	8.8	8.3	8.1	7.8	7.7	7.6
	72	11.4	9.4	9.0	8.5	8.3	8.0	7.9	7.8
	70	11.6	9.6	9.2	8.7	8.5	8.2	8.1	8.0
	68	11.8	9.8	9.4	8.9	8.7	8.4	8.3	8.2
	66	12.0	10.0	9.6	9.1	8.9	8.6	8.5	8.4
	64	12.2	10.2	9.8	9.3	9.1	8.8	8.7	8.6
	62	12.4	10.4	10.0	9.5	9.3	9.0	8.9	8.8
	60	12.6	10.6	10.2	9.7	9.5	9.2	9.1	9.0
不及格	50	12.8	10.8	10.4	9.9	9.7	9.4	9.3	9.2
	40	13.0	11.0	10.6	10.1	9.9	9.6	9.5	9.4
	30	13.2	11.2	10.8	10.3	10.1	9.8	9.7	9.6
	20	13.4	11.4	11.0	10.5	10.3	10.0	9.9	9.8
	10	13.6	11.6	11.2	10.7	10.5	10.2	10.1	10.0

8.2.3 BMI 评价法的制定方法

随着时代的变迁,体重超重和肥胖现象日益增多,现在社会需要关注的是营养过剩问题,而不是像以前那样更多地关注营养不良问题。以前常用身高标准体重衡量身体形态的发育程度,但身高标准体重在反映肥胖方面并不通用,而 BMI 现在更广泛地应用于普通人群的肥胖判定,尤其是 BMI 已经有了我国国民的评价标准,以 BMI 替代以前的"身高标准体重"更符合潮流,也更科学合理。在 2014 年修订的《国家学生体质健康标准》中,体重指数替代了"身高标准体重"这一指标,也就是说,对大、中、小学生的体型评价采用了较流行的 BMI 评价法。

参照美国疾病预防与控制中心 BMI 评价标准的制作方法,按每岁 BMI 的第 50 百分位数($P50$)为界,制定评分标准。越靠近 $P50$,身体形态状况越好,评分越高(表 8.4、图 5.3)。

表 8.4 BMI 评分百分位数界值点

分值	1 分	2 分	3 分	4 分	5 分	4 分	3 分	2 分	1 分
百分位数	<$P5$	$P5$~$P28$	$P29$~$P36$	$P37$~$P44$	$P45$~$P54$	$P55$~$P62$	$P63$~$P70$	$P71$~$P95$	>$P95$

8.2.4 综合评级标准的制定

《国民体质测定标准》是在各单项指标评分数据库中,将各单项得分按等权方式相加,计算出每一样本的综合得分。以性别、年龄分组的第 15、65、90 百分位数的总分值,作为等级界值点(表 8.5),综合评价采用 4 级评级法。

表 8.5 《国民体质测定标准》综合评级各等级的理论划分

等级	不合格	合格	良好	优秀
百分位数	$P15$ 以下	$P15$~$P65$	$P65$~$P90$	$P90$ 以上
理论/%	15	50	25	10

在初步确定综合评级等级后,将评级标准编制成计算机程序,对评分数据库进行判读,计算出各年龄段各评分等级的百分位数,与理论百分位数进行比较,经过人工干预后确定综合评级标准。

《国家学生体质健康标准》综合评价等级的理论设定比例为优秀 10%、良好 15%、合格 65%、不合格 10%(表 8.6)。

表 8.6 《国家学生体质健康标准》综合评级各等级的理论划分

等级	不合格	合格	良好	优秀
百分位数	$P10$ 以下	$P10 \sim P75$	$P75 \sim P90$	$P90$ 以上
理论/%	10	65	15	10

8.3 制定体质测定标准的步骤与方法

下面以制定成年人(20~59 岁)体质测定标准为例，简述标准制定的步骤与方法。

8.3.1 单项指标得分标准制定步骤

(1)整理好数据库，并按性别以每 5 岁为一组，每组人数在 600~800 人(理想人数为 800 人以上)。数据库可用 Excel(或 Access、FoxPro 等)建立，存档数据库必须是 SPSS 可以调用的文件。

(2)在 SPSS 中打开数据库，计算百分位数(图 8.1)。选择"分析"→"频率"→选指标→"统计量"→勾选"百分位数"→键入 3.0、10.0、35.0、65.0、90.0→"确定"。反应时单独计算，在"百分位数"键入 97.0、90.0、65.0、35.0、10.0。

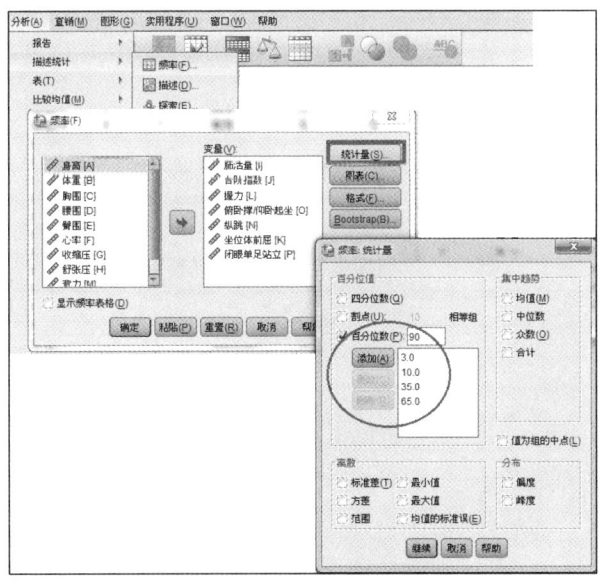

图 8.1 SPSS 百分位计算示意图

(3) 将计算结果拷入 Excel 表，见表 8.7。

表 8.7 男 25~29 岁各百分位成绩值

百分位	分值	肺活量/mL	台阶指数	握力/kg	俯卧撑/次	纵跳/cm	坐位体前屈/cm	选择反应时/ms	闭眼单足站立/s
3	1	2101.18	45.23	28.00	8.00	16.11	−6.181	0.86	3.00
10	2	2486.00	49.81	34.20	10.00	20.69	−0.07	0.66	5.00
35	3	3021.00	55.90	40.30	15.00	26.96	5.00	0.53	11.00
65	4	3412.90	64.29	45.50	23.00	34.00	10.20	0.46	25.00
90	5	4023.70	75.00	51.70	34.00	40.40	17.20	0.40	74.60

(4) 按《国民体质测定标准》评分表方式制作原始评分表。调整小数点，尽量减少小数(反应时除外)，使查分表简洁明了，见表 8.8。

表 8.8 25~29 岁成年男性其他单项指标评分表

测试指标	1 分	2 分	3 分	4 分	5 分
肺活量/mL	2100~2490	2500~3000	3010~3400	3410~4020	>4020
台阶指数	45~48	49~55	56~63	64~75	>75
握力/kg	28~33	34~39	40~44	45~52	>52
俯卧撑/次	8~9	10~14	15~22	23~34	>34
纵跳/cm	16~19	20~26	27~33	34~40	>40
坐位体前屈/cm	−6~−1	0~4	5~9	10~17	>17
选择反应时/ms	0.86~0.67	0.66~0.54	0.53~0.47	0.46~0.40	<0.40
闭眼单脚站立/s	3~4	5~10	11~24	25~74	>74

(5) 依据表 8.8 制作"单项指标年龄段评分纵横对照表"，并按年龄、成绩等级的线性关系进行调整，见表 8.9。

表 8.9 单项指标年龄段评分纵横对照表

性别	年龄组/岁	测试指标	1 分	2 分	3 分	4 分	5 分
男	25~29	肺活量/mL	2100~2490	2500~3000	3010~3400	3410~4020	>4020
	30~34		2100~2450	2460~2950	2960~3300	3310~3950	>3950
	35~39		2110~2490	2500~3070	3080~3310	3320~3880	>3880
	40~44		1950~2100	2110~2800	2810~3250	3260~3800	>3800
	45~49		1770~2140	2150~2710	2720~3200	3210~3750	>3750
	50~54		1600~2060	2070~2650	2660~3210	3220~3700	>3700
	50~59		1460~1970	1980~2570	2580~3060	3070~3620	>3620

在表 8.9 中,横向观察分值增长的线性关系,纵向观察年龄增长的线性关系,便于对个别成绩进行调整。例如,35~39 岁一栏,1~3 分的成绩均高于 30~34 岁;50~54 岁 3 分、4 分的成绩高于上一个年龄段。这显然不符合客观规律,需要进行调整。

(6) 根据表 8.9 制作"单项指标年龄段评分与国标对照图"(表 8.10、图 8.2),对照《国民体质测定标准》审查各指标评分值的差距,适当调整。

表 8.10 单项指标年龄段评分与国标对照表

分值	1 分	2 分	3 分	4 分	5 分
男子 25~29 岁地区	2100	2610	3110	3455	4000
男子 25~29 岁国标	2326	2850	3460	3970	4624
女子 25~29 岁地区	1200	1710	2090	2400	2820
女子 25~29 岁国标	1396	1835	2365	2780	3244

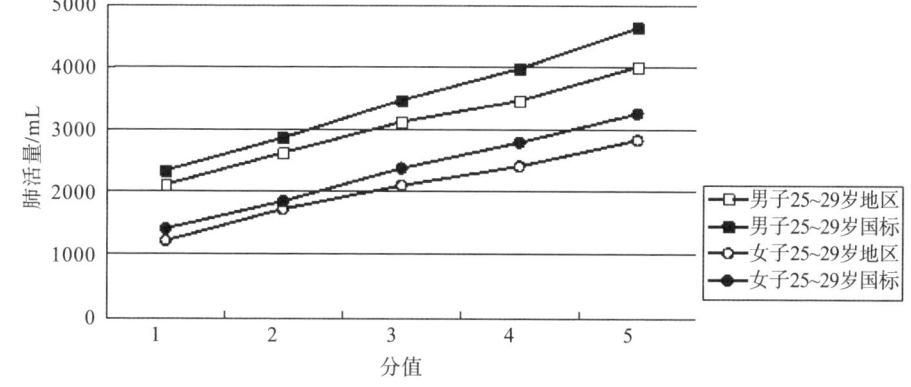

图 8.2 单项指标年龄段评分与国标对照示意图

(7) 制作评分表正式版,如表 8.11 所示。

表 8.11 25~29 岁成年人其他单项指标评分表

测试指标	1 分	2 分	3 分	4 分	5 分
男					
肺活量/mL	2100~2490	2500~3000	3010~3400	3410~4020	>4020
肺活量体重指数	34~38	39~45	46~53	54~64	>64
台阶指数	45~48	49~55	56~63	64~75	>75
握力/kg	28~33	34~39	40~44	45~52	>52
握力体重指数	44~51	52~61	62~71	72~83	>83
俯卧撑/次	5~9	10~14	15~22	23~34	>34
纵跳/cm	16~19	20~26	27~33	34~40	>40
坐位体前屈/cm	−6~−1	0~4	5~9	10~17	>17

续表

测试指标	1分	2分	3分	4分	5分
选择反应时/ms	0.86~0.67	0.66~0.54	0.53~0.47	0.46~0.40	<0.40
闭眼单脚站立/s	3~4	5~10	11~24	25~74	>74
女					
肺活量/mL	1230~1610	1620~2030	2040~2330	2340~2840	>2840
肺活量体重指数	23~28	29~37	38~43	44~52	>52
台阶指数	45~50	51~55	56~62	63~75	>75
握力/kg	19~20	21~24	25~28	29~35	>35
握力体重指数	32~37	38~46	47~54	55~65	>65
一分钟仰卧起坐/次	1~3	4~10	11~18	19~29	>29
纵跳/cm	11~12	13~17	18~21	22~27	>27
坐位体前屈/cm	−5~0	1~5	6~10	11~18	>18
选择反应时/ms	0.92~0.76	0.75~0.60	0.59~0.50	0.49~0.43	<0.43
闭眼单脚站立/s	3	4~9	10~22	23~61	>61

8.3.2 体质综合评价等级标准制定步骤

通过以上步骤，我们初步建立了地区性的体质测定单项得分标准，下一步是制作体质等级评价标准。

1. 综合得分代入《国民体质测定标准》的检验

按随机抽样原则，对数据库记录按每隔数人抽1个人的方法，抽取一定人数的数据进行单项评分和等级评定，单项按制作出的新标准评分，而体质等级按《国民体质测定标准》(表8.12)综合评级标准进行评级，并统计评级结果。

表8.12 《国民体质测定标准》综合评级标准

等级	20~39岁	40~59岁
一级(优秀)	>33分	>26分
二级(良好)	30~33分	24~26分
三级(合格)	23~29分	18~23分
四级(不合格)	<23分	<18分

某地区标准376人评级结果如表8.13。

表 8.13 某地区标准回代结果

组别	优秀	良好	合格	不合格	合计
20~59 岁人数/人	25.00	85.00	207.00	59.00	376.00
20~59 岁百分比/%	6.65	22.61	55.05	15.69	100.00
20~39 岁人数/人	9.00	41.00	109	26.00	185.00
20~39 岁百分比/%	4.86	22.16	58.92	14.05	100.00
40~59 岁人数/人	16.00	44.00	98.00	33.00	191.00
40~59 岁百分比/%	8.38	23.04	51.31	17.28	100.00

此结果与综合评级各等级的理论划分(即优秀 10%、良好 25%、合格 50%、不合格 15%)(表 8.4)有一定差距,因此应调整综合评级标准,将优秀、良好、合格标准适当降低,并满足"理论划分"。

2. 调整综合评级标准

经过反复调整后,形成地区的评级标准如表 8.14 所示。

表 8.14 某地区综合评级修正标准

等级	20~39 岁	40~59 岁
一级(优秀)	>32 分	>26 分
二级(良好)	29~32 分	23~26 分
三级(合格)	23~28 分	18~22 分
四级(不合格)	<23 分	<18 分

3. 综合得分代入地区标准的检验

将先前随机抽取的 376 人数据重新回代计算,得到结果如表 8.15 所示。

表 8.15 某地区标准第二次回代结果

组别	优秀	良好	合格	不合格	合人数
20~59 岁人数/人	34	96	187	59	376
20~59 岁百分比/%	9.04	25.53	49.73	15.69	100
20~39 岁人数/人	18	43	98	26	185
20~59 岁百分比/%	9.73	23.24	52.97	14.05	100
40~59 岁人数/人	16	53	89	33	191
20~59 岁百分比/%	8.38	27.75	46.60	17.28	100

第二次回代采用修正了的标准,因此回代结果与上述的理论分布非常吻合,某地区的体质测定标准成功建立。

对于已建立的标准还要进行实际运用和反复检验,并随着社会的发展和时间的延续进行不断修正、修改,使其更加完善和适应各地区人群体质的不断变化。

【本章重点】

1. 单项指标 5 级评分理论界值点。
2. 综合评级各等级的理论划分。
3. 百分位计算方法。
4. 回代修正。

【练习题】

1. 单项指标 5 级评分理论界值点是怎样的?
2. 体质综合评级上,各等级的理论划分是怎样的?
3. 试对几个指标的数据在 SPSS 上计算百分位数。
4. 试根据一个组别的成年人数据制作单项评分表和综合评级标准。

参 考 文 献

[1] 张艺宏,王纯,多布杰,等.世居高原人群成年人体质测定标准的初步研制[J].成都体育学院学报,2014,40(10):64-68.

[2] 国家体育总局.国民体质测定标准(成年人部分)[M].北京:人民体育出版社,2003.

[3] 江崇民,于道中,季成叶,等.《国民体质测定标准》的研制[J].体育科学,2004,24(3):33-36.

[4] 宁振耀,周卫海,王云涛.区域性体质评定标准建立的必要性研究[J].南京师大学报(自然科学版),2012,25(3):149-152.

[5] 江崇民,张一民.中国体质研究的进程与发展趋势[J].体育科学,2008,28(9):25-32.

第 9 章 国民体质现状

9.1 四次国民体质监测结果回顾

2000~2014 年，共进行了 4 次全国性的国民体质监测，通过每次数十万人的大样本和全国范围的调查，监测结果可以反映国民体质在身体形态、身体机能、身体素质上的整体状况。

我们利用 4 次监测的公报，回顾国民体质数据，以了解体质的状况和变化趋势。

1. 幼儿（3~6 岁）

2000~2014 年幼儿体质各指标均值统计结果见表 9.1，图 9.1~图 9.10 描述了 2000~2014 年幼儿各项监测指标的走势。

表 9.1 2000~2014 年幼儿体质各指标均值表

指标	年龄/岁	2000 年 男	2000 年 女	2005 年 男	2005 年 女	2010 年 男	2010 年 女	2014 年 男	2014 年 女
身高/cm	3	99.1	98.0	100.2	99.1	101.3	99.9	102.1	100.8
	4	105.2	104.1	106.3	105.1	107.1	105.9	107.8	106.5
	5	111.0	109.9	112.4	111.0	113.7	112.4	114.0	112.7
	6	115.6	114.4	117.5	116.1	118.5	117.0	119.7	118.1
体重/kg	3	15.5	14.9	16.0	15.4	16.4	15.7	16.6	15.9
	4	17.2	16.5	17.7	16.9	18.1	17.4	18.3	17.5
	5	19.0	18.2	19.7	18.8	20.5	19.5	20.6	19.6
	6	20.6	19.6	21.6	20.5	22.5	21.1	23.0	21.6
坐高/cm	3	57.0	56.4	57.7	56.9	58.1	57.3	58.3	57.4
	4	59.9	59.1	60.5	59.7	60.8	60.0	61.0	60.1
	5	62.6	61.9	63.3	62.4	63.8	63.0	63.8	62.9
	6	64.5	63.8	65.5	64.5	66.0	64.9	66.3	65.3

续表

指标	年龄/岁	2000年 男	2000年 女	2005年 男	2005年 女	2010年 男	2010年 女	2014年 男	2014年 女
BMI	3	15.77	15.50	15.88	15.64	15.97	15.68	15.85	15.59
	4	15.48	15.21	15.59	15.30	15.74	15.48	15.73	15.40
	5	15.38	15.03	15.51	15.22	15.77	15.34	15.77	15.36
	6	15.33	14.94	15.54	15.12	15.87	15.35	15.96	15.42
胸围/cm	3	51.7	50.5	51.8	50.7	52.5	51.3	52.9	51.8
	4	53.2	51.8	53.2	51.8	54.0	52.6	54.5	53.1
	5	54.8	53.2	55.1	53.3	56.0	54.2	56.3	54.6
	6	56.0	54.4	56.6	54.7	57.5	55.5	58.2	56.2
立定跳远/cm	3	56.8	54.2	59.6	57.2	61.2	58.0	64.7	61.4
	4	75.6	70.3	78.8	73.4	79.7	74.5	80.4	76.3
	5	91.3	84.6	95.1	87.6	96.1	89.3	96.7	90.6
	6	101.7	93.5	106.9	97.7	106.3	97.0	107.9	100.0
网球掷远/m	3	3.7	3.1	3.8	3.1	3.7	3.0	3.7	3.1
	4	5.2	4.0	5.1	4.0	4.9	3.9	4.7	3.9
	5	6.8	5.1	6.8	5.0	6.4	4.9	6.2	4.8
	6	8.3	6.0	8.4	6.0	7.7	5.7	7.7	5.9
10米折返跑/s	3	9.5	9.8	9.3	9.6	9.1	9.4	9.1	9.5
	4	8.1	8.6	7.9	8.3	7.9	8.2	8.0	8.3
	5	7.4	7.7	7.1	7.5	7.1	7.4	7.1	7.4
	6	6.9	7.3	6.7	7.0	6.7	7.0	6.6	7.0
走平衡木/s	3	18.9	19.6	18.8	19.2	16.9	17.7	16.9	17.3
	4	12.2	12.7	12.0	12.6	11.8	11.8	12.2	12.2
	5	7.9	8.3	7.8	8.2	7.8	8.1	8.4	8.5
	6	5.8	6.6	5.7	6.2	6.1	6.5	6.2	6.4
双脚连续跳/s	3	11.2	11.5	10.4	10.8	10.0	10.3	9.4	9.9
	4	8.3	8.7	8.0	8.2	7.8	8.0	7.6	7.7
	5	6.9	7.0	6.8	6.9	6.6	6.6	6.3	6.4
	6	6.2	6.3	6.1	6.2	6.0	6.1	5.7	5.8

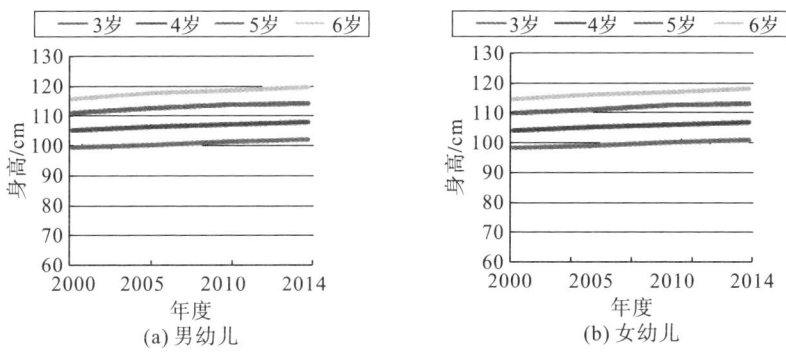

图 9.1　2000~2014 年幼儿身高平均数趋势

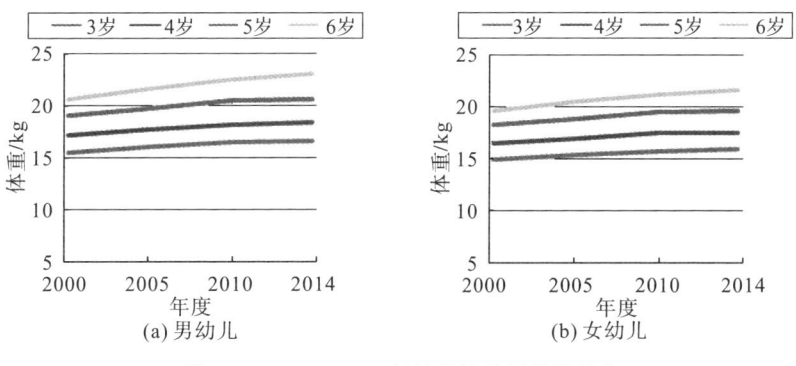

图 9.2　2000~2014 年幼儿体重平均数趋势

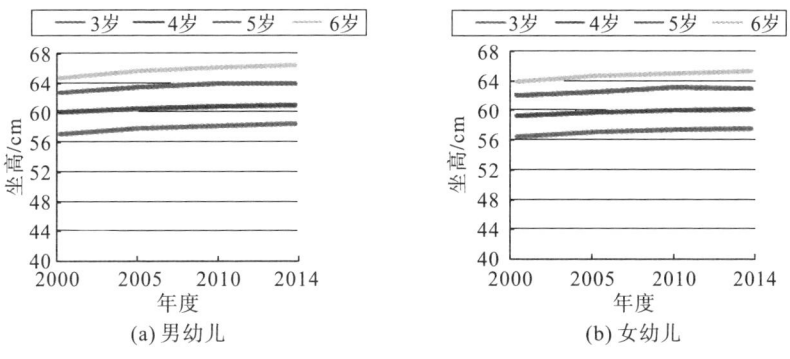

图 9.3　2000~2014 年幼儿坐高平均数趋势

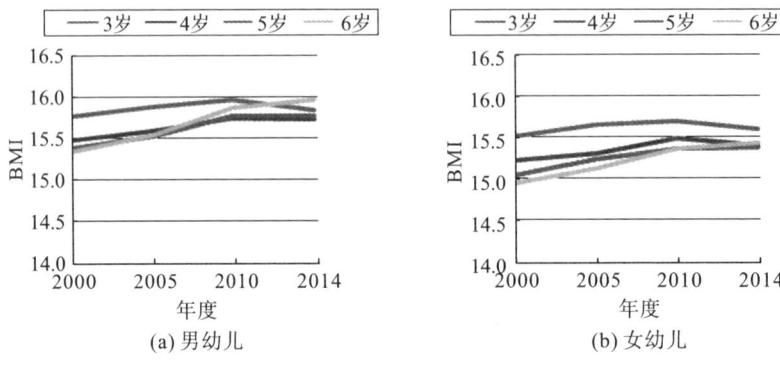

图 9.4　2000~2014 年幼儿 BMI 平均数趋势

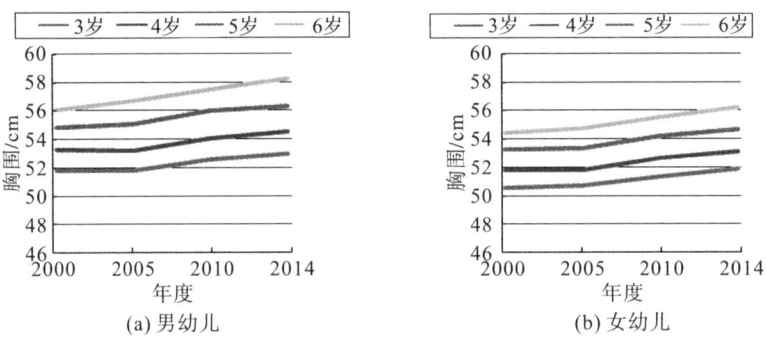

图 9.5　2000~2014 年幼儿胸围平均数趋势

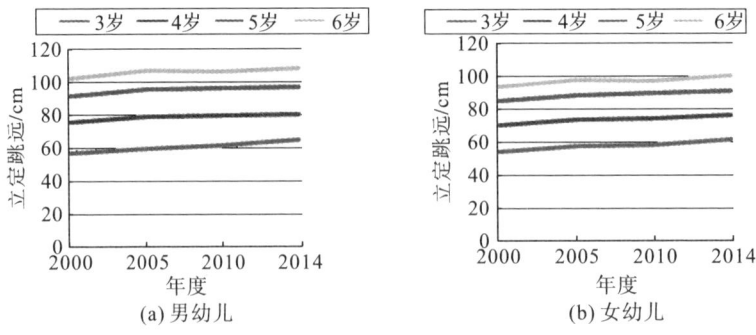

图 9.6　2000~2014 年幼儿立定跳远平均数趋势

第 9 章 国民体质现状

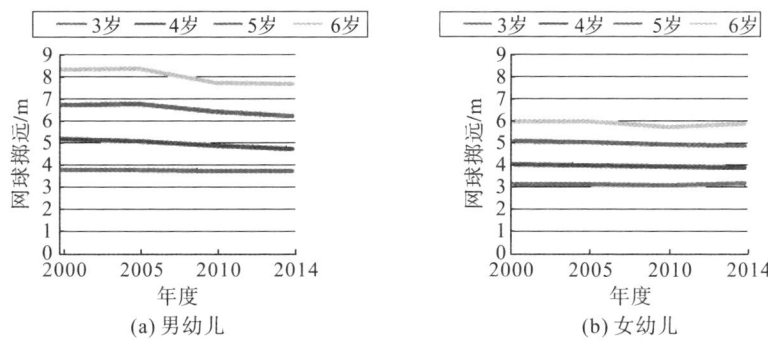

图 9.7 2000~2014 年幼儿网球掷远平均数趋势

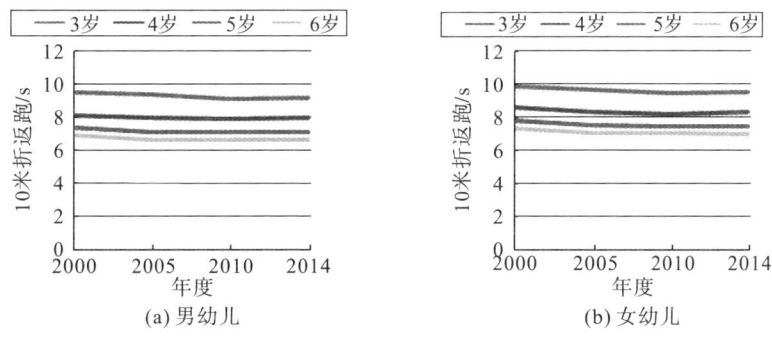

图 9.8 2000~2014 年幼儿 10 米折返跑平均数趋势

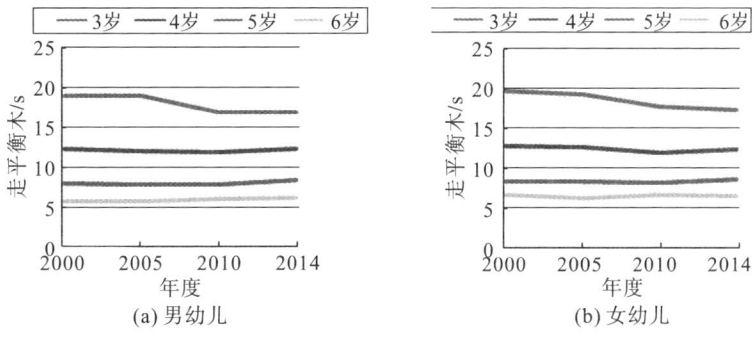

图 9.9 2000~2014 年幼儿走平衡木平均数趋势

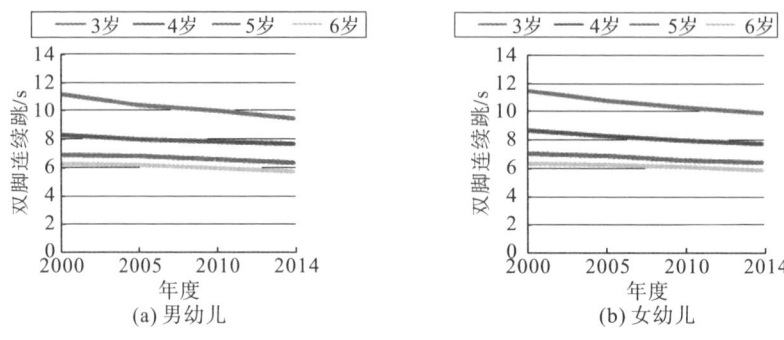

图 9.10 2000~2014 年幼儿双脚连续跳平均数趋势

2000~2014 年,幼儿(3~6 岁)体质指标 4 次监测结果分析如下。

形态方面:3~6 岁幼儿的身高、体重、坐高、胸围及派生指标 BMI 从 2000~2014 年持续增长,2014 年测试结果与 2000 年比较,各项指标的差异具有统计学意义($P<0.01$)。

素质方面:立定跳远、双脚连续跳、10 米折返跑有所提高,网球掷远、走平衡木各年龄组表现不一。

幼儿体质状况总结:幼儿体质水平有连续提高的趋势。

2. 学生人群(7~19 岁)

学生人群(7~19 岁)共 13 个年龄段,简洁起见,在此只取 2000 年和 2014 年学生体质各指标均值进行描述,统计结果见表 9.2 和图 9.11~图 9.20。

表 9.2 2000 年和 2014 年学生体质各指标均值表

指标	年龄/岁	2000 年		2014 年		指标	年龄/岁	2000 年		2014 年	
		男	女	男	女			男	女	男	女
身高/cm	7	122.6	121.6	126.6	125.1	体重/kg	7	23.4	22.2	26.6	24.7
	8	128.1	126.9	132	130.5		8	26.0	24.6	29.9	27.6
	9	132.9	132.5	137.2	136.3		9	28.7	27.6	33.6	31.3
	10	138.0	138.6	142.1	142.6		10	32.1	31.1	37.2	35.5
	11	143.1	144.8	148.1	149.3		11	35.4	35.3	41.9	40.6
	12	149.1	150.2	154.5	153.7		12	39.5	39.5	46.6	44.5
	13	157.0	154.3	161.4	157.0		13	45.1	43.5	52.0	48.0
	14	162.7	156.6	166.5	158.7		14	49.8	46.4	56.2	50.4
	15	166.8	157.6	169.8	159.4		15	54.1	48.7	59.5	51.6
	16	169.2	158.3	171.4	159.8		16	57.0	50.3	61.5	52.7
	17	170.2	158.5	172.1	159.8		17	58.9	50.9	63.3	53.0
	18	170.2	158.4	172.0	159.4		18	59.8	51.4	63.5	52.6
	19	170.0	158.8	172.4	160.2		19	59.5	51.2	63.5	52.4

续表

指标	年龄/岁	2000年 男	2000年 女	2014年 男	2014年 女	指标	年龄/岁	2000年 男	2000年 女	2014年 男	2014年 女
胸围/cm	7	58.6	56.7	60.6	58.1	肺活量/mL	7	1223	1102	1150	1037
	8	60.7	58.5	63.2	60.4		8	1416	1268	1330	1185
	9	62.8	60.9	66.0	63.4		9	1594	1430	1531	1359
	10	65.4	63.8	68.4	66.6		10	1781	1618	1734	1564
	11	67.5	67.1	71.5	70.6		11	1977	1812	1969	1783
	12	70.1	70.5	74.1	73.6		12	2212	2001	2273	1976
	13	73.8	73.6	77.3	76.3		13	2610	2199	2668	2133
	14	76.8	75.9	79.9	78.3		14	2955	2335	3045	2262
	15	79.7	77.5	82.0	79.1		15	3315	2424	3369	2345
	16	81.9	78.7	83.5	80.2		16	3565	2526	3576	2424
	17	83.3	79.2	85.0	80.9		17	3722	2560	3727	2451
	18	84.3	79.7	85.3	80.6		18	3829	2606	3772	2431
	19	84.3	79.6	85.8	80.8		19	3868	2666	3925	2574
50米跑/s	7	11.1	11.7	11.1	11.6	握力/kg	7	8.7	8.0	10.4	9.1
	8	10.5	11.1	10.5	10.9		8	10.1	8.8	12.5	10.8
	9	10.0	10.6	10.1	10.5		9	11.5	10.1	14.3	12.6
	10	9.7	10.2	9.7	10.2		10	13.3	11.9	16.1	14.8
	11	9.4	9.9	9.4	9.9		11	15.6	14.1	19.0	17.7
	12	9.1	9.7	9.0	9.7		12	18.8	16.6	22.9	20.0
	13	8.6	9.5	8.5	9.6		13	24.3	19.5	28.7	22.2
	14	8.2	9.4	8.2	9.6		14	29.5	21.0	33.4	23.5
	15	7.9	9.4	7.9	9.6		15	34.1	22.4	37.4	24.4
	16	7.6	9.4	7.7	9.7		16	37.0	23.2	39.9	25.1
	17	7.5	9.3	7.6	9.7		17	38.8	23.6	41.9	25.6
	18	7.5	9.3	7.7	9.8		18	40.1	24.0	43.0	25.9
	19	7.5	9.3	7.6	9.6		19	41.3	24.9	42.6	26.1
斜身引体/次	7	25.4	—	21.3	—	1分钟仰卧起坐/次	7	—	19.2	—	19.3
	8	27.4	—	22.5	—		8	—	22.3	—	22.6
	9	29.1	—	23.2	—		9	—	25.0	—	24.6
	10	30.4	—	24.1	—		10	—	28.1	—	26.6
	11	31.0	—	24.7	—		11	—	29.6	—	28.1
	12	29.3	—	26.7	—		12	—	30.1	—	27.9
引体向上/次	13	2.9	—	1.9	—		13	—	31.0	—	28.9
	14	3.8	—	2.7	—		14	—	31.7	—	30.1
	15	4.9	—	3.4	—		15	—	32.6	—	31.4
	16	5.8	—	3.8	—		16	—	33.8	—	31.6

续表

指标	年龄/岁	2000年 男	2000年 女	2014年 男	2014年 女	指标	年龄/岁	2000年 男	2000年 女	2014年 男	2014年 女
引体向上/次	17	6.8	—	4.2	—	1分钟仰卧起坐/次	17	—	34.7	—	31.5
	18	7.2	—	4.5	—		18	—	34.2	—	30.7
	19	7.9	—	4.8	—		19	—	32.8	—	30.1
立定跳远/cm	7	125.9	116.2	122.3	114.3	50米×8往返跑/s	7	133.8	139.0	135.7	139.4
	8	138.5	127.7	133.1	124.4		8	127.8	132.9	130.9	134.8
	9	148.5	137.4	141.0	131.9		9	122.2	127.8	126.8	130.6
	10	157.8	146.1	148.4	139.9		10	117.6	122.9	122.3	125.6
	11	165.7	153.5	156.9	147.1		11	114.5	120.1	117.8	121.4
	12	175.5	159.0	169.4	152.3		12	112.8	121.0	114.1	120.6
	13	190.3	163.3	185.6	156.7	800米(女)1000米(男)/s	13	281.5	254.6	300.4	266.5
	14	202.8	165.6	198.9	159.5		14	270.3	252.2	281.8	261.3
	15	215.4	168.5	212.2	164.5		15	258.3	249.0	269.6	257.6
	16	225.1	170.9	219.9	166.0		16	250.2	247.5	265.7	260.7
	17	228.9	172.1	224.2	166.5		17	247.9	248.5	264.5	261.9
	18	231.2	172.1	225.8	166.2		18	247.1	249.3	263.7	261.3
	19	233.7	173.1	222.8	165.5		19	242.9	243.7	260.5	253.1

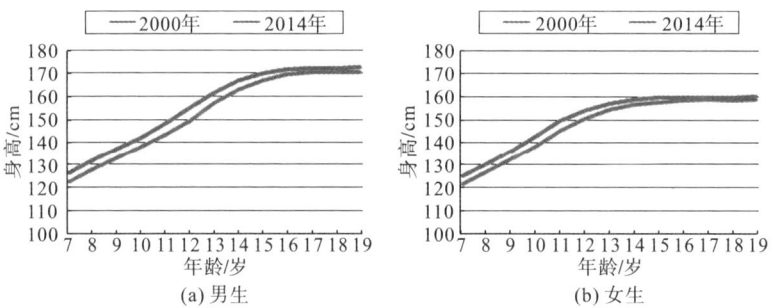

图9.11 2000年、2014年学生身高平均数趋势

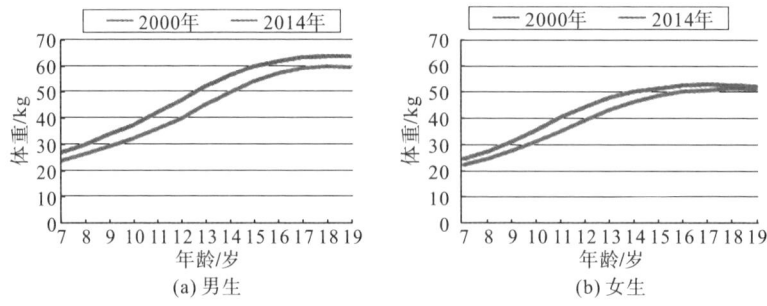

图9.12 2000年、2014年学生体重平均数趋势

第9章 国民体质现状

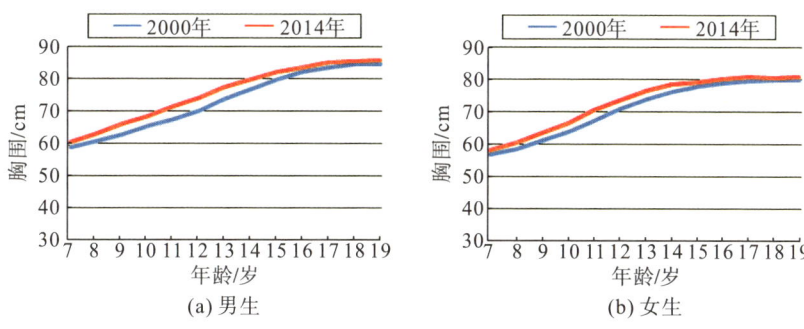

图 9.13 2000 年、2014 年学生胸围平均数趋势

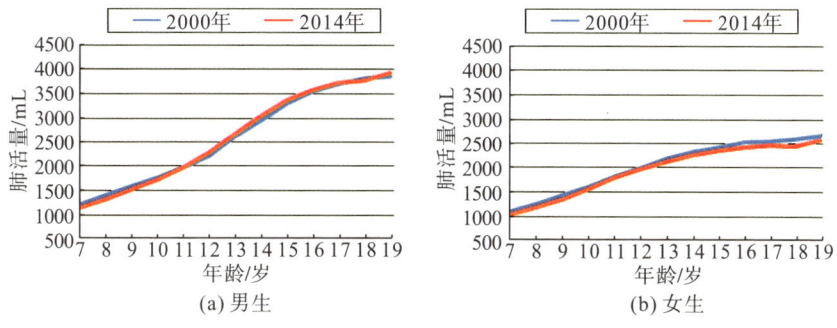

图 9.14 2000 年、2014 年学生肺活量平均数趋势

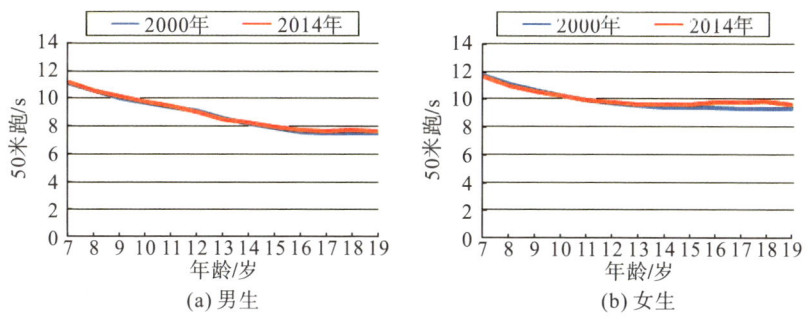

图 9.15 2000 年、2014 年学生 50 米跑平均数趋势

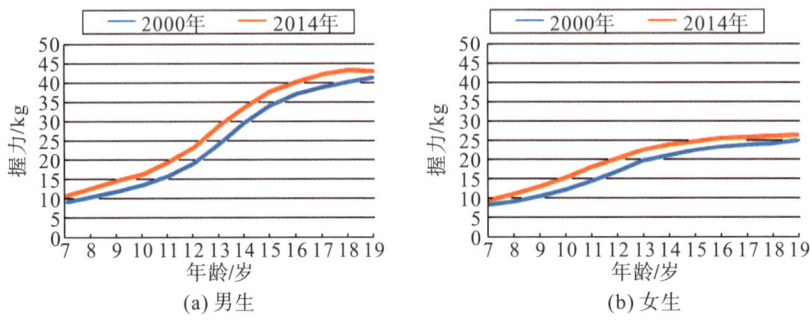

图 9.16 2000 年、2014 年学生握力平均数趋势

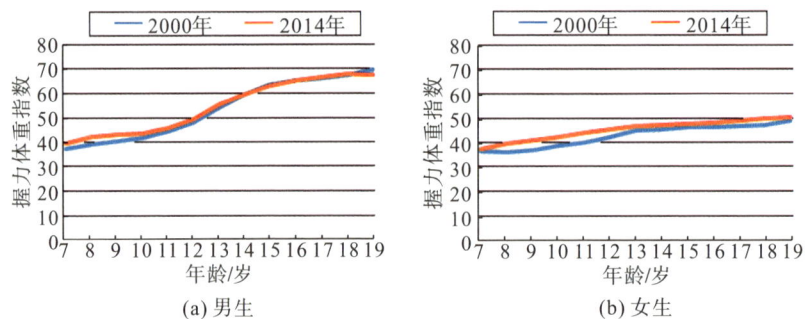

图 9.17 2000 年、2014 年学生握力体重指数平均数趋势

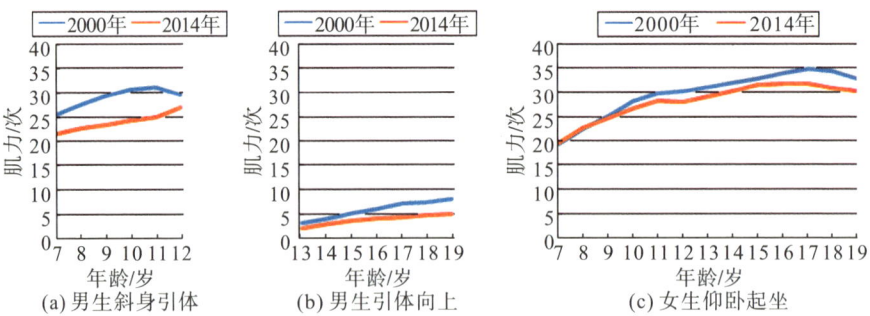

图 9.18 2000 年、2014 年学生肌力平均数趋势

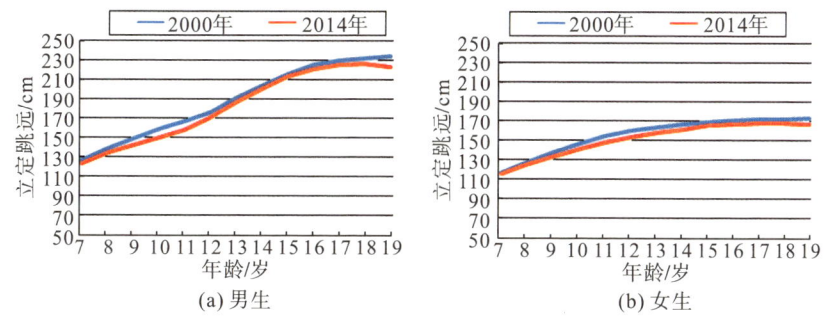

图 9.19 2000 年、2014 年学生立定跳远平均数趋势

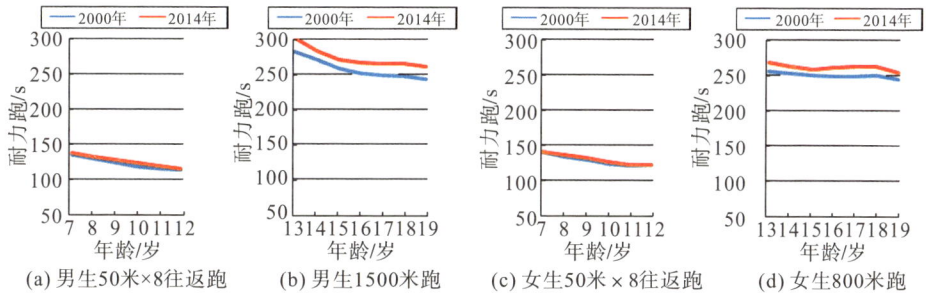

(a) 男生50米×8往返跑　　(b) 男生1500米跑　　(c) 女生50米×8往返跑　　(d) 女生800米跑

图 9.20 2000 年、2014 年学生耐力跑平均数趋势

2000 年与 2014 年学生人群(7~19 岁)体质指标监测结果的对比分析如下。

形态方面：2014 年测试结果与 2000 年比较，学生各年龄段的身高、体重、胸围都有增长，各项指标的差异明显，发育突增年龄有所提前。

机能方面：肺活量基本稳定，高年级女生略有下降。

素质方面：50 米跑成绩基本保持，高年级学生略有下降。握力有所增加，可能与体型高大化有关，也可能与使用的握力器有关。但从握力体重指数看，增长不明显，基本上是保持。表现力量耐力水平的斜身引体、引体向上、仰卧起坐都大幅度下降；各个年龄段立定跳远水平下降。50 米×8 往返跑成绩略为下降，女生 800 米和男生 1000 米成绩大幅下降。

学生体质状况总结：身体形态增长明显，身体素质下降明显，尤其是高年级学生的身体素质大幅下降。

3. 成年人(20~59 岁)

2000~2014 年成年人甲组(20~39 岁)和成年人乙组(40~59 岁)体质各指标均值统计结果见表 9.3 和图 9.21~图 9.39。

表 9.3 2000~2014 年成年人体质各指标均值表

指标	2000年 男 20~39岁	2000年 男 40~59岁	2000年 女 20~39岁	2000年 女 40~59岁	2005年 男 20~39岁	2005年 男 40~59岁	2005年 女 20~39岁	2005年 女 40~59岁	2010年 男 20~39岁	2010年 男 40~59岁	2010年 女 20~39岁	2010年 女 40~59岁	2014年 男 20~39岁	2014年 男 40~59岁	2014年 女 20~39岁	2014年 女 40~59岁
身高/cm	169.2	167.4	158.2	156.7	169.7	167.7	158.1	156.6	170.2	167.9	158.3	156.8	171.1	168.4	159.3	157.5
体重/kg	65.3	67.2	54.6	59.1	66.5	67.9	54.3	58.8	68.4	69.3	55.1	59.4	70.1	70.6	55.9	59.7
BMI	22.76	23.92	21.8	24.04	23.05	24.10	21.70	23.96	23.58	24.55	21.98	24.16	23.93	24.84	22.05	24.04
胸围/cm	87.5	90.2	83.3	87.9	88.9	91.4	82.8	87.5	90.0	92.4	83.9	88.4	91.0	93.3	85.3	89.3
腰围/cm	78.4	83.1	71.3	79.1	80.2	84.2	71.8	79.2	82.1	86.1	73.6	80.3	83.6	87.7	74.6	81.1
臀围/cm	91.3	93.1	89.5	93.5	91.8	93.0	89.4	92.9	93.1	94.0	90.5	93.5	94.6	95.1	91.6	94.1
腰臀比	0.86	0.89	0.80	0.85	0.87	0.90	0.80	0.85	0.88	0.92	0.81	0.86	0.88	0.92	0.81	0.86
腰围身高比	0.46	0.50	0.45	0.50	0.47	0.50	0.45	0.51	0.48	0.51	0.47	0.51	0.49	0.52	0.47	0.52
上臂部皮褶厚度/mm	11.7	12.4	16.7	19.0	11.6	11.7	17.6	19.9	11.8	11.4	17.8	19.9	13.8	13.2	18.3	20.3
肩胛部皮褶厚度/mm	15.9	17.9	18.1	22.0	16.6	18.3	18.3	22.4	16.5	17.8	17.6	21.1	18.2	19.4	18.2	21.6
腹部皮褶厚度/mm	20.3	23.1	22.3	28.5	21.1	23.4	21.8	28.5	21.2	22.7	20.8	25.7	23.8	25.5	22.5	26.8
收缩压/mmHg	116	123	107	119	117	122	107	117	119	124	109	119	121	125	111	119
舒张压/mmHg	76	80	71	77	76	80	70	76	77	82	71	77	77	81	71	76
肺活量/mL	3640	3128	2531	2227	3608	3109	2387	2101	3642	3130	2407	2117	3655	3112	2437	2161
台阶指数	56.1	57.1	56.9	57.4	56.0	57.6	58.2	59.8	56.8	59.0	58.9	61.5	56.2	58.0	57.6	60.0
体前屈/mm	9.5	5.5	10.7	8.7	8.1	4.1	10.1	8.5	7.4	3.9	9.7	8.2	6.9	4.2	9.8	8.2
握力/kg	47.3	44.2	28.8	27.8	46.9	43.8	28.1	26.8	46.2	43.4	27.2	26.1	45.2	42.9	26.7	26
纵跳/mm	33.1	—	21.5	—	36.1	—	24.0	—	35.2	—	22.7	—	34.9	—	23.0	—
俯卧撑/次	20	—	—	—	22	—	17	—	23	—	19	—	24	—	19	—
1分钟仰卧起坐/次	—	—	15	—	—	—	—	—	—	—	—	—	—	—	—	—
闭眼单足站立/s	33	19	32	17	36	19	35	17	33	18	33	17	29	17	30	17
反应时/s	0.50	0.57	0.54	0.61	0.46	0.54	0.49	0.59	0.46	0.54	0.50	0.59	0.46	0.53	0.49	0.56

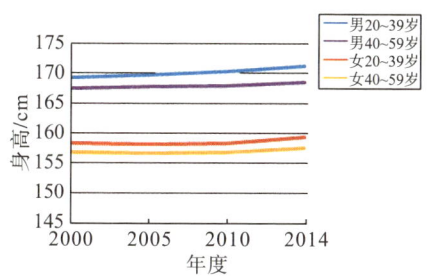

图 9.21　2000~2014 年成年人身高平均数趋势

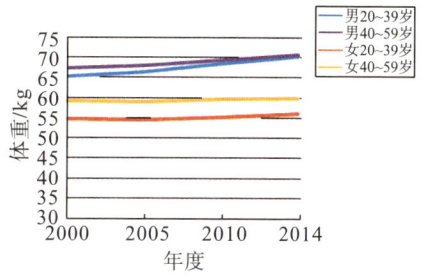

图 9.22　2000~2014 年成年人体重平均数趋势

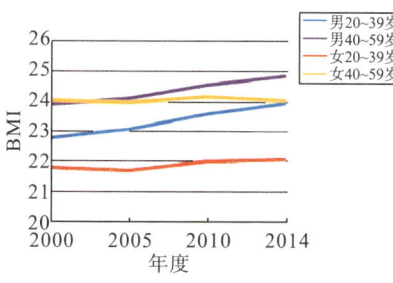

图 9.23　2000~2014 年成年人 BMI 平均数趋势

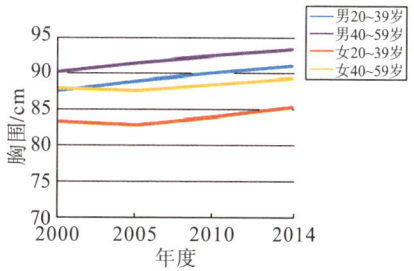

图 9.24　2000~2014 年成年人胸围平均数趋势

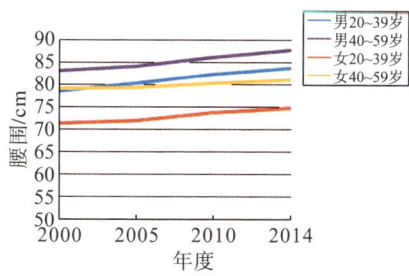

图 9.25　2000~2014 年成年人腰围平均数趋势

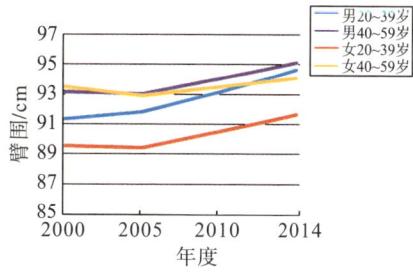

图 9.26　2000~2014 年成年人臀围平均数趋势

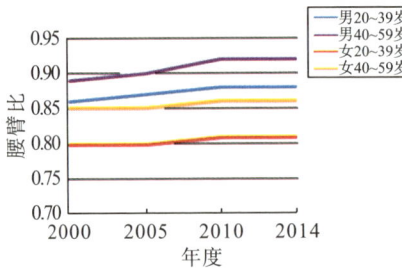

图 9.27　2000~2014 年成年人腰臀比平均数趋势

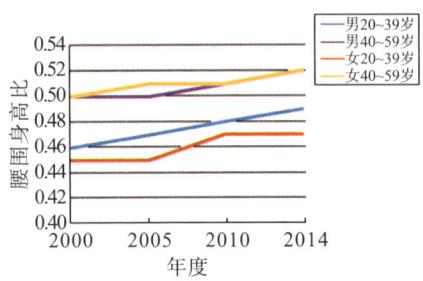

图 9.28　2000~2014 年成年人腰围身高比平均数趋势

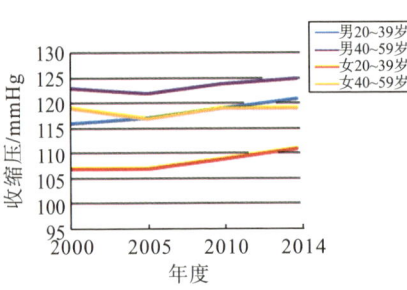

图 9.29　2000~2014 年成年人收缩压平均数趋势

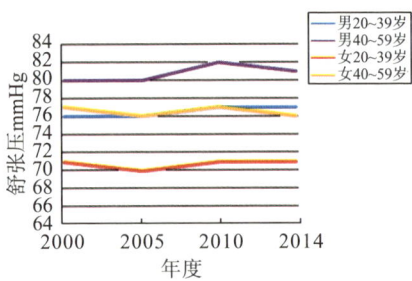

图 9.30　2000~2014 年成年人舒张压平均数趋势

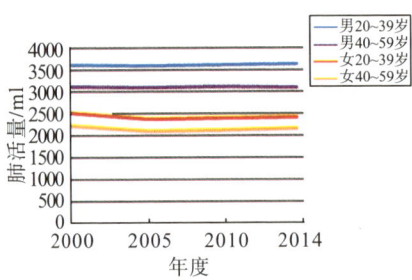

图 9.31　2000~2014 年成年人肺活量平均数趋势

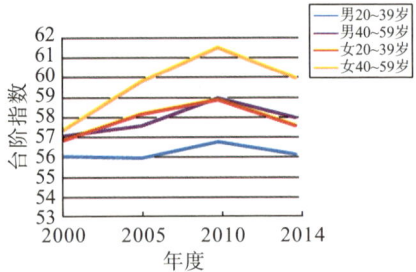

图 9.32　2000~2014 年成年人台阶指数平均数趋势

第 9 章 国民体质现状

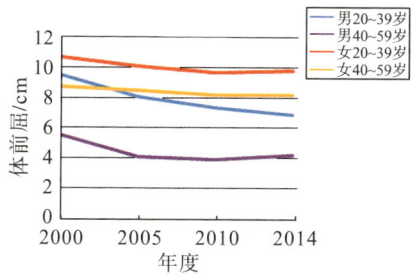

图 9.33　2000~2014 年成年人体前屈平均数趋势

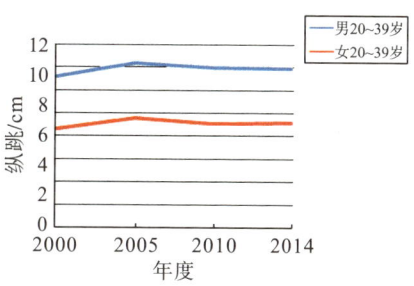

图 9.34　2000~2014 年成年人纵跳平均数趋势

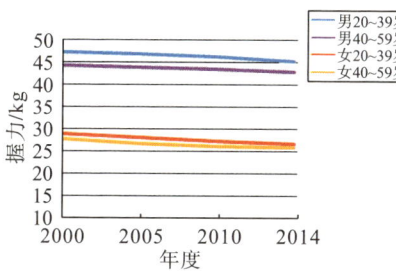

图 9.35　2000~2014 年成年人握力平均数趋势

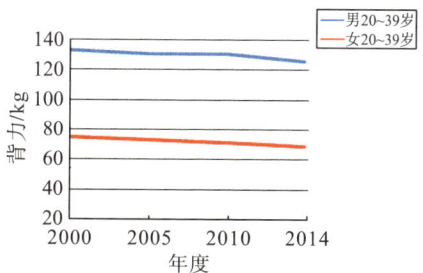

图 9.36　2000~2014 年成年人背力平均数趋势

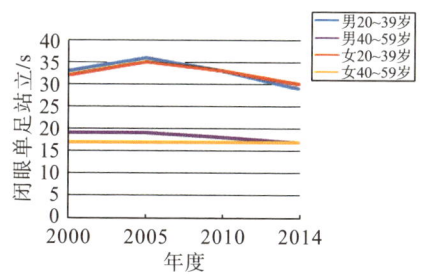

图 9.37　2000~2014 年成年人闭眼单足站立平均数趋势

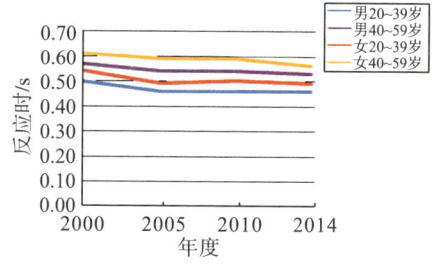

图 9.38　2000~2014 年成年人反应时平均数趋势

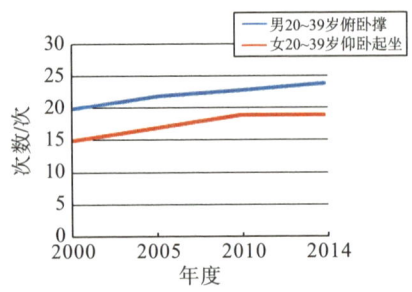

图 9.39 2000~2014 年成年人肌力平均数趋势

2000~2014 年,成年人(20~59 岁)体质指标的 4 次监测结果比较分析如下。

形态方面:成年人的身高、体重、胸围、腰围、臀围及派生指标 BMI、腰臀比、腰围身高比从 2000~2014 年持续增长,2014 年测试结果与 2000 年比较,各项指标的差异具有统计学意义($P<0.01$)。2014 年体重超重比例为 34.26%,肥胖比例为 10.98%。

机能方面:血压有小幅增长,肺活量基本维持,台阶指数则呈波动性增长。

素质方面:体前屈、握力、背力、闭眼单足站立呈持续下降,反应时、俯卧撑(男)、仰卧起坐有所提高,纵跳基本稳定。

成年人体质变化总结:身体形态持续增长,超重肥胖现象日渐严重;身体机能基本保持,而身体素质呈持续下滑趋势。

4. 老年人(60~69 岁)

2000~2014 年老年人体质各指标均值统计结果见表 9.4 和图 9.40~图 9.54。

表 9.4 2000~2014 年老年人体质各指标均值表

指标	2000 年		2005 年		2010 年		2014 年	
	男	女	男	女	男	女	男	女
身高/cm	165.1	153.8	165.2	153.7	165.3	154.0	165.7	154.8
体重/kg	64.1	57.0	64.5	57.2	66.0	58.4	67.1	59.5
BMI	23.5	24.1	23.6	24.2	24.1	24.6	24.4	24.8
胸围/cm	89.3	87.5	90.1	87.6	91.3	89.1	92.4	90.5
腰围/cm	83.2	81.6	83.7	82.7	85.4	84.0	86.9	85.1
臀围/cm	92.5	93.2	92.0	92.8	92.9	93.7	94.1	94.6
腰臀比	0.90	0.87	0.91	0.89	0.92	0.90	0.92	0.90
腰围身高比	0.50	0.53	0.51	0.54	0.52	0.55	0.52	0.55
上臂部皮褶厚度/mm	12.3	18.4	11.4	19.3	11.1	19.6	12.1	19.6
肩胛部皮褶厚度/mm	17.6	20.9	17.3	21.3	16.7	20.6	17.6	21.0
腹部皮褶厚度/mm	21.7	28.1	21.1	28.4	20.4	26.4	22.0	27.2

续表

指标	2000年 男	2000年 女	2005年 男	2005年 女	2010年 男	2010年 女	2014年 男	2014年 女
收缩压/mmHg	132	130	130	129	131	129	130	128
舒张压/mmHg	81	79	80	78	81	79	81	78
肺活量/mL	2547	1813	2466	1673	2509	1706	2495	1790
坐位体前屈/cm	2.5	7.7	1.2	7.1	1.1	7.3	1.8	7.6
握力/kg	36.2	23.3	36.3	22.9	36.0	22.5	36.2	22.8
闭眼单足站立/s	11	9	10	8	9	8	9	8

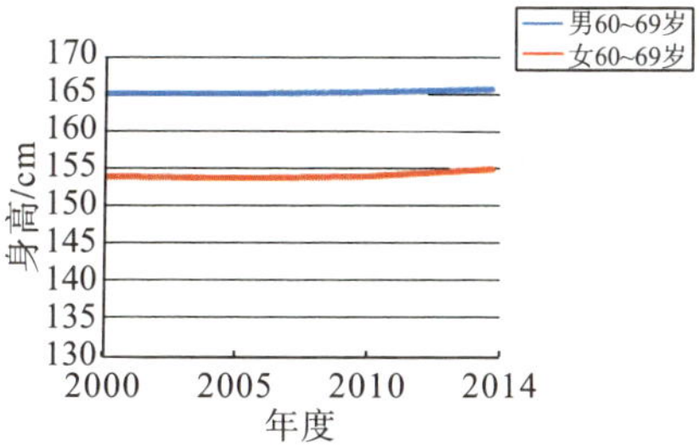

图9.40　2000~2014年老年人身高平均数趋势

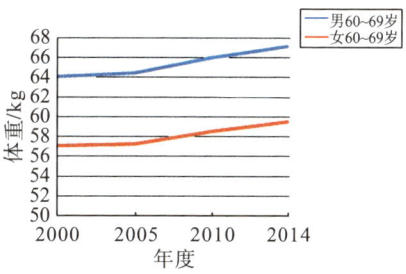

图9.41　2000~2014年老年人体重平均数趋势

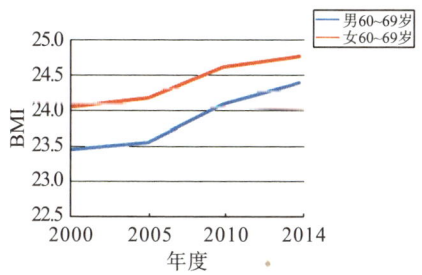

图9.42　2000~2014年老年人BMI平均数趋势

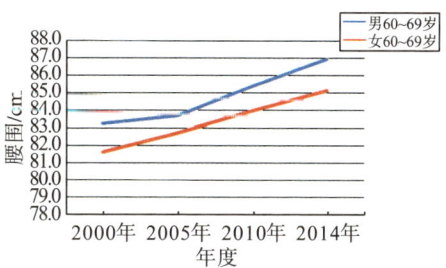

图9.43　2000~2014年老年人胸围平均数趋势

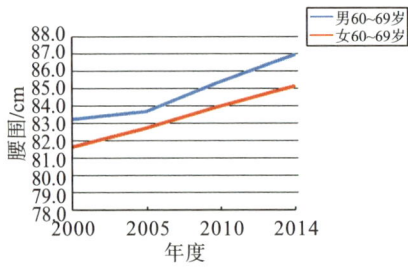

图 9.44　2000~2014 年老年人腰围平均数趋势

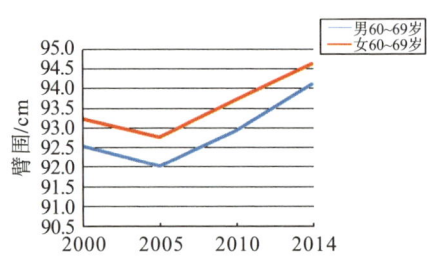

图 9.45　2000~2014 年老年人臀围平均数趋势

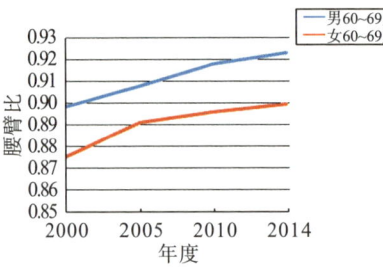

图 9.46　2000~2014 年老年人腰臀比平均数趋势

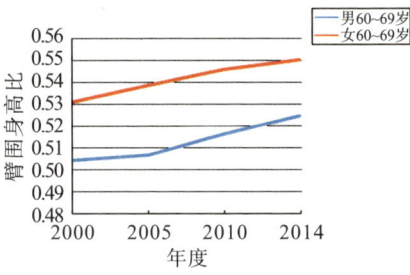

图 9.47　2000~2014 年老年人腰围身高比平均数趋势

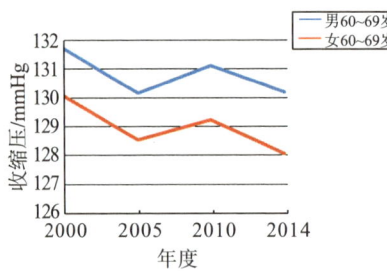

图 9.48　2000~2014 年老年人收缩压平均数趋势

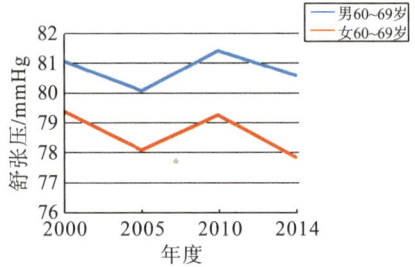

图 9.49　2000~2014 年老年人舒张压平均数趋势

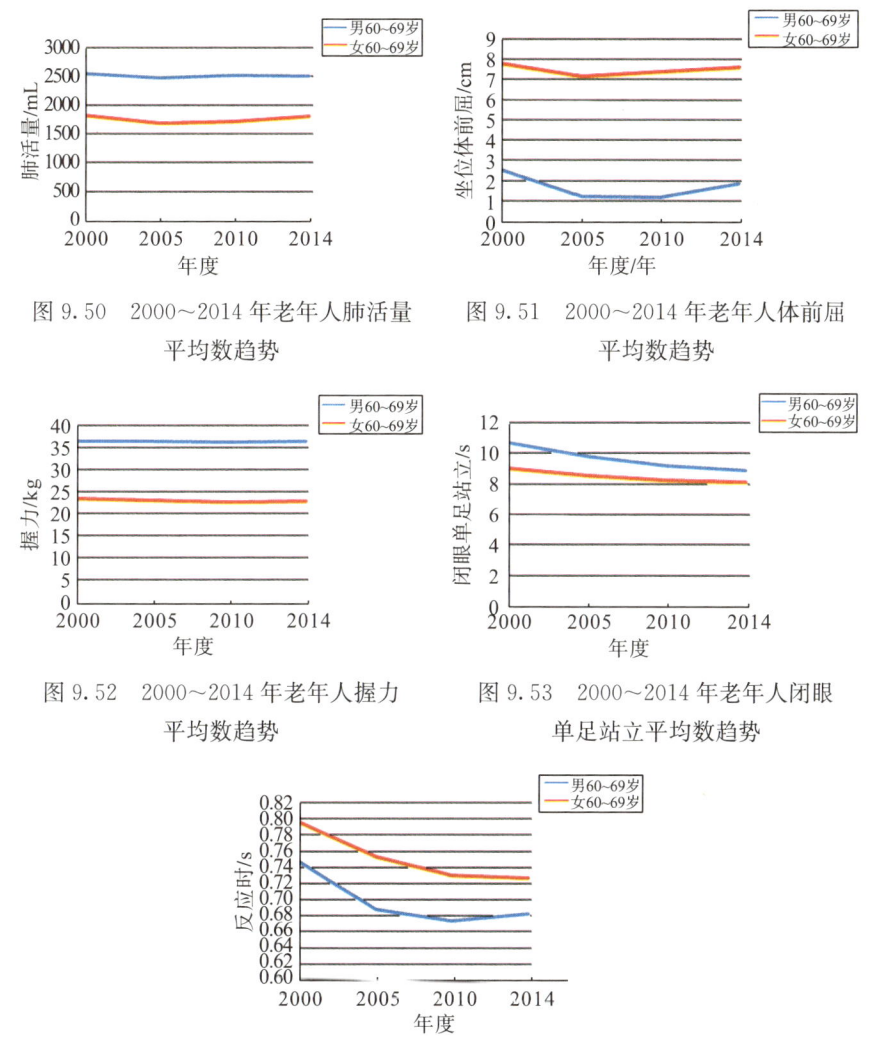

图 9.50　2000~2014 年老年人肺活量平均数趋势

图 9.51　2000~2014 年老年人体前屈平均数趋势

图 9.52　2000~2014 年老年人握力平均数趋势

图 9.53　2000~2014 年老年人闭眼单足站立平均数趋势

图 9.54　2000~2014 年老年人反应时平均数趋势

2000~2014 年，老年人(60~69 岁)的 4 次监测结果比较分析如下。

形态方面：老年人的身高、体重、胸围、腰围、臀围及派生指标 BMI、腰臀比、腰围身高比从 2000~2014 年持续增长，2014 年测试结果与 2000 年比较，各项指标的差异具有统计学意义($P<0.01$)；2000~2014 年各指标的增长幅度排序为体重、腰围、腰围身高比、胸围、BMI、腰臀比、臀围、身高；2014 年体重超重比例为 41.59%，肥胖比例为 13.95%。

机能方面：老年人 4 次监测的结果在一定水平上保持稳定，差异不大。

素质方面：握力基本稳定，反应时略微提高，而坐位体前屈和闭眼单足站立有所下降。

老年人体质变化总结：身体形态增长，超重肥胖现象突出；身体机能基本能保持；身体素质略有下降。

5. 三类指标总评

为简洁、形象地表述 2000~2014 年国民体质变化的情况，以 2000 年为对照基期，基期值以"★★★★★"表示，在图 9.55 中分别对幼儿、学生、成年人、老年人的身体形态、身体机能、身体素质进行"标星"，"●"表示增长，"☆"表示下降。

监测项目	幼儿	学生	成年人	老年人
身体形态	★★★★★●	★★★★★●	★★★★★●	★★★★★●
身体机能	—	★★★★★	★★★★★	★★★★★
身体素质	★★★★★●	★★★☆☆	★★★☆☆	★★★★☆

图 9.55　2000~2014 年国民体质变化总评

9.2　国民体质达标率

表 9.5 为 2000 年、2005 年、2010 年、2014 年国民体质监测各等级百分比和总体达标率，表 9.6 为各年度年龄分组的达标率。从表 9.5、表 9.6 和图 9.56~图 9.58 可以看出，从 2000~2014 年达标率提升了，但这个提升的主要贡献来自于幼儿合格率的大幅增加，成年组和老年组变化并不大。各省（自治区、直辖市）2014 年达标率见表 9.7。

表 9.5　2000~2014 年国民体质达标率一览表　　（单位：%）

等级	2000 年	2005 年	2010 年	2014 年
优秀	12.3	13.8	13.3	13.1
良好	25.4	25.2	25.5	26.5
合格	49.4	48.2	50.1	50.0
不合格	12.9	12.8	11.1	10.4
达标率	87.1	87.2	88.9	89.6

表 9.6　各年龄组达标率　　（单位：%）

年龄分组	2000 年	2005 年	2010 年	2014 年
幼儿组	86.5	89.3	92.9	93.6
成年甲组	86.9	89.3	88.4	89.0
成年乙组	88.5	87.8	87.6	88.1
老年组	86.3	84.4	86.4	87.1

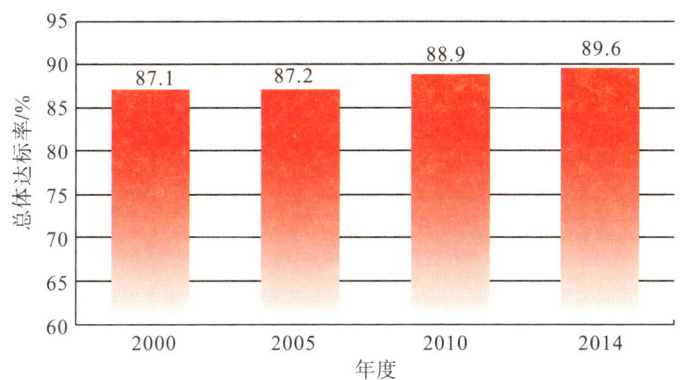

图 9.56　2000~2014 年各次监测的达标率

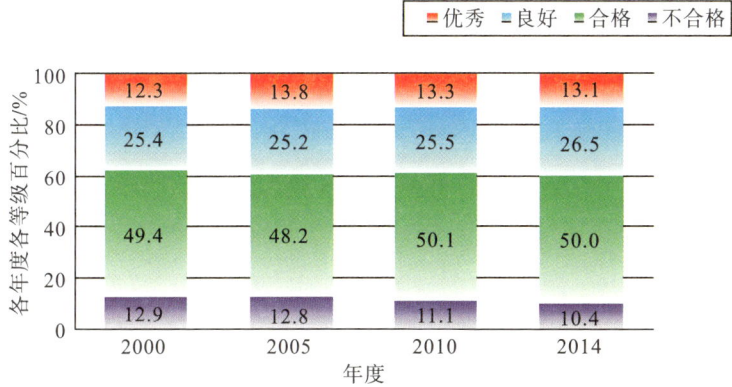

图 9.57　2000~2014 年各次监测的体质等级状况

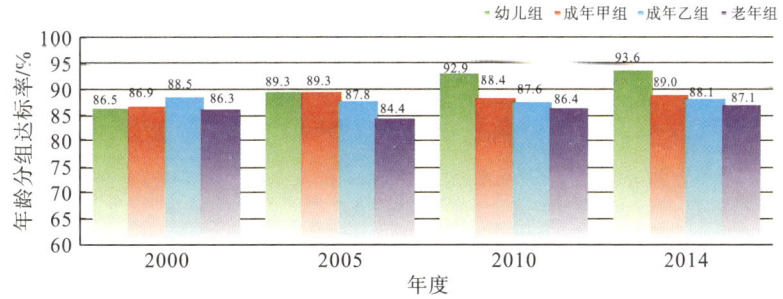

图 9.58　2000~2014 年各次监测分年龄组的达标率

表 9.7　2014 年各省（自治区、直辖市）达到《国民体质测定标准》"合格"等级以上的人数百分比　（单位：%）

省（自治区、直辖市）	总体	城镇	乡村	男性	女性
北京市	91.6	95.5	84.5	90.1	93.0
天津市	93.0	94.2	91.3	93.1	92.9

续表

省（自治区、直辖市）	总体	城镇	乡村	男性	女性
河北省	84.1	86.9	79.6	81.9	86.4
山西省	93.0	96.9	86.3	91.5	94.4
内蒙古自治区	85.9	88.7	81.7	85.2	86.5
辽宁省	89.7	90.9	87.6	87.3	92.0
吉林省	87.8	90.0	84.3	85.2	90.6
黑龙江省	87.8	89.0	85.9	84.9	90.8
上海市	97.1	96.8	97.5	96.3	97.8
江苏省	91.2	92.3	89.4	90.0	92.4
浙江省	93.7	94.0	93.3	92.4	95.1
安徽省	91.7	93.8	88.3	91.4	92.0
福建省	88.3	90.3	85.2	87.4	89.3
江西省	91.6	92.4	90.4	90.7	92.6
山东省	91.5	92.8	89.4	90.2	92.8
河南省	91.5	93.0	89.0	89.7	93.4
湖北省	94.2	95.1	93.2	93.2	95.3
湖南省	84.3	84.0	84.6	82.3	86.3
广东省	95.9	96.0	95.7	95.1	96.6
广西壮族自治区	86.9	88.2	84.8	86.5	87.4
海南省	90.3	92.1	87.5	89.0	91.6
四川省	84.2	86.9	79.9	81.5	87.4
贵州省	81.5	83.3	78.4	80.6	82.4
云南省	89.1	89.3	88.7	88.5	89.7
西藏自治区	76.4	77.9	73.9	73.9	79.2
重庆市	92.7	94.6	89.4	91.6	93.8
陕西省	87.2	88.3	85.5	85.9	88.5
甘肃省	90.6	92.9	86.8	88.7	92.5
青海省	84.5	86.5	81.2	84.1	84.9
宁夏回族自治区	87.8	90.5	83.3	85.2	90.7
新疆维吾尔自治区	82.5	83.7	80.5	82.0	83.1

9.3 国民体质综合指数

国民体质综合指数是反映人口总体综合体质水平的无量纲动态相对数，用以描述群体的体质水平。国民体质综合指数是以2000年为基期,基期值为100。

1. 2000～2014年全国总体水平

由于2005年与2010年、2014年的计算方式不同,不能对分组情况连续对照分析,表9.8所列为各年度国家国民体质监测公报中所列数据,图9.59为4次监测的总体综合指数示意图。

表9.8 国民体质综合指数

分组	2000年	2005年	2010年	2014年
总体	100.00	100.75	100.39	100.54
形态	100.00	99.14	—	—
机能	100.00	90.35	—	—
素质	100.00	103.43	—	—
幼儿组	100.00	—	102.03	102.65
成年甲组	100.00	—	102.28	101.45
成年乙组	100.00	—	99.98	99.77
老年组	100.00	—	98.78	99.00
男性	100.00	—	99.69	99.28
女性	100.00	—	100.77	101.42
城镇	100.00	—	100.81	99.84
乡村	100.00	—	100.60	99.71

注:以2000年为100计算,数值越大表明体质水平越高。

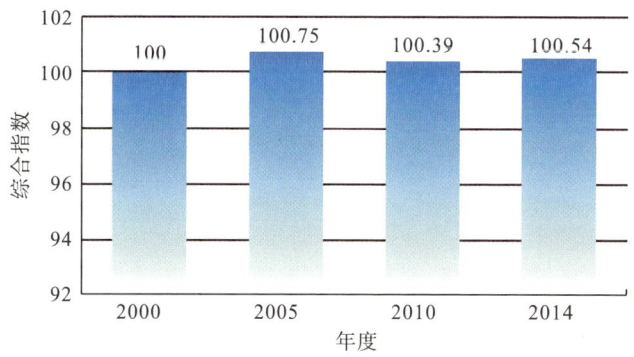

图9.59 2000～2014年国民体质综合指数示意图

2. 2014年各省(自治区、直辖市)水平

2014年各省(自治区、直辖市)"国民体质综合指数"的总体水平为93.82～107.91(表9.9)。

表 9.9　2014 年各省(自治区、直辖市)国民体质综合指数

省(自治区、直辖市)	总体	城镇	乡村	男性	女性
上海市	107.91	107.27	109.89	106.23	109.54
浙江省	104.99	104.42	106.36	102.82	106.86
广东省	104.96	104.76	105.98	103.75	106.08
辽宁省	104.00	104.16	78.32	102.07	105.90
江西省	103.01	102.24	104.34	101.96	103.71
北京市	102.98	104.60	99.70	100.35	104.91
江苏省	102.92	103.49	100.90	101.65	103.76
山东省	102.26	102.16	102.47	100.55	103.08
湖北省	101.88	101.85	102.28	101.26	102.08
山西省	101.75	102.96	99.32	99.95	103.10
重庆市	100.85	101.70	99.21	100.11	101.82
天津市	100.49	100.57	100.08	98.87	101.24
福建省	100.46	100.60	100.56	98.71	101.79
河南省	99.80	99.68	100.64	98.44	100.78
四川省	99.29	100.04	97.11	97.51	100.20
甘肃省	99.26	99.68	98.29	98.21	99.76
吉林省	99.22	99.61	99.09	97.33	100.99
安徽省	99.13	99.42	98.83	98.56	99.28
海南省	98.91	99.27	98.41	97.97	100.15
广西壮族自治区	98.83	97.49	101.62	98.22	100.18
湖南省	98.19	97.88	98.83	97.33	98.30
云南省	98.18	98.17	98.69	97.26	98.57
内蒙古自治区	98.01	98.28	97.96	96.64	99.12
宁夏回族自治区	97.89	98.20	97.62	96.64	98.63
黑龙江省	97.75	98.13	97.60	96.73	98.54
河北省	96.94	97.07	96.63	95.67	97.72
陕西省	96.88	96.76	96.90	96.19	97.34
新疆维吾尔自治区	96.33	96.17	97.24	96.14	95.99
青海省	95.43	95.42	95.58	95.38	95.24
贵州省	95.12	95.16	95.18	94.36	95.45
西藏自治区	93.82	93.62	94.51	93.38	94.02

从各省(自治区、直辖市)国民体质综合指数来看,我国国民体质水平有明显的地域差异,并呈"东高西低"状态。

9.4 青少年体质现状及措施

9.4.1 增强学生体质健康的意义

"今日之责任,不在他人,而在我少年。少年智则国智,少年富则国富,少年强则国强,少年进步则国进步,少年胜于欧洲则国胜于欧洲,少年雄于地球则国雄于地球。"这段不知感染过多少人的文字来自1900年2月10日梁启超所著的《少年中国说》。"少年强则国强"不是矫揉造作的修饰,《少年中国说》不是梁启超头脑一时发热写出来的,而是在尊重强国发展经验和研究国家的发展周期的认识中做出的理性判断。有什么能比青少年状态更有资格代表国家未来的竞争力?还有什么能比青少年的朝气同进步、发展、创新、强盛这些符号靠得更近?可当下展现在我们面前的"少年中国"能让人放心吗?

青少年的健康是一个民族健康素质的基础,是每个学生健康成长的基本条件,关系到千家万户的幸福,关系到民族的未来和国家的竞争力。青少年学生健康状况下滑已经成为一个社会问题,到了非解决不可的关键时刻。青少年学生体质存在的问题,看似影响个体,实则关系到一个国家,一个民族整体的素质。青少年学生体质健康水平,直接影响青少年一代的健康成长,直接影响全国人才培养的质量。青少年学生的体质健康水平影响着国家的竞争力,这绝不是危言耸听。梁启超说的"少年强则国强"这句话在今天仍有现实意义。增强青少年体质,促进青少年健康成长,是素质教育的重要目标,也关系到国家和民族的未来,90年前,毛泽东发表了著名的《体育之研究》,强调学校教育要"三育并重""体育占第一位置"。培养身心健康,体魄强健意志坚强,充满活力的一代新人,是一个国家具有旺盛生命力的体现,是社会文明进步的标志,也是实现中华民族伟大复兴的必然要求。

9.4.2 青少年体质健康不容乐观

广大青少年身心健康、体魄强健、意志坚强、充满活力,是一个民族旺盛生命力的体现,是社会文明进步的标志,是国家综合实力的重要方面。党中央、国务院历来高度重视青少年的健康成长。改革开放以来,我国青少年体育事业蓬勃发展,学校体育工作取得很大成绩,青少年营养水平和形态发育水平不断提高,极大地提升了全民健康素质。但是,我们必须清醒地看到:一方面由于片面追求升学率的影响,社会和学校存在重智育、轻体育的倾向,学生课业负担过重,休息和锻炼时间严重不足;另一方面由于体育设施和条件不足,学生体育课和体育活动难以保证。长期以来，体育在青少年思想品德、智力发育、审美素养等方面不可替代的作用并未真正得到认识，教育部门也没有真正把体育作为素质教育的重要组成部分，没有像重视德育和智育那样重视体育，使体育锻炼成为应试教育的牺牲品，课时、场地、经费非但不能保证，而且被挪用和占用的情况屡有发生。面对升学与考试的压力，面对家长望子成龙的期待，学生没时间享受运动的乐趣，"把体育课还给学生"的呼吁难有回应。"小近视"日见增多，"小胖墩"比比皆是，青少年身体机能和身体素质水平下降（图9.60）。

监测项目	上升下降幅度
身高	↑
体重	↑
胸围	↑
肺活量	↓
50米跑	↓
立定跳远	↓
男1000米	↓
女800米跑	↓
视力低下率	↑↑↑

图9.60 学生体质的变化趋势(1985~2010年)

我国青少年体质下降已是不争的事实，具体表现在以下几个方面：

(1) 在7~22岁的汉族学生中，超重和肥胖率继续增加。其中，城市男生的超重率达到了13.25%，肥胖率比2000年增长了近3%。

(2) 全国大、中、小学生视力不良率仍居高不下。与2000年相比，各年龄组的视力不良率均有所上升，且随年龄的增加，视力不良率明显升高。小学生为31.67%，初中生为58.07%，高中生为76.02%，大学生为82.68%。其中，视力不良的初中生成为各学段中涨幅最大的学生群体。

(3) 青少年耐力、力量、速度等身体素质持续下降，尤其是高年级学生（高中和大学）的身体素质大幅下降。

编著者通过对某地区数万学生体质测试数据的分析发现，小学、初中、高中学生的体质合格率都达到较高水平，但是优秀率却随着年级的增长不断下降（图9.61和图9.62）。

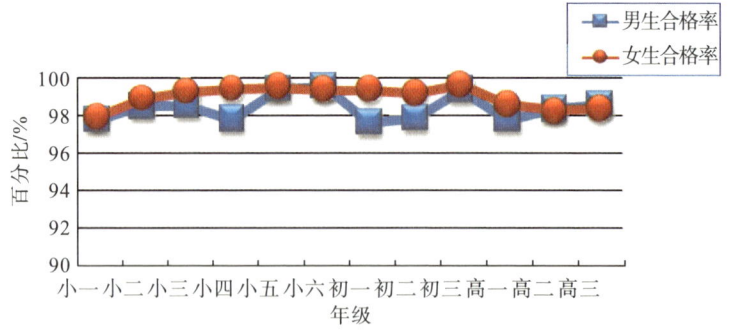

图9.61 各年级合格率曲线图

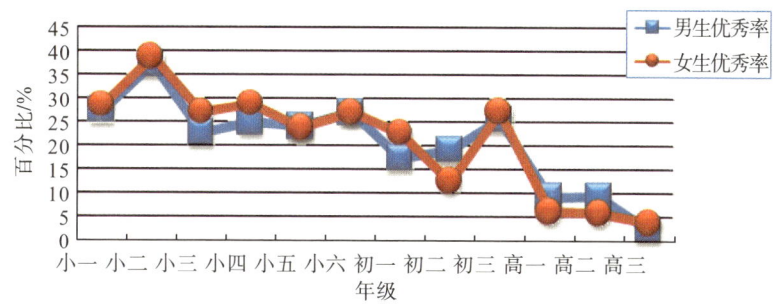

图 9.62　各年级优秀率曲线图

有报道称我们的学生正在变成缓慢的一代，具体表现在①心肺功能在降低，国外研究和统计表明，现在的学生跑 1 英里[①]比 30 年前慢 90s；②记忆力在减退，人们过分依赖搜索引擎，导致学生"死记硬背"减少，记忆的训练量降低，记忆能力在学习能力中逐渐减弱；③肌肉发育变迟缓，科技化、信息化导致的活动屏幕化，操作手指化，使得身体活动范围缩小，强度降低。

就我国青少年体质健康的现状，著名的专家、学者对此进行了精辟的概括。一直参与我国青少年体质调研工作的北京师范大学体育与运动学院教授毛振明把我国目前大部分青少年的体质状况总结为 4 个字：软、硬、笨、晕。软，就是肌肉软；硬，就是关节硬；笨，就是长期不活动造成的动作不协调；晕，就是前庭耳蜗神经晕。例如，现在的体育课上，很少有老师教关于倒立的课程，孩子的前庭耳蜗神经得不到锻炼和开发，长大后，直接的后果就是可能晕车、晕船、晕飞机。中华医学会会长钟南山把我国青少年的体质健康现状概括为"外强中干"。还有著名的体育专家，把我国青少年体质健康的现状概括为：胖而"虚"，像土豆；高而"弱"，像豆芽。那么这些"土豆"和"豆芽"是怎样长成的呢？我国青少年体质健康水平下降的原因是什么呢？

9.4.3　我国青少年学生体质健康水平下降的原因

影响学生体质健康的因素众多，有客观的，有主观的，有社会的，有学校的，可以说各方面的交互作用造成了学生体质的现状，主要的原因有以下几个方面。

1. 学校方面的原因

体育是促进青少年全面发展的手段。著名的体育教育家马约翰先生曾说："体育是培养健全人格的最好工具。"中国奥林匹克运动的先驱张伯苓也曾说：

---

① 1 英里=1.609344 千米。

"教育里没有了体育,教育就不完全。"体育运动不仅能够强身健体,而且处处体现着德育的功能。体育对陶冶情操、启迪智慧、壮美人生,对于培养团结、合作、坚强、献身和友爱精神,弘扬民族精神,对于人的意志品质、自信心、心理调节能力以及健康生活方式的培养,都有积极的作用。体育是素质教育的重要内容,可以通过体育全面育人,没有体育,素质教育就无法落实。尤其是在当前,我国已经进入到独生子女时代,急需培养青少年团结合作、坚忍不拔、吃苦耐劳等多方面的品质,而体育在其中发挥着不可替代的作用。

然而,许多学校对学校体育往往是"说起来重要,做起来次要,忙起来不要"。甚至迫于种种压力,以应试教育替代素质教育,以"升学第一"替代"健康第一"。结果造成学生课业负担过重,根本没有时间进行体育锻炼;在教学内容上,中考、高考考什么,学校就开什么课,体育课干脆就不开了,尤其是到了初三、高三更是这样。就算勉强开了,出于安全考虑也取消了认为存在危险性的运动器械和项目。学生对这样的体育课也没有多大兴趣,往往消极应付。体育课还因各种原因常常被挤占,这种现象在中小学十分普遍。此外,除了一些条件比较好的中小学,许多中小学,尤其是农村中小学都不同程度地存在着场地少、师资缺乏、课程和活动内容陈旧等问题。特别是为了尽量避免伤害事故,大多数学校都不敢开展激烈对抗的运动项目,很多学校还习惯于把孩子"圈养"在教室里,不允许在操场上奔跑、打闹,更少有创新的课程和活动形式,单调枯燥的课程和活动很难吸引学生的兴趣。"我们不是不想安排更丰富的活动,但是一旦出现安全事故,不管是不是学校的责任,学校都要承担下来,这样一来,谁还敢安排学生喜欢的激烈对抗运动?"一位中学校校长这样诉苦。

2. 家庭方面的原因

青少年体质健康水平的下降不仅有学校方面的原因,还有家庭方面的原因。目前,许多家长尤其是独生子女的家长缺乏正确的教育观、健康观、成才观,他们只重视孩子的智育,轻视孩子的体育,只重视孩子的营养,轻视孩子的锻炼。在平时,孩子从学校回到家里,本想放松一下,玩一会儿,然而大多数望子成龙,望女成凤的家长便让孩子"大门不出,二门不迈"在家里做各种各样的作业,在假期,许多家长也不让孩子放松休息和参加一些有益于身心的体育活动,缓冲一下本学期的紧张的学习所带来的身心疲惫,而是把孩子送到补习班、辅导班,继续进行文化课的学习,孩子根本没有时间进行各种各样的体育锻炼,因此家长重智育、轻体育,重营养、轻锻炼是造成"土豆"和"豆芽"长成的不可忽视的原因,是造成"小胖墩""小眼镜"增多不可忽视的原因。

3. 社会方面的原因

按照建设部规定，建筑面积5万平方米的小区，必须免费配套相应的面积的体育设施，然而在实际操作中很多开发商为了获得更大的利益，为了躲避社会责任，把建筑面积规划为4.8万平方米、4.9万平方米，致使许多城市社区，很少或根本没有体育设施。有的社区虽然有体育设施但是这些体育设施是按照成年人的标准设计的，只适合成年人进行体育锻炼，不适合青少年进行体育锻炼。因此，城市社区体育设施的匮乏和不合理，使有体育锻炼意识的青少年因这种客观原因无处进行体育锻炼，以增强体质。

此外，许多社会体育场馆仍然没有向青少年开放，也在一定程度上造成有体育锻炼意识的青少年无处进行体育锻炼以增强体质。

4. 学生方面的原因

唯物主义辩证法告诉我们：外因是事物变化的条件，内因是事物变化的根据，外因通过内因起作用。学校、家庭、社会是青少年体质健康水平下降的外因，而青少年缺乏主动锻炼的意识，则是青少年体质健康水平下降的内因，有关部门对全国10多万名学生的调查表明，66%的学生每天锻炼不足1小时，近24.8%的学生基本不锻炼；有60.4%的学生没有养成体育锻炼习惯，有74.6%的学生认为他们体质不好是由于体育锻炼不够造成的；有28.9%的学生说他们没有时间进行体育锻炼。

5. 生活方式方面的原因

青少年学生体质健康水平下降除了与学习压力大、缺乏有效的运动有关之外，与不健康的生活方式也密切相关。随着生活水平的提高，许多学生热量、脂肪等摄入量过多，营养过剩，食物结构不合理，油炸食品、碳酸饮料在青少年食谱中的比例不断增加。同时，电视、网络、游戏等对学生的影响也越来越大，有的学生每天要连续看几个小时电视，有的学生随时随地都戴着耳机听音乐，甚至还有部分学生整日整夜沉迷于电子游戏和网络中不能自拔，这些行为都会让学生的听力、视力严重下降。

9.4.4 学生体质健康评价回顾

新中国成立六十多年来，党和国家一直非常关心和重视广大学生的身体健康，原国家教育委员会、原国家体育委员会等有关部门从鼓励和推动学生积极参加体育锻炼，增强学生体质的目的出发，在不同时期先后制定了《劳卫制》《国家体育锻炼标准》《大学生体育合格标准》《中学生体育合格标准》《小学生体育合格标准》及初中毕业生升学体育考试办法等一系列制度,并于2002年开始在全国试行《学生体质健康标准》。这些制度的制定和实施,对于增强学生体质,促进我国学校体育工作具有积极作用,其突出地表现在以下3点。

(1)对于贯彻落实《体育法》、《全民健身计划》和《学生体育工作条例》,促进和保证体育课教学,以及早操、课间操和课外活动的开展起到了重要的促进作用。

(2)有利于学生按照要求参加体育锻炼,促进学生身体素质的发展和自觉参加体育活动行为习惯的养成。

(3)通过这些标准的测试和评价,有效地促进了学校体育工作的展开,对于学校体育评价发挥了重要的作用,是学校体育总体评价的重要内容。

我国学生体质健康测量与评价制度的演变和发展,是与我国不同时期社会、经济、科技、文化和教育的发展水平相适应的;是与全国提高青少年的身体健康素质、满足国家对受教育者的全面发展和培养人才战略的基本要求相一致的。新的《国家学生体质健康标准》是在新的历史条件下,根据社会发展的变化要求,面对新的情况、新的问题所采取的积极措施。新中国成立以来,《劳卫制》《国家体育锻炼标准》《学生体质健康标准(试行方案)》的制定、颁布和实施,促进了学生体质健康测量与评价制度的发展和完善,为新的标准积累了丰富的经验,了解这些准的演变和发展,以及当时的社会背景将有利于正确认识并实施新的《国家学生体质健康标准》。

1.《劳卫制》

新中国的成立揭开了中国学校体育的新篇章。1950年8月,中国体育访问团赴苏联,全面考察和学习了苏联体育(包括学校体育)的经验,引进了《劳卫制》,从1951年开始在部分地区试行。1954年,在借鉴苏联经验的基础上,根据在部分地区试行的情况,政务院批准并发布了《劳卫制》暂行条例,经过试行和反复修改于1958年由国务院正式公布实施《劳动卫国体育制度条例》及相关项目标准和测验规则,其第一条明确指出:劳卫制是国家根据社会主义建设事业的需要对人民在体育锻炼上的基本要求而制定的,其目的在于鼓励人民积极参加体育锻炼,促进体育运动的广泛开展,提高运动技术水平,使人民身强力壮,意志坚强,更好地为社会主义建设和保卫祖国服务。《劳卫制》由预备级(少年级)、第一级和第二级共三个级别组成,在第一级和第二级中还按照性别差异根据某一年龄段中体能的发展设置了男女若干年龄组。在项目设置上,除了发展身体素质和机能的锻炼项目,《劳卫制》还设置了如射击、手榴弹掷远、行军、国防知识等内容,反映了当时巩固国家政权和建设祖国的社会需要。当时,学生的体质健康状况受到国家经济比较落后、学校卫生条件比较差以及营养不足等因素的影响,亟待提高。因此为改善学生的体质健康状况,在锻炼身体、建设和保卫组股的热潮推动下,我国的《劳卫制》产生和发展起来了,并对学校体育教学工作也产生了深刻的影响,促进了包括学生在内的群众体育运动的开展,对广大学生和成年人的体制健康起到了积极的作用。

但在实施的过程中也受到了多种不利因素的影响,例如,部分学校和地区受浮夸风的影响,在实施过程中急于求成,搞反复测试,突击达标,违反体育锻炼的客观规律,并冲击了正常的体育课教学;此外,连续三年的严重自然灾害导致了国家的财政经济困难,广大学生出现了营养不良,体制健康水平下降,这些使得《劳卫制》的推行受到影响,被迫中断。此后,1964年,《劳卫制》改名为《青少年体育锻炼标准》。

虽然《劳卫制》的实施经历了坎坷与挫折,但它在特定的历史条件下,为改善和提高少年儿童的体质健康状况做出了不可磨灭的贡献,开创了中华人民共和国成立以来国民体质健康促进事业的新纪元,也开创了学生体质健康评价工作的先河。

2.《国家体育锻炼标准》

结束了"文化大革命"的10年动乱,我国重新确立了体育在学校教育中的地位和作用。1975年5月,经国务院批准,国家体委公布了《国家体育锻炼标准》,要求在学校广泛实施,此后,在1982年,1990年又进行了修改,一直沿用至今。1995年开始施行的《中华人民共和国体育法》规定:学校必须实施国家体育锻炼标准。这对学生在校期间每天用于体育活动的时间给予了保证。

在这一时期,我国国民经济和各项事业都进入了良性发展的轨道,特别是1978年党的第十一届三中全会做出了把工作中心转移到社会主义现代化建设上来和实行改革开放的战略决策,带来了国民经济的快速增长,同时特别重视受教育者应掌握充足的知识和技能,强调全面发展。在科学技术转化为生产力,提高劳动效率,使人民群众的生活水平得到了稳步的改善与提高的同时,也使人们从事体力劳动的机会不断减少,电视机、视盘机(VCD机和DVD机)、计算机等的普及也导致学生身体活动时间不断减少,生活水平提高与体制健康水平下降的矛盾逐渐出现。社会对于学生的体质健康更加重视,从1985年开始,教育部、国家体育总局、卫生部、国家民委、科学技术部等五部委(局)共同组织展开了全国性的学生体质健康调研,到2005年已经进行了5次,以全面了解我国学生的体质与健康状况及其变化趋势。

实施《国家体育锻炼标准》的目的是鼓励和推动人民群众,特别是青少年、儿童积极参加体育锻炼,以增强体质,提高运动技术水平,培养共产主义道德品质,更好地为社会主义现代化建设和保卫祖国服务。《国家体育锻炼标准》面对全体人群,分4个组进行测验,分别是儿童组,9~12岁,相当于小学3~6年级;少年乙组,13~15岁,相当于初中;少年甲组,16~18岁,相当于高中;

成年组，19岁以上，相当于大学。其测试内容主要是对身体素质项目进行测验，共分五大类，与《劳卫制》相比，删除了射击、手榴弹掷远、行军、一般国防知识等内容。所选项目强调增强体质效果好，少而精，既能促进身体全面发展，又简便易行，便于测试记录成绩，并适当兼顾为提高运动技术水平打基础。该标准主要由体育行政部门主管，具体实施时会同教育等有关部门进行，同时强调学校应当把体育锻炼标准的施行工作同体育课、课外体育活动紧密结合，并纳入学校工作计划。它的推行对促进全社会关注学校体育，督促学生积极地参加体育锻炼，保证身体正常发育，增强体质都起到了重要的作用。

3.《学生体质健康标准（试行方案）》

进入21世纪以来，我国的综合国力有了极大的提高，人民的生活水平发生了翻天覆地的变化，越来越多的中国人开始享受科学技术和现代文明所带来的便捷、舒适的现代生活。现代文明在带给人们充分的物质享受的同时，也给人类的健康带了新的威胁。由于精神紧张、营养过剩、运动不足、环境污染等因素所引发的非传染性疾病在全球的不断蔓延，处于亚健康状态的人群不断地扩大。对于学生来说，升学压力大、睡眠不足正成为影响他们身心健康的重要因素；生活水平的普遍改善，热量、脂肪等摄入过多及食物结构的不尽合理，加之营养科学知识的宣传普及滞后，特别是沉重的课业压力使学生锻炼时间减少，导致了肥胖发生率的不断增加。2002年，学生体质健康监测结果显示，学生形态发育水平继续提高、营养状况继续改善、握力水平有所提高、几种常见疾病（低血红蛋白、龋齿等）的患病率继续下降；反映肺脏功能的肺活量测试继续呈现下降趋势；超重及肥胖学生明显增多，已成为城市学生重要的健康问题。

为了解决这些问题，适应社会发展以及人们对健康的迫切需要和对生活质量的不断追求，必须从青少年儿童的健康抓起。因此，2002年7月由教育部、国家体育总局联合下发了《学生体质健康标准（试行方案）》，作为《国家体育锻炼标准》在学校的具体实施，并在第一条指出了它的目的和意义：贯彻《中共中央国务院关于深化教育改革全面推进素质教育的决定》提出的"学校教育要树立健康第一的指导思想，切实加强体育工作"的精神，促进学生积极参加体育锻炼，养成经常锻炼身体的习惯，提高自我保健能力和体质健康水平。

"健康体魄是青少年为祖国和人民服务的基本前提，是中华民族旺盛生命力的体现。"这是中共中央国务院在当前的历史条件下，从我国人才培养和可持续发展战略的高度出发对青少年学生提出的基本希望和要求，也为研制《学生体质健康标准》确定了明确方向，同时，青少年学生的全面发展以及增进健康的问题已成为全世界所关注的热门话题。《学生体质健康标准（试行方案）》根据学生的生长发育规律，将测试对象按照年级分组，小学一、二年级为一组，小学三、四年级为一组，小学五、六年级为一组，初中和高中每年级为一组，大学为一组。

该标准从身体形态、身体机能、实体素质等方面综合评定学生的体质健康状况，在测试内容中，选择了与学生身体的发展及身体健康素质关系最为密切的一些要素作为测试的内容。例如，新增加了"身高标准体重"这一指标对学生身体的匀称进行评价，间接反映学生的营养状况，以引导学生及家长和全社会来关注少年儿童的身体形态和肥胖（或营养不良）状况。

在《学生体质健康标准》试行过程中，对于引导学生正确认识和了解自己的健康状况，有针对性地进行身体锻炼起到了非常积极的作用。但是随着时代的发展，人们对自身健康的要求越来越高，标准也需要不断发展完善，同时这些标准在实施过程中也难免出现一些这样或那样的问题，例如，由于《学生体质健康标准（试行方案）》中部分项目的评分标准较低，原本是想激发学生锻炼的兴趣和积极性，但有的学生却因为不需要过多努力就能及格，锻炼的积极性反而下降；此外，为了较准确地对学生进行测试并减轻教师负担，《学生体质健康标准（试行方案）》没有过多选用锻炼的项目和内容，而是提出通过体育课中丰富多彩的教学内容来促进学生积极锻炼，从而提高测试成绩，但同时由于部分学校对体育课教学内容缺乏明确的要求，这些在一定程度上也影响了学生的体质健康水平。2005年，全国学生体质健康与健康调研结果表明：学生形态发育继续提高，营养状况继续改善，低血红蛋白等常见病检出率继续下降，握力水平有所提高；但同时也存在一些不可忽视的问题，包括肺活量水平继续呈下降趋势，速度、爆发力、力量耐力素质水平进一步下降，肥胖检出率继续上升，视力不良检出率仍然居高不下。为扭转这种不利局面，切实加强学校体育工作，改善学生体质健康水平，教育部和国家体育总局组织专家在广泛深入调查研究的基础上，对《学生体质健康标准》进行了完善和修改。

4.《国家学生体质健康标准》

2007年12月，《学生体质健康标准（试行方案）》正式定名为《国家学生体质健康标准》，并在全国各级各类学校全面实施。该标准的颁布实施，进一步强化了"健康第一"的指导思想，强调了要促进学生身体的正常生长和发育、形态机能的全面协调发展、身体健康素质的全面提高和激励学生自觉地参加经常性的体育锻炼。

《国家学生体质健康标准》自2007年实施以来，试点和实施工作促进了学校体育工作的发展，积累了很好的经验。但也逐步显现出一些问题，如测试项目选项过多，难以进行群体间比较；个别项目（如台阶指数）是反映各种体育锻炼累积效益的，却成为练习内容（部分学校专门组织进行跑台阶的训练）；评价量表依据的人群数量太少，代表性不强等。

2013年，教育部体育卫生与艺术教育司与国家体育总局及其有关部门启动了《国家学生体质健康标准》的修订工作。2014年7月7日，发布《教育部关于印发〈国家学生体质健康标准(2014年修订)〉的通知》(教体艺〔2014〕5号),新修订的《国家学生体质健康标准》正式在全国颁布施行。

9.4.5 近十年国家出台的政策

2006年9月,由国家体育总局、教育部等10个部门联合进行的全国第二次国民体质检测结果对外公布。结果显示:在我国学生身高、体重、胸围增长的同时,超重与肥胖检出率继续增加,成为影响学生营养健康状况的一大因素。与2000年相比,大、中、小学学生视力不良率均有所上升。学生各年龄组的肺活量水平继续下降,速度、爆发力、力量耐力素质水平进一步下降。教育部2006年公布的调查结果显示,中国青少年体质在过去20年内持续下降,学生肥胖率在过去5年内迅速增加,1/4的城市男生成了"胖墩"。

现实状况令人担忧,也使人警醒。这些问题如不切实加以解决,将严重影响青少年的健康成长,乃至影响国家和民族的未来。

2007年4月23日,中共中央政治局召开会议,研究加强青少年体育工作。会议强调,全社会要高度重视青少年体育工作,使他们成为中华人民共和国未来合格的建设者和接班人。

2007年4月29日,我国全面启动"全国亿万青少年学生阳光体育运动"。这一活动的目的,就是要通过阳光体育运动,促进各级各类学校形成浓郁的校园体育锻炼氛围和全员参与的群众性体育锻炼风气,促进青少年体质的增强。

2007年5月7日,《中共中央国务院关于加强青少年体育增强青少年体质的意见》[中发〔2007〕7号]颁布。为贯彻落实《中共中央国务院关于加强青少年体育增强青少年体质的意见》,2007年5月25日,国务院召开加强青少年体育增强青少年体质电视电话会议。会议要求各部门齐抓共管、全社会广泛参与青少年体育工作的机制,促进青少年健康成长。教育部办公厅发出关于《贯彻落实中央7号文件精神切实加强学校体育工作的通知》,要求各地认真对照、检查中央7号文件的学习、贯彻、落实情况,凡属于中央7号文件对教育方面的要求,必须采取有效措施,坚决予以落实。

为了全面推进素质教育,促进学生健康成长,切实提高学生体质健康水平,保证中小学生每天一小时校园体育活动,2007年下发的《中共中央国务院关于加强青少年体育增强青少年体质的意见》和2010年发布实施的《国家中长期教育改革和发展规划纲要(2010—2020年)》都明确规定"保证学生每天锻炼一小时"。2011年,十一届全国人大四次会议批准的《政府工作报告》再次强调"保证中小学生每天一小时校园体育活动"。2011年教育部印发《切实保证中小学生每天一小时校园体育活动的规定》。

2012年,国务院办公厅转发国家教育部、国家发展和改革委员会、财政部、国家体育总局《关于进一步加强学校体育工作的若干意见》。提出：广大青少年身心健康、体魄强健、意志坚强、充满活力，是一个民族生命力旺盛的体现，是社会文明进步的标志，是国家综合实力的重要方面。体育锻炼是提高学生健康素质的有效途径，对青少年思想品德、智力发育、审美素养和健康生活方式的形成具有不可替代的作用。加强学校体育，增强学生体质，对于提高学生综合素质，实现教育现代化，建设人力资源强国，培养德智体美全面发展的社会主义建设者和接班人，具有重要战略意义。

2016年4月，国务院办公厅印发《关于强化学校体育促进学生身心健康全面发展的意见》指出，强化学校体育是实施素质教育、促进学生全面发展的重要途径，对于促进教育现代化、建设健康中国和人力资源强国，实现中华民族伟大复兴的中国梦具有重要意义。总体上看，学校体育仍是整个教育事业相对薄弱的环节，对学校体育重要性认识不足、体育课和课外活动时间不能保证、体育教师短缺、场地设施缺乏等问题依然突出，学校体育评价机制亟待建立，社会力量支持学校体育不够，学生体质健康水平仍是学生素质的明显短板。

国务院2016年6月印发的《全民健身计划（2016—2020年）》明确指出，将青少年作为实施全民健身计划的重点人群，大力普及青少年体育活动，提高青少年身体素质。加强学校体育教育，将提高青少年的体育素养和养成健康行为方式作为学校教育的重要内容，保证学生在校的体育场地和锻炼时间，把学生体质健康水平纳入工作考核体系，加强学校体育工作绩效评估和行政问责。全面实施青少年体育活动促进计划，积极发挥"青少年阳光体育大会"等青少年体育品牌活动的示范引领作用，使青少年提升身体素质、掌握运动技能、培养锻炼兴趣，形成终身体育健身的良好习惯。

党中央、国务院历来高度重视青少年的健康成长，把加强青少年体育锻炼作为提高全民健康素质的基础工程，把加强学校体育作为贯彻党的教育方针、实施素质教育和提高教育质量的重要举措。多年来，各地不断完善和落实各项政策措施，广泛开展阳光体育运动，有力推进学校体育改革发展。各地各部门要充分认识加强学校体育的重要性和紧迫性，把提高学生体质健康水平作为落实教育规划纲要和办好人民满意教育的重要任务，摆在更加突出位置，纳入重要议事日程，切实抓紧抓好。

以上这些从形式到内容，从文件到行动，都显示了国家对青少年体质健康的充分重视和狠抓青少年体育的决心。《中共中央国务院关于加强青少年体育增强青少年体质的意见》的颁布，从战略的高度，对加强青少年体育、增强青少年体质提出了指导意见和明确要求，这对于青少年体育运动的蓬勃开展和青少年体质的不断提高，必将产生重大而深远的影响。

9.4.6 学生体质监测实施中的认识

1. 做好学生体质测试是体育教师的本职工作

有些体育教师觉得体质监测不是自己的本职工作，因而对它不重视。但是，既然体育老师工作的最终目标是要增强学生的体质，就应该了解自己学生的体质状况。所以教育部要求建立学生体质健康档案，我们就应该尽力去做好这项工作。

如果新生入学后进行了体质测试，每年又能连续追踪测试，那么老师就可以通过分析学生的体质情况，有针对性的改进教学，体育部门也可以用学生的体质数据变化情况来判断体育老师的工作情况，哪些指标通过体育教学和课外体育锻炼有所提高？哪些指标提高得还不够？

2. 做好学生体质监测需要几方面共同努力

首先，需要学校有关领导的重视和支持；其次，学校体育课部应该有几位老师专门负责，做好此项工作；最后，学生也要积极参与和配合。从学校方面来说，前两点都已经不成问题，绝大多数学校领导十分重视，体育部还成立了学生体质监测中心。但是，部分学生对体质监测的认识不足，积极性不高，甚至不愿意测试。

学生体质测试工作欠缺的地方，就在于学生测试后，没有把测试的评定结果及时反馈给学生。这样，学生就会误解，好像是老师拿他们做试验对象，只是要取得他们的数据。如果能在测试后，打印出学生体质的测试数据和评定结果，甚至针对该学生的情况提出一点今后体育锻炼的建议，及时反馈给受测学生。那么学生就必然会感到测试是对学生体质健康的关心，对自己是有好处的，他们的积极性就会大大提高。

3. 统计分析的重要性

现在所有学校都按照教育部的规定，开展了学生体质监测，但是，对学生体质监测数据的统计分析做得不够，甚至没做，这是今后需要加强的一个环节。

通过测试后的数据统计分析，可以从中获得大量宝贵的信息。例如，统计分析学生的体质现状后可以看出，哪些方面比较好，哪些指标比较差，把分析报告及时反馈给学校院系有关领导，可以为改进学校体育教学和课外体育活动提供重要的依据；体育老师对自己任课班级学生的测试数据进行分析后，可以看到教学中应该注意的问题，假设某班学生中测试后发现耐力跑不合格的人数较多，说明这些学生的耐力素质较差，老师就可以因人而异的指导学生参加各种有氧运动，增强他们的心肺功能和耐力。假设另外一些学生握力指数较差，老师就应该指导他们多参加力量性练习，增强肌肉力量。体育老师在参加体质测试的过程中，还可以发现许多值得进行深入研究的科研课题（如学生运动处方的研究，测试评定标准的研究，测试器材、测试方法的改进等）。

【本章重点】

1. 不同年龄段人群的体质状况。
2. 影响学生体质健康的因素。
3. 学生体质的评价标准。

【练习题】

1. 从哪几个方面可以量化评价体质状况？
2. 简述学生体质评价标准的发展历程。

参 考 文 献

［1］国家体育总局群体司.2000年国民体质监测报告［M］.北京：北京体育大学出版社，2002：124-235.
［2］国家体育总局.2005年国民体质监测报告［M］.北京：人民体育出版社，2007.
［3］国家体育总局.2010年国民体质监测报告［M］.北京：人民体育出版社，2011.
［4］国家体育总局.2014年国民体质监测公报［EB/OL］.http://www.sport.gov.cn/n16/n1077/n1227/7328132.html［2015-11-25］.

第 10 章 国民体质监测与测定的思考与展望

10.1 国民体质测定服务的准公共产品特性及其供给

回顾国民体质测定工作,从国家体育总局 1996 年颁布《成年人体质测定标准》并在 1997 年进行首次中国成年人体质监测起,到如今已走过 10 年路程。设备从无到有,从简单到高档;人员从少到多;从各省市的独自运作,到全国性的大规模国民体质监测。10 年来,我国的国民体质测定和监测工作有了长足的发展和进步,在推动全民健身、提高国民素质方面作出了重要的贡献。

在 2000 年我国第一次国民体质监测工作期间,国民体质监测网络正式建立,国家国民体质监测中心为网络的第一级,各省(自治区、直辖市)国民体质监测中心为第二级,各省(自治区、直辖市)下属的市、州国民体质监测中心为第三级,最后是各县的国民体质监测站。目前,第二、第三级国民体质监测中心都配备了或多或少的体质测定仪器设备,条件好的地区在县级国民体质监测站也配备了体质测定仪器设备,国家的大量投入,主要目的是保证国民体质监测工作的顺利完成,并为各地宣传与开展国民体质测定工作提供基础条件。

国家每 5 年开展一次国民体质监测工作,而每次国民体质监测工作从准备到结束约需两年时间,余下时间各国民体质监测中心主要是进行日常性的国民体质测定。目前,日常体质测定服务主要是以公益性活动为主,能够通过日常体质测定产生经济价值和效益的并不多见。由于政府对国民体质测定服务的投入是有限的,各国民体质监测中心不能做到长期持续地为社会提供体质测定服务,不仅闲置了大量的仪器设备和场地,还失去了体质测定指导大众健身锻炼的宝贵机会。如何使各国民体质监测中心有效运转,充分发挥国有资源的效益,发挥体育专业人员和专业知识的优势,使国民体质测定更好地为全民健身运动服务,值得各级体育行政管理部门认真思考和研究,也是各国民体质监测中心的当务之急。

10.1.1 公共产品理论

根据公共经济学理论,社会产品分为公共产品和私人产品。公共产品是满足人们联合消费、共同受益的物质产品和非物质产品形态的服务产品。与公共产品相对应的是私人产品,即个人单独消费和受益的产品和服务(图 10.1)。公共产品和私人产品都是人们不可或缺的。这里指的公共产品也称公共品、公共物品、公共服务、公共益品、公共货物、公共财产、公共商品等。目前较普遍接受的概念为公共产品、公共品、公共服务和公共物品。

美国经济学家萨缪尔森在《公共支出的纯理论》中给出了公共产品的经典定义，即所谓公共产品是那些在消费上同时具有非排他性（non-excludability）和非竞争性（non-rivalries consumption）的产品。非排他性和非竞争性成为公共产品的两个本质特征。

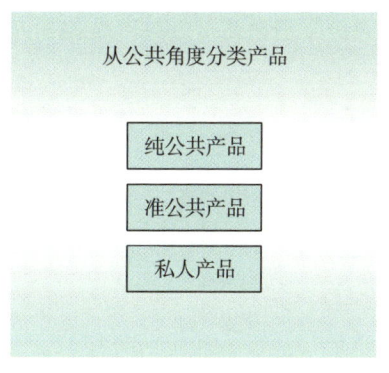

图10.1　产品社会分类
（1985~2010年）

所谓非排他性是指产品一旦被提供出来，就不可能排除任何人对它的不付代价的消费。也就是说，在技术上无法将那些不愿意为消费行为付款的人（即"免费搭车者"）排除在某种公共产品的受益范围之外；或者在技术上虽然可以排他，但排他的成本很高，以致于在经济上不可行。

非排他性有三层含义：第一，任何人都不可能不让别人消费它，即使有些人有心独占对它的消费，但或者在技术上是不可行的，或者在技术上可行但成本却过高，因而是不值得的；第二，任何人自己都不得不消费它，即使有些人可能不情愿，但却无法对它加以拒绝；第三，任何人都可以恰好消费相同的数量。

所谓非竞争性是指第一，增加一个公共消费者，公共产品的供给者并不增加成本，即公共产品的边际生产成本为零；第二，在公共产品消费中，每个消费者的消费都不影响其他消费者的消费数量和质量，即边际拥挤成本为零。

由萨缪尔森所定义出的公共产品是纯公共产品，而完全由市场来决定的产品是纯私人产品。国防就是一个典型的具有非排他性和非竞争性的纯公共产品。即使那些最狭隘自私的人也不可能令国防只为他一个人服务；而那些不想得到保护的人也无一例外地会得到这种公共服务；同时无论是谁，都将同等地得到作为该国居民的尊严和安全的保障；国家中的每一个人（包括新生者）在享受国防服务时并不减少其他人对该服务的享受，也不会使国防服务的成本增加。

而现实社会中，大量存在着介于公共产品和私人产品之间的一种产品，称作准公共产品或混合产品。如公共服务主要可分为三类：第一类，具有非竞争性和非排他性的服务，如国防服务、公共安全服务等，这类服务因无法计量个人消费量，无法收费而完全由政府以财政方式来提供；第二类，非竞争性强和非排他性弱的服务，包括邮政、民航、电信、铁路服务、水电气服务和有线电视服务等；第三类，非竞争性弱和非排他性强的服务，包括公共环境服务（如垃圾处理、公园、道路管理、基础研究等）、文体事业（如公共体育馆、图书馆、博物馆服务）、公共医院、公共交通以及社会保障等。这里的公共服务第二、第三类就属于准公共产品。公共经济学理论还对公共产品和私人产品的特征做出了明确划分(表 10.1)。

表 10.1 产品分类及特性

特征	公共产品	私人产品
效用(利益)	不可分割性	可分割性
受益	非排他性	排他性
取得方式	非竞争性	竞争性
提供目的	非盈利性	盈利性

(1)效用的不可分割性。公共产品是向整个社会提供的，具有共同受益与消费的特点，其效用为整个社会的成员所共同享有，不能将其分割为若干部分，分别归个人或社会集团享用。

相比之下，私人产品的效用则是可分割的，私人产品的一个重要特征就是它可以被分割为许多能够买卖的份额，而且其效用只对为其付款的人提供，即谁付款谁享用。

(2)受益的非排他性。某个人或集团对公共产品的消费，并不影响或妨碍其他个人或集团同时消费该公共产品，也不会减少其他个人或集团消费该公共产品的数量和质量。有些公共产品，虽然经过技术处置可以具有排他性，但由于排除的费用过于昂贵，所以经济上是不可行的。也就是说，一个人不管是否付费，都会消费而且必须消费这种物品。例如，国防就是典型的公共物品，在一国范围内要排除该国居住的某个人享受国防保护带来的好处是极其困难的，而且该人不享受这种物品也是不可能的。

私人产品具有排他性，因为只有受益上具有排他性的产品，人们才愿意为之付款，生产者也才会通过市场来提供。这意味着当某人购入特定的物品进行消费时，就已经排除或降低了他人购买和消费该物品的可能性。

(3)取得方式的非竞争性。某一个人或组织对公共产品的享用，不排斥和妨碍其他人或组织同时享用，消费者的增加不引起生产成本的增长，即增加一个消费者，其边际成本等于零。公共产品的这个特征，意味着获得公共产品的消费者无须通过市场采用出价竞争的方式。而消费者获得私人产品，则必须通过市场采用出价竞争的方式。

(4)提供目的的非盈利性。提供公共产品不以盈利为目的，而是追求社会效益和社会福利的最大化。而私人产品的提供则是追求利润的最大化。

公共产品的上述 4 个特征是密切联系的，其中，核心特征是非排他性和非竞争性，而效用的不可分割性与提供目的的非盈利性是其自然延伸。

10.1.2 国民体质测定服务的准公共产品定位

从公共产品理论可以看出,体育事业大都属于非竞争性弱和非排他性强的公共服务,属于介与纯公共产品和私人产品之间的准公共产品。例如,由政府举办建立的体育场馆、游泳池以及其他公共体育设施,由体育职能部门举办的体育活动、体育培训、体育赛事等。某一个人对这些体育产品或服务的消费或多或少会增加其生产或维持成本,并且减少其他人消费该产品的数量和质量。

国民体质测定是以《国民体质测定标准》为基础,运用科学的方法对国民个体的形态、机能、素质状况等进行测试与评定,目的是指导群众科学健身,提高群众体育锻炼的积极性,推动全民健身。

有人认为,各个国民体质监测中心的设备等投入是国家的,其提供的体质测定服务就应该是公益性的,是无条件免费的,而且只能追求社会效益。这是目前普遍性的、带有共性的认识。这种认识其实是把国民体质监测中心提供的体质测定服务完全当成了纯公共产品。从产品(服务)划分来讲,我们应该把国民体质测定服务定位为一种准公共产品(或称准公共服务),它具有部分的排他性和一定的消费竞争性,既要坚持公益性原则,又可以有经营性质(图10.2)。

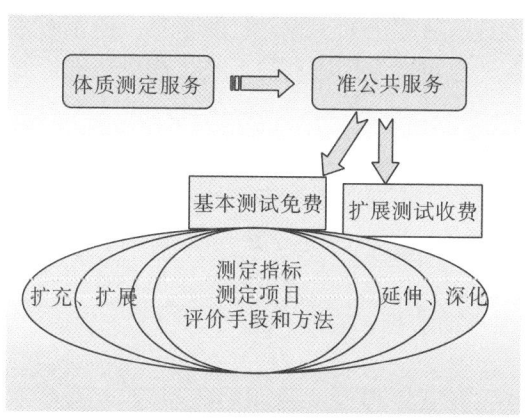

图 10.2 体质测定服务的准公共产品定位

10.1.3 国民体质测定服务的准公共产品特点

我们把国民体质测定服务定位为准公共产品,那么它有什么特点呢?编著者认为有以下几点可供参考。

1)非排他性强

非排他性强(也就是排他性弱)是指一个人在消费国民体质测定服务时,无法排除或者很难排除其他人也同时消费这一产品。这一特点是国民体质测定服务具有广泛性的基础,没有任何人能够独占它。但并不是每个人都不得不进行此项消费,也就是说人们对此消费有选择余地。

2)非竞争性弱

非竞争性弱(也就是竞争性强)指的是国民体质测定服务虽然增加一名消费者(受测者)不会影响单个测试量的成本,但会导致整体成本(消耗、人工等)的增加;同时,国民体质测定服务的容量是有限的,某一个人的消费(受测),会产生消费的"拥挤",影响其他人的消费,造成消费的竞争。

在纯公共产品的非竞争性与非排他性当中,非竞争性是公共产品的基本属性,而且非竞争性是由公共产品自身的因素决定的,而非排他性则是由外生因素决定的。正因为国民体质测定服务具有非竞争性弱的特点,其基本属性决定了它是准公共产品。这一特点使我们在理论上加深了对其准公共产品的理解,同时也找到了解决现实问题的依据。

3)兼有公益性和非公益性

既然国民体质测定服务是准公共产品,它就兼具公益性和非公益性的特点。《国民体质测定标准》是由国家制定和推广的纯公益性物品,而以此为基础的国民体质测定服务本身就是体现了公益性效应。而从其使用的仪器设备、所需的场地、操作的人员以及对测定结果的评价和咨询,还有操作流程、方法等都不复杂,投资也不算很多,政府能举办,私人也能举办。操作起来,既可以公益性为主,追求社会效益,也可以采用盈利的形式,获得经济价值。

4)效用可分割性

体质测定服务的效用是可以分割的,其效用可以只对为其付款的人提供,即"谁付款谁享用",也可以为不同的人所占有和消费。

另外,从产品的形式和生产的过程看国民体质测定服务还有两个特点:第一,生产与消费同时进行,产品生产的过程就是消费者消费的过程,或者说消费者是在服务过程中进行消费的,没有消费者本身参与,其产品就不能生成;第二,该服务提供的产品是测定结果、评价及咨询,属于意识形式(非实物形式)的服务产品。这样的服务产品在其生产中,不仅需要科学测定仪器设备的投入,更需要专业技术和知识的投入。

10.1.4 国民体质测定服务供给的现状

我们知道,国民体质测定是国家要求广泛开展的一项为广大老百姓服务的工作,是全民健身活动科学化,指导群众科学健身的一项重要工作。参加测定的人越多,对推动全民健身活动作用越大。但是,因为过去对国民体质测定服务理解不够,探讨不深入,停留在只讲公益性的纯公共产品层面,束缚了手脚,形成了"有米才下锅,无米不生火"的局面,没有将体育界这一优势服务发挥出应有的作用。

1) 政府投入有限

鉴于目前国民经济发展水平，政府对各国民体质监测中心的投入只能保证5年一次的国民体质监测工作，而对于日常测定只是下达临时性的任务和划拨少量的工作经费，并不能保证所有或者大多数国民公平地享受这一服务。

据统计，我国社会目前排在公民支出负担最前列的有教育、医疗和住房。而教育和医疗被认为是国家应该提供的基本公共产品。教育和医疗之所以成为城乡居民致贫的两大首要原因，从根本上说是因为目前政府没有提供充足的基本公共产品，只能倚靠公民自己去购买。国民体质测定虽然不能与教育和医疗相提并论，但同样作为一种公共产品，目前政府还不能提供充足的供给。事实上，早就有学者指出，今天中国社会的主要矛盾之一就是公众日益增长的公共产品需求同公共产品供给短缺以及低效之间的矛盾。

在目前的条件下，如果一个体质监测中心天天为老百姓免费服务，政府和管理单位是无法承担所有消耗和支出的，其公益性服务毕竟是有限的。

2) 资源闲置

通过近十年国民体质测定和监测工作的积累，体质测定的仪器设备、场地器材不断增加和更新，各国民体质监测中心都具备了很好的硬件条件和可观的资源。一方面有能力完成国民体质监测工作任务，另一方面有条件开展日常的体质测定服务。但因为经费短缺，不能承担因服务带来的成本消耗，所以只好放弃为社会服务，导致资源闲置。这种闲置其实就是一种浪费，因为大部分仪器设备甚至场地等资产从投入起，就会随着时间的推移而折旧，也就是资产减值。

3) 检测队伍流动性大

由于国民体质监测工作是5年一次，而日常的体质测定没有经费作支持，不能持续地开展工作和服务，导致检测人员不固定，工作来了抽人进行临时培训，工作完了队伍也散伙，尤其是市（州）级国民体质监测中心缺少固定的检测人员。这种状况不仅使国民体质测定显得可有可无，也使测试工作的连续性、稳定性、准确性等受到较大影响。

4) 对供给的认识需要提升

一直以来，管理部门和从事国民体质测定和监测工作的人都把国民体质测定看作纯公益性工作，没有认清其准公共产品的特性，不敢进行市场化操作，回避进行经营性服务。

虽然我们已经是中国特色社会主义经济，可长期以来，人们受传统观念的束缚，把追求经济效益同"小人喻于利"，同"资产阶级的唯利是图"联系在一起，把追求社会效益同"君子喻于义"，同"社会主义优越性"联系在一起，本能地给经济效益和社会效益涂上了色彩，分出了等级。受其影响，体育被看成是纯粹的公益性、福利性事业，体育经费完全靠国家拨款，只讲投入不讲产出，形成了"居民低收入—政府投资—福利分配—投资萎缩"的经济流程。没有经济效益作基础，势必影响体育社会效益的实现。

直到今天，在开发国民体质测定服务市场，实行经营管理，创造一定的经济效益，实现社会效益和经济效益双丰收的问题上，部分管理者仍然心存顾虑，或者徘徊观望。因此，要正确处理体质测定工作发展中经济效益与社会效益的关系，必须从思想认识上摆脱极"左"思想的束缚，还经济效益以本来面目。

5) 趋势所向，积极探索与构建

随着国民经济的飞速发展，人民生活水平不断提高，国民对健康的要求，对提高生活质量、提高生命质量的需求越来越强烈，花钱买健康已经成为时尚。而体育在提高国民素质、提高国民健康水平上将扮演重要的角色。许多有识之士已经充分认识到目前及将来国民体质测定服务在科学指导群众健身，推动全民健身运动的重要作用，准备在这一准公共产品上进行积极的探索，构建既能获得社会效益，又能获得经济效益，既坚持公益性原则，又能实现部分市场化的服务体系。其目的就是要实现国民体质测定服务能够长期、持续地为社会和广大群众提供供给。

10.1.5 国民体质监测与测定的社会效益和经济效益

社会效益是指为社会发展所作出的投入与努力和它们所产生的社会效能、利益之比。社会效益简而言之就是产品和服务对社会的积极影响和作用，主要表现在公众反映和社会评价体系上。经济效益是指产品或服务所获得的一定的利润回报，具体反映在经济指标和统计数字上。

1. 社会效益分析

1) 国民体质监测

国民体质监测是指国家为了系统掌握国民体质状况，以抽样调查的方式，按照国家颁布的国民体质监测指标，在全国范围内（或在某一地区）定期对监测对象统一进行测试和对监测数据进行分析、研究。每5年一次的国民体质监测工作是各级国民体质监测中心的工作重点，从准备到实施再到完成需两年左右时间。其社会效益体现在对全国（或某一地区）国民体质的状况和变化规律进行客观的描述，为政府部门尤其是体育、教育、卫生、科技、统计等职能部门的相关工作和决策提供依据，推动全民健身活动的开展，促进国家经济建设和社会发展。

国民体质监测是政府行为，有国家的拨款作为支持。工作经费主要由各级体育行政部门从其集中的体育彩票公益金中解决。其经费依据是《国民体质监测工作规定》（2001年2月12日印发）第十六条规定："国民体质监测工作经费由各级体育行政部门从其集中的体育彩票公益金中解决。积极争取社会各界对国民体质监测工作的经费支持。"

2）国民体质测定

国民体质测定可分为公益性的和准公益性的。公益性国民体质测定一般是各级国民体质监测中心在体育行政部门的领导和支持下进行，主要有开放式和非开放式两种。开放式一般以宣传为主，时间为1~2天，可以对任何符合条件的人进行测定，多数是融入到某个活动日、纪念日或节假日中。非开放式是对特定单位或群体进行测定，由体育行政部门下达任务并给予一定的经费支持。其经费依据是《国民体质测定标准施行办法》（2003年7月4日）第六条规定："各级体育行政部门应当……划拨用于施行《标准》的专项经费……"

国民体质测定的社会效益表现在宣传体育工作、宣传国民体质监测，为个人和单位提供体质状况描述和咨询，促进全民健身活动的开展。

获取最大的社会效益是国民体质监测和国民体质测定的生存之本。各级国民体质监测中心必须以获取社会效益为己任，在社会认可的基础上才能得到政府的支持，才能有国民体质监测和国民体质测定工作的可持续发展。

2. 经济效益分析

随着国民经济的飞速发展，人们生活水平的提高，以及和谐社会的倡导，国民对健康、对健身的需求已经越来越迫切。花钱买健康，已经成为一种时尚。国民体质测定作为衡量一个人体质健康水平，进而提供运动健身指导的服务，完全可以作为一种成熟的消费推向市场，以准公共产品的形式提供社会服务，并获得足够的经济效益。

《国民体质测定标准施行办法》第十三条规定："从事营利性体质测定服务的，应当向当地工商行政管理部门办理登记注册，并接受其指导、监督和管理。"从这一条规定看出，其实国家已经把国民体质测定看作一种可以用来进行营利的服务。

各地国民体质监测中心都配备了专（兼）职人员，并挂靠在体育科研所或体育局，既有人员又有设备和场地，有的还独立挂牌，完全有条件使国民体质测定工作面向社会，为社会提供专业性的营利服务。面向社会的营利服务是盘活国民体质监测中心的有效途径，既能充分发挥现有仪器设备的作用，又可调动工作人员的积极性，对于国民体质监测和国民体质测定工作长期持久地良性开展具有现实意义。

国民体质测定的市场是现实存在的，也是非常巨大的，可以说国民体质测定以及与之紧密相连的健康、健身市场是个巨大的蛋糕。在这块蛋糕面前，各地国民体质监测中心都有一定的设想和打算。但是，设想和操作并不能等同，对经济效益的重视也不能代替善抓经济效益。如何真正使国民体质测定获得经济效益，有计划有步骤地走向市场，成为各地国民体质监测中心探索研究的课题。

3. 正确看待体质测定的社会效益和经济效益

在当前的社会环境条件下，首先要承认社会效益和经济效益这两个效益在实践中存在矛盾的一面，同时也要看到辩证统一的一面。在市场经济环境下、在利益的驱动下，这矛盾的一面又有可能被放大，解决得好就坚持了科学发展观，解决得不好就不是坚持科学发展观。而要解决好这个问题，一是对服务的性质有一个正确的认识；二是靠对具体问题的把握；三是政策引导；四是坚持两个效益的辩证统一，好的经济效益有利于实现好的社会效益。

从宏观而言，发展体育产业的最终目的是实现体育为人民服务，为国民经济服务的宗旨，必须把社会效益放在首位，经济效益服从服务于社会效益。

就微观而言，在体育产业的经营开放中，坚持把经济效益放在首位，兼顾社会效益，这是一种客观存在，是市场经济规律运行的必然结果。目前而言，我们只有承认这个事实，才能充分显示"谁投资，谁所有，谁受益"的体育改革精神，才能吸引更多的人关心体育，投资体育，促进体育商业化的发展，为最终实现体育的社会效益打下坚实的物质基础。

各国民体质监测中心是由国家无偿投入，并随着国民经济的发展，逐渐增加投入的比例。这充分显示了人民政府把体育的社会效益放在首位，全心全意为人民服务的宗旨。这无疑是英明正确的举措。但编著者认为这属于国家宏观的布局，与微观领域的经营开发，也就是把经济效益放在重要地位并不冲突。应该鼓励微观搞活，追求经济效益、赚取更多的利润，这并非坏事。微观搞活，盘活了国有资产，既可以减轻国家的财政负担，又可以使国民体质测定走上良性循环的发展道路。

假设把国民体质测定作为体育产业的一个服务产品进行开发，走自主经营，独立核算，自负盈亏的市场化道路，那么推向市场的国民体质测定是商品。任何商品在市场经济条件下进行生产、交换、分配、消费，必须遵循社会经济运行规律，即以利益为杠杆，通过公平竞争，等价交换，优胜劣汰，最终实现对其资源的优化配置，保证服务的高速运作。因此，各经营单位必然想方设法，在尽可能降低劳动占有和劳动消耗的条件下，争取尽可能多的利润。与之相适应，经营者还必须兼顾它的社会效益，要服务对路，增添花色，不断提高服务质量和档次，满足人们丰富多彩的需要，唯有这样，才能获得更多、更长远的经济效益。从这一点讲，追求经济效益在一定程度上是对国民体质测定工作向深入、全面发展起到良好的推动作用。

摆在我们面前的现实，一边是潜在的巨大社会需求和市场，另一边却是闲置的设备和资源。作为国民体质监测中心来说，把准公共产品用来盈利，主管部门是否允许，老百姓是否想得通，自己是否理直气壮呢？以下是编著者的认识。

(1)完成好国民体质监测任务，也就是做好国民体质监测中心主要工作的前提下，是有条件也有理由开展国民体质测定服务的，这是响应国家的号召，并不是什么见不得人的事。

（2）政府部门对体质测定公益性服务的支持是有限度的，并不是无限的。既然纯公益服务是有限的，为什么不能搞适当的营利服务呢？大部分仪器设备甚至场地等资产从投入起，就会随着时间折旧，也就是减值。而让可以产生社会效益和经济效益的资源闲置，等于是浪费国家财产。有利于国有资产保值增值的事难道不好吗？

（3）实践证明，体质测定服务不可能达到暴利经营，而且无论从哪个角度看，它的社会效益和社会价值都必然超过它所获得的经济回报，其社会效益要大于经济效益。

（4）社会需求是客观存在并且很迫切、很巨大的，体育系统、国民体质监测中心不占领这个市场，迟早有一天会被别人占领。

（5）体质测定市场的开发将给体育口的从业人员带来一个生机勃勃的朝阳项目。这不是自吹自擂，这是一个实实在在的商机。

（6）体质测定采取有限度营利服务方式，是一种既能发挥其公共产品功能，又能实现可持续服务供给的兼顾公益与效率的服务供给模式。

4. 国民体质测定服务持续供给分析

从理论上讲，保证国民体质测定服务持续供给的最佳途径是政府充分投入，不计成本，使国民都能公平地享受这一服务，以获取社会效益的最大化为目的。但是，我们毕竟还处于社会主义初级阶段，物质文明和精神文明的发达程度还没有达到国家有能力实现充分的投入。因此，我们必须遵循事物本身的规律，按照国民体质测定服务是准公共产品的定位及其特性来进行思考和操作，探索向社会和广大群众提供持续供给的方法、途径。

1）半市场化机制是国民体质测定服务有效开展的运行机制

目前，绝大多数国民体质监测中心还不是独立的事业单位，或者挂靠在当地体育局，或者挂靠在科研所。采用半市场化机制就是依据开展业务和接受任务的不同，计划机制和市场机制在不同时间上、不同范围内、不同程度上发挥作用。首先，在完成国民体质监测任务和其他一些计划任务时，采取计划机制，保证计划任务的完成，谋求社会效益。然后，将日常体质测定服务推向市场，实行市场机制，按照"谁消费谁付费，多消费多付费"的原则，收取一定费用。对国民体质测定这种公共产品的消费收取使用费，不仅体现受益原则，而且更能体现公平原则。谁消费谁付费，多消费多付费，这就体现公平的受益原则，公共产品的费用从消费者的付费中得到补偿，就能在不断的"再生"中发挥新的作用。通过财政支持和一定程度的市场化运行，一方面承担了原有仪器设备维护、维修的功能，另一方面又在一定程度上缓解了维护与使用的矛盾，使这种准公共产品能发挥较好的作用。

实行半市场化机制的作用有以下几方面：①实现政府与市场双重补偿，使得国有资产保值，甚至增值，盘活国有资产，充分发挥现有场地仪器设备的作用；②使国民体质测定服务能够为社会持续供给，以满足更多群众对体质测定服务的需求，使其社会效益更大化；③促使经营者不断提高服务质量和档次，满足人们丰富多彩的需要，推动国民体质测定工作深入、全面发展；④调动工作人员的积极性，保持检测队伍的稳定，有利于国民体质监测和国民体质测定工作长期持久地良性开展。

2) 坚持公益性原则

国民体质测定的公益性和社会效益表现在宣传体育工作、宣传国民体质监测，为个人和团体提供体质状况描述和咨询，指导其科学地进行健身锻炼，促进全民健身活动的开展。

半市场化的运作必然带来一定甚至是可观的经济效益，但一定不能忘记准公共产品的公益性。获取最大的社会效益是国民体质测定的生存之本。各级国民体质监测中心应以获取社会效益为己任，在群众和社会广泛认可的基础上才能得到政府的支持，才能有国民体质监测和国民体质测定工作的可持续发展。不仅要保质保量完成上级下达的计划任务，还要在市场化操作中充分考虑和照顾到准公共产品享用的公平性，如对贫困户、老年人等特殊人群的优惠或免费服务。

3) 处理好社会效益和经济效益的关系

毋庸置疑，国民体质监测必须坚持公益性，把追求公益效益摆在第一位。但是，在目前的条件下，如果一个体质监测中心天天为老百姓免费服务，政府和管理单位是无法承担所有消耗和支出的，其公益性服务毕竟是有限的。但如果我们把体质测定服务当作准公共服务来操作，通过基本测试免费、扩展测试收费，通过在测定指标、测定项目、评价手段和方法等内容上的扩充、扩展、延伸和深化，既能体现公益的性质，又能在一定程度上获得经济回报，使体质测定服务持久开展起来，让这一具有体育与健康特色的服务发挥应有的作用。当这种准公共服务推出后，其反哺效果也是明显的：一来使国有资产保值，甚至增值；二来使社会效益更大化。实践证明，老百姓来测定虽然花了百十来块钱，但带走的是健身健康的知识和计划，获得的是生活质量的提高，所得到的大大多于付出。

10.1.6 国民体质测定的平台模式

1. 平台模式释义

编著者通过近几年的国民体质监测与测定工作，以及面向社会的服务实践中，总结提出以"平台式运作模式"（以下简称"平台模式"），促进省市级国民体质测定工作在社会效益和经济效益的双丰收。平台模式就是将国民体质监测中心，包括人力、物力及相关资源，作为一个平台向社会推出，任何有需要的个人、群体、单位、公司等都可以使用和利用。这个平台是开放的，专业性很强的，资源很丰富的，档次较高的，可操作性很强的。国民体质监测中心本身可以通过这个平台获得社会效益和经济效益，社会各界也可以利用这个平台获取各自的社会效益和经济利益。这就像计算机安装了 Windows 系统，在 Windows 平台上，张三可以再安装 QQ 进行即时通信聊天，李四则可以安装 Office 进行办公管理，各取所需。

平台的特点是构架完善，政策支持，有相对固定的管理人员、操作人员、和专家级咨询人员，有宽敞的场地，有先进的测试设备，有一套有效的管理运作的方式、方法和手段。

2. 支撑平台的要件

(1) 管理部门支持。有两种支持是至关重要的：一是体育职能管理部门的支持，二是挂靠单位的支持。这两个支持是平台得以形成和运作的最重要的基础条件，没有这两个支持就无从谈什么平台，更无从谈什么社会效益和经济效益。而这两个支持应该是全方位的，既支持平台获得社会效益，也支持平台获得经济效益。

(2) 独立核算。独立进行管理和经营活动，有独立的账户，独立计算盈亏，接受主管部门的监督与指导。管理、经营和经济的相对独立，才能使平台运作有效率、有效益。

3. 平台的架构

1) 场地与设施

场地条件：固定测试场所应选用不少于 100 平方米的室内场地，要求通风及照明良好，备有空调和暖气设备，适合宽松地摆放各种测试仪器和设备，适合进行全天候的体质测定，可以同时接纳 20~30 人进行测定，特殊测试和咨询处要相对独立和分隔。在进行外出流动作业时也应参照以上条件设立测试场地。

仪器设备：体能测试仪一套，有条件可装备身体成分仪、骨密度仪、动脉测试仪等。

交通工具：交通工具是进行流动服务所必需的，可根据具体情况准备。

2) 人员与管理

部门设置：可设立测试部、公关部、销售部、财务部等。其中，测试部负责组织安排及具体的测试与咨询工作；公关部负责对外联系、业务拓展、媒体宣传、网站建设；销售部负责相关商品的宣传、咨询及销售。部门人员要精干，既要有分工，又要强调合作。

测试团队：测试是平台工作的重心，一般需要 12~15 人共同完成。具体分工为：引导员 1 人，资料录入员 1 人，测试人员 8~10 人，咨询人员 2~3 人。测试团队要保持相对的稳定，半数左右的测试和咨询人员要相对固定，能应付测试现场紧急情况。一个良好的团队，应能团结、合作、肯干，老中青结合，每个人有明确的分工，一切行动听指挥。

客户管理：建立客户管理系统，汇总各项测试结果，为客户提供综合性营养、健身、运动处方和建议。

服务流程：制定完善的服务流程。包括测试前的联系、安排、准备、接待，测试中的组织、引导、讲解、指导，测试后的评价咨询等。完好的服务流程对于吸引客户、引导测试、疏通阻塞、完成测试、取得准确的测试值以及使客户对结果满意是很重要的。

网站构建：网站是平台对外的窗户之一，也是平台对外互动的桥梁，在信息时代的今天，网站提供的众多功能将成为平台发展的重要因素。通过网站可以为大众提供平台的详细信息和资料，宣传健康、健身、运动的知识；可以提供与大众进行互动交流的虚拟场所，如 BBS 等；可以建立网络客户数据库，便于客户查询测试评价结果。

4. 平台模式的做大做强

为了取得国民体质测定服务的社会效益和经济效益的双丰收，并力图向社会持续提供供给，我们可以利用多种途径、采取多种手段和方法，不断开辟经营的新思路。经营的模式要适应经济的发展和市场的需要，要针对自己的特点。在具体操作时以下途径和手段要特别注意把握。

1) 健身主题

现在一些医院和药品、营养品公司也在涉足体质测定，但其服务引导是朝向医疗和保健，而体育系统的体质测定服务一定要朝运动健身引导，发挥我们的资源优势和作用，并真正使国民受惠。我们的宗旨是宣扬健康，宣扬健康的生活方式，宣扬通过健身运动来提高体质健康水平，宣扬通过体质测定提高和强化自我健康和健身意识，说服和鼓动人们把自己还给自己，把透支变成投资，投资自己的身体，为自己的身体投入时间、精力和金钱。

2) 招牌战略

体育局、体育科学研究所、体育院校的体质监测中心，代表了正规、标准、科学，对社会来说最能令人信服和放心。同时，这块牌子具有社会性、公益性、权威性、公正性，使我们的服务具备了交换的价值。要充分利用这块金字招牌，扩大影响力和辐射面，闯出适合自身发展、适合社会需要的路子。第一，要充分认识这块金字招牌的重量，不要小看自己在社会上的地位；第二，要很好地利用这块招牌来构建和运作，把体质测定服务做大做强，获取应有的社会效益和经济效益；第三，就是要通过良好的服务来保持金字招牌的纯度。

3) 重视咨询

在长期的实践中，我们发现并认识到，咨询是体质测定的重要一环，而且往往成为决定体质测定服务成功与否的关键。要聘请知识面广、对体质测定和大众体育非常熟悉和了解的专家充实咨询队伍，做到能针对个体测试结果与身体状况和生活、运动习惯进行现场的、面对面的咨询，在咨询的同时开具运动健身处方，保证服务的质量。

4) 制造影响

(1) 媒体运作。一是让媒体人员来亲自感受，获得媒体青睐；二是联合媒体搞活动，大打健身牌，让媒体策划、组织、制造新闻和热点。媒体的参与，会使我们以很微小的付出而获取非常巨大的免费广告效果。

(2) 固定公益服务。为省市机关单位进行公益性测试，建立健康档案，反馈团体评价信息。一来得到各方面政府机构的认同和政策支持，二来可以争取经费支持。

(3) 特定公益服务。限时限量对公众进行公益性服务，与媒体宣传相结合。健身讲座：为团体和个人定期举办一些健身知识讲座，向人们灌输健康生活的意识，强调运动锻炼的重要性，讲授普通人进行运动健身的知识和方法，以此引导人们在体育健身方面的消费意识，引导人们对定期进行体质测定的需求。

5) 社会联姻

采用走出去、引进来的方式，广泛联合社会力量。走出去就是把服务"出租"给别人操作，引进来就是把别人的东西融入自己的服务。广泛的社会合作，带来的是多赢的结果。任何机关、事业、企业甚至个人都可以将体质测定中心视为自己向职工、向社会提供服务的平台，组织群众来测试，前提是与中心签订有关服务协议，并交纳测试费用。这种方式相当于将组织联络的人员辐射到社会，取得多赢的效果。

6) 瞄准大户

鉴于目前国民经济的发展水平和国民的健身意识，要把营利性服务瞄准经济效益和个人收入比较好的大型企业和事业单位。如银行、通信、电力、石油等单位。先请单位领导、企业老总或者工会主席、主管等来进行亲身体验，感受体质测定的服务和价值，然后促其签订团体长期服务协议。

7) 延伸服务

一旦服务开始运作，各种营养保健品公司、健康管理公司、健身俱乐部，甚至医药、疾病测试的公司会接二连三地找上门来，要慎选合作者，选择其中效果好又能被老百姓所接受和承受的产品，作为延伸服务的项目。但要谨记体育健身宗旨，还要谨记金字招牌的门槛不能降低。

综上所述，在国民体质测定服务中采用半市场化操作，实现准公共产品供给的多元化，不仅有理论依据，更有现实意义，它在一定程度上可以有效解决准公共产品供给资金短缺问题，提高准公共产品供给效率，缓解准公共产品供给不足的局面。但是这种半市场化操作的服务决不意味着要完全脱离政府，相反，政府职能部门在国民体质测定服务的持续供给中发挥着至关重要的作用。我们认为，目前采取半市场化运行这种方式，是一种既能发挥国民体质测定的准公共产品功能，又能实现可持续供给的兼顾公平与效率的供给模式。

10.2 国民体质监测展望与研究关注点

10.2.1 国民体质监测的展望

展望未来，国民体质测定是体育事业的一项意义重大、影响深远、持续长久的工作，同时也是体育产业的一个朝阳项目。国民体质测定将在科学指导全民健身活动的开展，发挥体育对增强人民体质的积极作用中取得更好的社会效益和经济效益。

(1)体质监测作为全民健身公共服务体系中一个主要产品，国民体质监测网络将进一步完善和充实，国民体质监测中心(站、点)的人员、仪器和经费将得到加强，而相应的监测任务也会日益繁重。

(2)配合国家健康战略，监测常态化将逐渐变成重点工作。在物联网日渐发达的将来，各级监测中心上下(纵向)相连，左右(横向)相连，共享大数据的背景下，无论在什么地方、在什么时间进行的体质测试结果都汇聚在一起，成为实时的、动态的国民体质监测网络，最终实现将每5年一次的全国监测变成每时每刻的全国监测。

(3)体质测定的手段和方法将随着科学的进步和仪器的更新，向着精确和多样化发展，使我们能够更准确、更科学、更方便、更全面地对国民个体的形态、机能和身体素质进行测试与评定。

(4)在原有监测指标的基础上，引入更多的影响体质水平因子的测试指标，以适应社会的发展和国民的需求。如骨密度、身体成分、心理适应性等。

(5)中国幅员辽阔，北方和南方、东部和西部在自然环境、生活方式、经济发展上都有较大差异。在大面积、大样本量监测的基础上，有望建立地区性国民体质测定标准，以适应地域性国民经济和社会的发展需要。

(6)国民对体质测定的需求将会随着经济的发展、健康意识的提高、健身时间的增多、对健身效果的要求和健身科学性的要求而逐渐上升。

(7)体质测定将成为某些行业的考核项目。目前国家已颁布了《国民体质测定标准》《学生体质健康标准》。对体质有特殊要求的部门和单位将会以《国民体质测定标准》作为招生、招工、保险等体质考核的参考依据，或建立不同于普通人的特定人群体质标准以及测试制度。

（8）国民体质测定工作的深入开展，急需大量的可专职或兼职进行体质监测并能进行科学健身指导的咨询人才，体育院校、体育行政管理部门应着力进行培养。

10.2.2 国民体质研究关注点

1. 国民体质

2014年10月，《国务院关于加快发展体育产业促进体育消费的若干意见》（以下简称《意见》）出台，将全民健身上升为国家战略。2016年10月25日，中共中央、国务院发布《"健康中国2030"规划纲要》，将全民健康也提升为国家战略。这两个国家战略在体育及相关领域引起巨大反响。发展体育运动的根本目的始终是增强人民体质、提高健康水平。国际上通常将一个国家经常参加体育锻炼的人数占总人口比例作为衡量体育发展程度的重要指标。比较而言，我国与发达国家的差距很大，人均体育资源量与发达国家相比更是相距甚远。因此，《意见》积极倡导健康生活，推进健康关口前移，激发群众参与体育活动热情，并将全民健身上升为国家战略，营造全民健身氛围，把全民健身作为产业发展和扩大消费的基础。同时，提出了一些针对性、操作性强的措施：一是解决"想健身"的问题，鼓励日常健身活动，倡导每天锻炼一小时，引导群众养成健身习惯；二是解决"哪健身"的问题，加大体育设施投入，鼓励社会力量建设小型化、多样化活动场所和健身设施；三是解决"能健身"的问题，降低消费门槛，推动公共体育设施向社会免费或低收费开放；四是解决"会健身"的问题，普及科学健身知识，加强体育运动指导，推广"运动处方"，要求学生掌握一项以上体育运动技能。

与《中华人民共和国体育法》和《全民健身条例》一致，《意见》提出完善国民体质监测制度，为群众提供体质测试服务，定期发布国民体质监测报告。在促进康体结合上，《意见》指出加强体育运动指导，推广"运动处方"，发挥体育锻炼在疾病防治以及健康促进等方面的积极作用；鼓励社会资本开办康体、体质测定和运动康复等各类机构；提倡开展健身咨询和调理等服务。而"健康中国"则进一步提出了到2030年实现人民健康水平持续提升和人民身体素质明显增强的目标，要求卫生计生、体育等行业要主动适应人民健康需求，并在健康指标上提出城乡居民达到《国民体质测定标准》合格以上的人数比例：2020年为90.6%，2030年为92.2%，2030年国家学生体质健康标准达标优秀率25%以上。

在全民健身、全民健康成为国家战略的大环境下，健康关口前移将赋予体育界更为重要的责任，赋予体育人更为重要的任务。健康关口前移就是将健康的甄别、评估、评价从医院前移到每个人的日常生活、工作、学习、劳动中，从中老年人前移到青年人，使大家在日常生活中了解自己的健康、关注自己的健康、评价自己的健康、改善自己的健康。健康关口前移离不开健康的生活方式，离不开运动健身。只有大力开展全民健身活动，推广运动健身理念，普及科学健身知识，才能推进健康关口前移。在国家体育总局印发的《〈全民健身计划（2011—2015年）〉实施情况评估标准（试行）》中包含了《国民体质测定标准》的总体合格率、总体优秀率、城市居民合格率、农村居民合格率和《国家学生体质健康标准》的学生优秀率共5项涉及体质测定的"身体素质标准"。在国家体育总局开展的《全民健身计划（2011—2015年）》实施效果评估工作中，将《国民体质测定标准》总体合格率、学生《国家学生体质健康标准》优秀率列为核心评估指标。

国务院2016年6月印发的《全民健身计划（2016—2020年）》中提出，开展国民体质测试，开发应用国民体质健康监测大数据，研究制定并推广普及健身指导方案、运动处方库和中国人体育健身活动指南，开展运动风险评估，大力开展科学健身指导，提高群众的科学健身意识、素养和能力水平。

国家体育总局制定的《体育发展"十三五"规划》里指出：进一步完善国民体质测试常态化机制，探索体质测定与运动健身指导站、社区医院等社会资源相结合的运行模式。建立广泛覆盖城镇乡村的体质测试平台，开展不同人群的国民体质测试工作，依托体质监测数据库，建立科学健身指导服务体系。

在这样的背景下，体质研究学科在发展及研究的方向上，我们可以关注以下的研究内容。

（1）利用社会资本建立体质测定机构，为群众提供体质测试服务、健身咨询服务，政府的角色由举办者变为引导者、监督者。

（2）体质测定与科学健身指导的结合，与健康促进、健身咨询、健康调理的结合，使体质测定融入大健康理念，为全民健康服务。

（3）适合我国国情的"国民体育活动指南"。

（4）结合体质测定的运动处方研发。

（5）在全民健身计划的评估标准和评估工作中涉及的"体质测定"内容，如何科学地制定评判标准，如何真实客观地反映实际情况。

（6）随着我国老龄化社会的到来，随着预期寿命的延长，体质测定标准应适当社会需求，增加70岁以上健康老年人的体质测试。测试指标、测试方法、评价标准需要进行研究。

（7）为了更好地加强国民体质监测，完善各级国民体质监测中心，需要对行业标准进行研究和设置，包括"国民体质监测中心（站）建立标准""国民体质监测中心规范化运行标准""国民体质监测质量控制指南""国民体质检测技术应用指南"等。

(8)体质测量结果是人体的生物学属性的反映,但人的生物学属性变化是脱离不开社会学属性的。直到现在,我们的体质研究依然停留在"纯生物学"层面,今后应更多关注社会学属性对体质的影响,将体质测试结果与社会学调查结果联系起来、结合起来进行更深入地研究,分析探讨多种因素对体质健康的交叉影响,因为体质变化不仅反映在身体的生物学属性上,而且也反映了社会、经济、环境、营养、卫生、行为等的变化,多种因素的交互作用促使体质有了现在的样子。因此在注重身体生物学属性考察的基础上,今后还需要我们从身体的社会属性角度去思考和分析,为社会发展提供更多有价值的参考。

2. 学生体质

2014年4月,教育部印发了《学生体质健康监测评价办法》《中小学校体育工作评估办法》《学校体育工作年度报告办法》三个文件,同年6月印发了《高等学校体育工作基本标准》,这是教育部为落实教育规划纲要和《国务院办公厅转发教育部等部门关于进一步加强学校体育工作若干意见的通知》制定的新措施和新规定。在印发这些文件时还明确提出各地要将学生体质健康监测评价纳入教育现代化指标体系,作为考试制度建设和改革的重要内容,逐步形成科学规范、导向明确、诚信可靠、保障有力的学生体质健康监测评价制度;要加大经费投入力度;要将组织开展体质健康测试计入教师工作量;要加强测试场地、设施和器材等条件建设;要加强相关技术培训。尤其是《学生体质健康监测评价办法》和《高等学校体育工作基本标准》在监测学生体质、研究学生体质、促进学生健康上提出了新的规定和新的措施:一是小学将体质健康测试情况列入学生成长记录或素质报告书,初中以上学校列入学生档案,作为学生综合素质评价和学业水平考试的重要指标和内容。高等学校将学生体质测试成绩列入学生档案,作为对学生评优、评先的重要依据。毕业时,学生测试成绩达不到50分者按结业处理,毕业年级学生测试成绩及格率须达95%以上。二是建立学生体质健康状况分析和研判机制。要求各级教育行政部门通过监测评价动态把握学生体质健康变化趋势,及时分析测试结果,深度查找影响因素,科学预测变动走向,开展体质健康预警,根据学生体质健康状况制定干预措施,视情况采取分类教学、个别辅导等必要措施,指导学生有针对性地进行体育锻炼,切实改进体育工作,提高学校体育工作的针对性、实效性和科学决策水平,提高全体学生体质健康水平。三是建立数据抽查复核制度。教育部每年委托第三方机构在各地上报测试数据基础上,随机抽取一定比例的学校作为考查样本,进行测试工作和测试数据的现场抽查复核。四是支持设立学生体质健康监测、研究或服务机构,建设专业化的测试、服务和研究人员队伍。要求各级教育行政部门每年委托第三方机构分析和发布本行政区域内学生体质健康监测评价基本情况。教育部依托第三方机构设立全国学生体质健康监测评价研究机构，开展学生体质健康监测评价的政策咨询、技术研究、质量监测、结果公示和人员培训等工作。

2016年6月，国务院印发的《全民健身计划（2016—2020年）》明确指出把学生体质健康水平纳入工作考核体系，加强学校体育工作绩效评估和行政问责。

从体质研究学科发展的角度来看，新的政策规定为我们提供了新的机遇，也带来新的挑战。在学生体质这一领域的宏观研究可以关注以下几个方面。

(1) 如何建立和运行第三方机构为学生体质健康的监测、分析、研究服务。
(2) 如何运用学生体质测试结果促进学校体育工作。
(3) 如何真正使体质测试成绩融入学生成长记录，以促进学生的健康成长。
(4) 如何更有效地开展学生体质监测的质量控制。
(5) 如何正确认识影响学生体质的因素，以体育为抓手，促进学生健康成长。
(6) 学生体质健康的常态化监测。

身体史研究学者黄金麟提出：我们的身体究竟经历了怎样的历史变化，才有现今的样子？这种身体的发展状态隐含了什么样的历史特定性与危险性？它能否被当成是一种普遍的、永恒的身体模式来看待？这些问题值得我们深思。编著者以此作为本书的结尾，期待有更多的人关心、支持、投身国民体质监测，深入研究体质的过去、现在和将来，为全民健康、为健康中国而奋斗！

【本章重点】

1. 公共产品、准公共产品。
2. 社会效益、经济效益。
3. 国民体质测定的平台模式。
4. 研究关注点。

【练习题】

1. 怎样理解国民体质监测工作应同时考虑社会效益和经济效益？
2. 以你的经验和想法，如何能使国民体质监测这个服务产品做大做强？
3. 以你的兴趣和专业知识背景，会在体质研究领域进行哪方面的研究？请设计一个研究方案。

参 考 文 献

[1] 肖红缨，刘建平.我国公共产品供给的现状及改革[J].中南大学学报(社会科学版)，2004，10(3)：341-343.
[2] 吕恒立.试论公共产品的私人供给[J].天津师范大学学报(社会科学版)，2002，(3)：1-6.

[3] Samuelson P A. The pure theory of public expenditure[J]. Review of Economics & Statistics, 1954, 36 (36): 387-389.
[4] 张艺宏, 何仲涛. 试述国民体质测试中心的特色[J]. 四川体育科学, 2010, (2): 76-78.
[5] 张艺宏, 何仲涛, 连楠. 国民体质测定的社会效益与经济效益及平台模式探析[J]. 四川体育科学, 2007, (3): 107-110.
[6] 朱儒顺. 关于公共产品供给方式变革的思考[J]. 内蒙古财经学院学报, 2005, (6): 17-20.
[7] 张艺宏. 论国民体质测定服务的准公共产品特性及其有效供给[J]. 体育与科学, 2008, 29 (2): 7-11.
[8] 黄金麟. 历史、身体、国家：近代中国的身体形成（1895—1937）[M]. 北京：新星出版社, 2006: 1.

附录1 国民体质监测工作规定

(国家体育总局等2001年2月12日印发)

第一章 总 则

第一条 为规范国民体质监测工作,保证国家获取客观准确的国民体质资料,推动全民健身活动的开展,促进经济建设和社会发展,根据《中华人民共和国体育法》,制定本规定。

第二条 国民体质监测是指国家为了系统掌握国民体质状况,以抽样调查的方式,按照国家颁布的国民体质监测指标,在全国范围内定期对监测对象统一进行测试和对监测数据进行分析、研究。

第三条 国民体质监测对象为3~69周岁的中国公民。按年龄分为幼儿、儿童青少年(学生)、成年和老年等四组人群。

第四条 国民体质监测工作的任务是:对监测对象进行体质测试;建立国民体质数据库;统计与分析监测数据;公布监测结果,为相关工作决策和研究提供服务。

第五条 国民体质监测工作应坚持科学、统一、系统的原则,做到组织严密、取样客观、操作规范、结果准确。

第六条 国务院体育行政部门主管全国国民体质监测工作。国务院体育、教育、卫生、计划、科技、民族、民政、财政、农业、统计等有关部门和全国总工会共同建立国民体质监测工作领导机构,在各自职责范围内协同开展国民体质监测工作。国务院教育行政部门负责儿童青少年(学生)的体质监测工作。

开展国民体质监测工作的各级地方人民政府体育行政部门应当会同有关部门,建立相应的领导机构,负责本地区的国民体质监测工作。

第二章 网络构建与职责

第七条 国家建立由国家国民体质监测中心、省(自治区、直辖市)国民体质监测中心、地(市)国民体质监测中心和监测点构成的国民体质监测网络,实行分级管理。

第八条 各级国民体质监测中心由同级体育行政部门负责组建。监测点由地(市)国民体质监测中心确定。各级国民体质监测中心、监测点的组建方案须逐级上报体育行政部门审核、备案。

儿童青少年(学生)体质监测网络由教育行政部门负责组建。

第九条 各级国民体质监测中心须配备相应数量的管理人员和专业技术人员。

第十条 各级国民体质监测中心的职责是：

(一)起草全国或本地区国民体质监测工作方案，逐级上报监测工作领导机构批准实施；

(二)协助同级体育行政部门和有关部门组织实施国民体质监测工作，指导监督下级国民体质监测机构的工作；

(三)培训下级国民体质监测中心、监测队的管理人员和专业技术人员；

(四)验收、汇总、处理、上报国民体质监测数据；

(五)提交全国或本地区国民体质监测报告；

(六)完成体育行政部门和上级国民体质监测中心交办的任务。

第十一条 地(市)国民体质监测中心根据监测工作任务，组建监测队。监测队在地(市)国民体质监测中心的领导下，承担抽取、测试监测对象和整理、上报监测数据等任务。

第十二条 监测队应当根据工作需要，配备相应数量的管理人员、测试人员和医务人员。测试人员应通过培训考核，持证上岗。

第十三条 监测点是国民体质监测工作中相对固定、能代表相应人群的取样单位。被确定为监测点的单位应提供测试的必要条件，协助监测队做好测试组织工作。

第三章 组织实施与物质保障

第十四条 国家每五年开展一次国民体质监测工作。

国家体育行政部门负责组织有关领域的专家制定国民体质监测工作方案并于监测年下达。监测工作使用的调查表式和抽样方案应经国家统计部门审批。

第十五条 体质测试必须严格执行工作程序，遵守操作规定，使用国家指定的测试器材和数据汇总方式，实行技术监督和医务保障制度。

第十六条 国民体质监测工作经费由各级体育行政部门从其集中的体育彩票公益金中解决。

积极争取社会各界对国民体质监测工作的经费支持。

第十七条 应加强对国民体质监测经费使用的管理，严格财务制度，确保专款专用。

第四章 结果公布与资料保管

第十八条 国家对全国国民体质监测结果实行统一公布制度。

监测结果应遵照《统计法》对统计资料公布和管理的有关规定，经国家国民体质监测工作领导机构审议通过后公布。未公布前，任何组织和个人不得公布和公开使用。

第十九条 全国国民体质监测结果由国务院体育行政部门会同有关部门公布。

全国国民体质监测结果公布后，地方可以公布本地区国民体质监测结果。

第二十条 国民体质监测资料属国家所有。体育、教育行政部门应当建立国民体质监测数据和资料的使用、保管及保密制度。

各级国民体质监测中心应当采取必要的保密及安全措施，对有关工作人员进行保密教育，做好监测数据和资料的保管、保密工作。未经主管部门同意，不得向任何组织或个人提供监测数据和资料。

第二十一条 经同级体育、教育行政部门批准，有关部门在遵守保管、保密制度的情况下，可无偿使用国民体质监测数据和资料。

社会公众可以通过监测结果公告和监测报告等获取有关信息。

第五章 奖励和处罚

第二十二条 对在国民体质监测工作中做出显著成绩的组织和个人，各级体育、教育行政部门和有关部门应予以表彰、奖励。

第二十三条 对违反本规定，有下列行为之一者，各级体育、教育行政部门和有关部门视情节轻重，应予以通报批评、取消有关先进评选资格和体质监测工作资格等处罚；对情节严重，造成重大损失的单位要追究经济责任；构成犯罪的，应依法追究刑事责任：

（一）不按时完成监测工作任务；

（二）违反监测工作操作规范；

（三）改动、伪造监测数据；

（四）挪用、克扣监测工作经费；

（五）擅自公布监测结果，非法提供和使用监测资料；

（六）给监测工作造成其他严重损失。

第六章 附 则

第二十四条 军人体质监测工作可以参照本规定执行。

第二十五条 本规定自发布之日起施行。

附录 2 国民体质测定标准施行办法

（国家体育总局等 2003 年 7 月 4 日）

第一条 为推动和规范《国民体质测定标准》（以下简称《标准》）的施行工程，指导国民科学健身，促进全民健身活动的开展，提高全民族的身体素质，根据《中华人民共和国体育法》和《全民健身计划纲要》等有关规定，制定本办法。

第二条 《标准》适用于 3～69 周岁国民个体的形态、机能和身体素质的测试与评定，按年龄分为幼儿、青少年、成年人和老年人四个部分，其中青少年标准为《学生体质健身标准》。

第三条 施行《标准》坚持科学、规范、安全、便民的原则。

第四条 提倡国民在经常参加体育锻炼的基础上，定期按照《标准》进行体质测定。

健康状况不适合参加体质测定的可不进行体质测定。

第五条 国务院体育行政部门主管全国的《标准》施行工作。地方各级体育行政部门主管本行政区域内的《标准》施行工作。

国务院教育行政部门负责在全国各级各类学校施行《学生体质健康标准》工作。

国务院卫生、民政、劳动保障、农业、民族等部门和工会、共青团、妇联等社会团体在各自的职责范围内负责施行《标准》工作。

第六条 各级体育行政部门应当将施行《标准》与开展国民体质监测结合进行；扶持建立体质测定站；培训体质测定人员；划拨用于施行《标准》的专项经费；收集并统计分析施行《标准》的信息资料。

第七条 各级国民体质监测中心应当将施行《标准》作为工作职责。

体育教学、科研等单位应当做好施行《标准》的科研、培训和指导工作。

第八条 城市街道办事处应当将施行《标准》作为社区建设的内容，全民城市体育先进社区和有条件的社区应当建立体质测定站，发挥居民委员会等社区基层组织的作用，为居民提供体质测定服务。

第九条 县、乡镇应当将施行《标准》作为农村体育工作的重要内容，与农村医疗卫生工作结合，创造条件建立体质测定站，为农民提供体质测定服务。

第十条 机关、企业事业单位和社会团体应当有组织、有制度地开展体质测定工作。

第十一条 体质测定站应当具备以下基本条件：
(一)有培训合格的体质测定人员；
(二)有符合体质测试项目要求的器材和场地；
(三)有对伤害事故及时救护的条件；
(四)有测试数据处理及健身指导的设备和人员。

第十二条 开展体质测定应当严格按照《标准》规范操作，为受试者提供测定结果并给予科学健身指导；保存测定数据和资料；对受试者的测定结果保密。

第十三条 从事营利性体质测定服务的，应当向当地工商行政管理部门办理登记注册，并接受其指导、监督和管理。

第十四条 对体质有特殊要求的部门和单位可将《标准》作为招生、招工、保险等体质考核的参考依据。

第十五条 各级体育、教育行政部门及有关部门应当对在《标准》施行工作中做出显著成绩的单位和个人予以表彰奖励。

第十六条 《标准》由国务院体育行政部门负责制定，其中青少年部分由国务院教育行政部门负责制定。

第十七条 有关部门和地方可参照《标准》制定适用于特定人群或地区的体质测定标准。

第十八条 本办法自 2003 年 7 月 4 日起执行。

附录 3　学生体质健康监测评价办法

（教育部 2014 年 4 月 21 日）

第一条　为提高学生体质健康监测评价的制度化、规范化和科学化水平，深化学生综合素质评价、学业水平测试和考试制度改革，完善学校体育工作评价机制，促进青少年身心健康、体魄强健，根据《学校体育工作条例》和国家有关规定，制定本办法。

第二条　本办法适用于全日制普通小学、初中、普通高中、中等职业学校、普通高等学校的学生体质健康测试以及各级教育行政部门以此为基础开展的学生体质健康监测评价工作。

第三条　学生体质健康测试是指测试人员采用规范的技术、方式和方法，组织学生参加《国家学生体质健康标准》所确定的测试项目及有关内容的实际测评，是促进学生体质健康发展、激励学生参加身体锻炼的教育、评价和反馈手段，重点监测学生的身体形态、身体机能、身体素质和运动能力等方面情况及其变化趋势。教育部根据中国青少年学生成长发育特征、全国学生体质健康变化趋势和国家学校体育工作政策，动态调整和公布学生体质健康测试项目和测试内容。

第四条　各级教育行政部门以强化体育课程和课外锻炼为基础，以《国家学生体质健康标准》为依据，在本行政区域内统筹开展面向全体学生的体质健康测试，逐步建立健全包括学校测试上报、部门逐级审查、随机抽查复核、动态分析预测、信息反馈公示、评价结果应用等相关制度和管理措施在内的学生体质健康监测评价体系。

第五条　实行全体学生测试制度。各级各类学校每学年开展覆盖本校各年级全体学生的体质健康测试工作，并将测试数据（包括学生基本情况、单项指标分值、测试成绩、评定等级以及实施测试的时间、地点、方式和人员等信息）进行汇总整理，按照规定的权限、程序和方法，上报至国家学生体质健康标准数据管理系统。因病或残疾学生可依申请准予暂缓或免于体质健康测试。

第六条　完善上报数据审查制度。地方各级教育行政部门负责督促本行政区域内下级教育部门及所属学校全面开展测试工作和及时上报测试数据，并组织有关方面登录国家学生体质健康标准数据管理系统，按照管理系统设置的用户管理权限，逐级对测试上报数据的完整性、真实性和有效性进行审查，经核准后确认提交。

第七条 建立数据抽查复核制度。教育部每年委托第三方机构在各地上报测试数据基础上，综合考虑学校类型、学生性别、年级学段、区域布局等因素，随机抽取一定比例的学校作为考查样本，进行测试工作和测试数据的现场抽查复核，并将现场抽查测试数据与学校上报测试数据进行一致性比对、综合分析和反馈各地。各地要结合本地实际按要求建立学生体质健康测试抽查复核工作机制。

第八条 建立体质健康研判制度。各级教育行政部门要通过监测评价动态把握学生体质健康变化趋势，及时分析测试结果，深度查找影响因素，科学预测变动走向，开展体质健康预警，完善学生体质健康改善措施，提高学校体育工作的针对性、实效性和科学决策水平。

第九条 实行监测结果公示制度。学校要按年级、班级、性别等不同类别在校内公布学生体质健康测试总体结果，中小学校要将有关情况向学生家长通报。各级教育行政部门每年委托第三方机构分析和发布本行政区域内学生体质健康监测评价基本情况；按生源所在地统计，并以省（自治区、直辖市）或地、市（州）为单位公布高等学校新生入学体质健康测试结果，并反馈至生源所在地政府有关部门。学校和各地在公示体质健康信息时不得泄露学生个体的信息和侵犯其个人隐私。

第十条 有效应用监测评价结果。学校要制作《国家学生体质健康标准登记卡》，规范记录每一名学生的体质健康测试成绩及其评定等级。小学将体质健康测试情况列入学生成长记录或素质报告书，初中以上学校列入学生档案，作为学生综合素质评价和学业水平考试的重要指标和内容。将体质健康测试情况作为高等学校学生评优评先、毕业考核或者升学的重要依据。各级教育行政部门要将学生体质健康状况作为评价学校教育质量和地方教育发展水平的重要指标。

第十一条 将学生体质健康监测评价工作纳入本级政府教育督导内容和评估指标体系，并作为对各级各类学校进行评优、表彰的基本依据。对弄虚作假、徇私舞弊者，给予通报批评，情节严重者，依法给予行政处分；对积极开展监测评价工作并成绩显著的单位以及个人给予表彰奖励。

第十二条 教育部设立国家学生体质健康监测评价工作监督电话和相关网络信息平台，接收社会咨询和反映情况。各地教育行政部门也要设立和公布监督电话。鼓励第三方机构及公民个人以适当的方式监督学生体质健康监测评价工作，并提出意见和建议。

第十三条 各地教育行政部门和有条件的学校支持设立学生体质健康监测、研究或服务机构，建设专业化的测试、服务和研究人员队伍。教育部依托第三方机构设立全国学生体质健康监测评价研究机构，开展学生体质健康监测评价的政策咨询、技术研究、质量监测、结果公示和人员培训等工作。

第十四条 各地和学校要加大经费投入，不断改善学生体质健康测试的环境、设备、场地等条件。加强学生体质健康监测评价技术培训。妥善处理雾霾、阴雨、冰雪等恶劣天气或特殊自然条件下的测试工作。合理安排测试前、测试中和测试后的医疗防护和质量保障措施。加强学生运动安全教育，依法处置测试期间学生人身伤害事故，保证学生体质健康监测评价工作的健康、安全和有序开展。

第十五条 本办法自发布之日起施行。

附录4 2014年国民体质监测工作方案

(幼儿、成年人、老年人部分)

根据《全民健身条例》、《全民健身计划(2011—2015年)》和《国民体质监测工作规定》,决定于2014年开展第四次全国国民体质监测工作。为确保本次监测工作的顺利实施,并达到预期目的,特制定本方案。

一、目的

充实并完善我国国民体质监测系统和数据库,了解我国国民体质现状和变化规律,配合完成《全民健身计划(2011-2015年)》实施效果评估任务,为制定新周期《全民健身计划》提供科学依据,为国家经济建设和社会发展服务。

二、组织领导

(一)"全国国民体质监测工作领导小组"领导和协调本次国民体质监测工作,办公室设在国家体育总局群体司(见表1、表2)。

(二)教育部门负责组织实施儿童青少年(学生)体质监测工作(方案另定)。

(三)各省(区、市)和承担国民体质监测任务地(市)应建立领导机构,负责组织实施本地区国民体质监测工作。

附表1 2014年国民体质监测工作领导小组名单(略)
附表2 2014年国民体质监测工作联络员名单(略)

三、监测网络与任务

沿用2000年国民体质监测工作中建立的监测网络开展本次国民体质监测工作。原则上不改变各地原有的监测网点(见表3),若个别原乡村抽样点现变为城镇,则受试对象依然视为农民,如有变化须上报国家体育总局批准方可执行。

附表3 各省(自治区、直辖市)抽样地市(区、县)名称

代码	省(自治区、直辖市)	一类地市(区、县)	二类地市(区、县)	三类地市(区、县)
11	北京	海淀、房山	朝阳、密云	丰台、延庆
12	天津	和平、北辰	河西、津南	南开、静海
13	河北	石家庄	沧州	承德
14	山西	太原	大同	运城

续表

代码	省(自治区、直辖市)	一类地市(区、县)	二类地市(区、县)	三类地市(区、县)
15	内蒙古	呼和浩特	赤峰	巴彦淖尔
21	辽宁	沈阳	丹东	朝阳
22	吉林	长春	吉林	延边
23	黑龙江	哈尔滨	双鸭山	绥化
31	上海	徐汇、松江	嘉定、浦东	杨浦、奉贤
32	江苏	南京	无锡	徐州
33	浙江	杭州	温州	嘉兴
34	安徽	合肥	阜阳	黄山
35	福建	福州	厦门	三明
36	江西	南昌	上饶	赣州
37	山东	济南	烟台	滨州
41	河南	郑州	三门峡	商丘
42	湖北	武汉	黄冈	十堰
43	湖南	长沙	株洲	张家界
44	广东	广州	湛江	韶关
45	广西	南宁	桂林	玉林
46	海南	海口	琼海	儋州、乐东
50	重庆	渝中、永川	南岸、丰都	九龙坡、黔江
51	四川	成都	自贡	广元
52	贵州	贵阳	六盘水	黔南州
53	云南	昆明	普洱*	临沧
54	西藏	拉萨	林芝	那曲
61	陕西	西安	延安	安康
62	甘肃	兰州	天水	武威
63	青海	西宁	海西州、格尔木	果洛、湟中、湟源、乐都、互助、循化、门源
64	宁夏	银川	石嘴山、吴忠	固原
65	新疆	乌鲁木齐	喀什	阿勒泰

注：普洱为原思茅市。

(一)国家国民体质监测中心的任务

1.拟制国民体质监测工作方案；

2.培训全国国民体质监测工作人员；

3.协助进行国民体质监测器材维护，编制数据登录书、手册和相关软件；

4. 指导、监督、检查全国国民体质监测工作；

5. 编印监测工作简报，宣传、指导开展监测工作；

6. 收集、整理、保存监测工作音像资料；

7. 验收、汇总、统计运算和研究分析国民体质监测数据，向国家体育总局报送监测结果；

8. 完善和管理国家国民体质监测数据库及相关资料档案。

(二) 省(自治区、直辖市)国民体质监测中心的任务

1. 拟制本省(自治区、直辖市)国民体质监测工作方案；

2. 培训本省(自治区、直辖市)国民体质监测工作人员；

3. 维护监测器材、发放卡片、手册和软件；

4. 指导、监督、检查本省(自治区、直辖市)国民体质监测工作；

5. 编印监测工作简报，宣传、指导开展监测工作；

6. 收集、整理、保存监测工作音像资料；

7. 验收、汇总本省(自治区、直辖市)国民体质监测数据，并连同数据登录书报送国家国民体质监测中心；

8. 研究分析本省(自治区、直辖市)国民体质监测数据，向省(自治区、直辖市)体育行政部门报送监测结果；

9. 完善和管理本省(自治区、直辖市)国民体质监测数据库及相关资料档案。

(三) 地(市)国民体质监测中心的任务

1. 拟制本地(市)国民体质监测工作方案；

2. 培训本地(市)国民体质监测工作人员，组建监测队，开展监测工作；

3. 宣传监测工作，收集、整理、保存监测工作音像资料；

4. 检查、验收、汇总监测队送交的数据登录书，将数据登录书报送本省(自治区、直辖市)国民体质监测中心。

(四) 监测队必须具备的条件：

1. 每队至少拥有 15 名以上培训合格的检测员(至少 3 名女性)；

2. 配备国家体育总局统一提供的体质监测器材；

3. 必须有医务保障，确保发生意外伤害事故时能够及时进行处理。

四、监测对象与抽样

(一) 监测对象

监测对象为 3~69 周岁的中国公民(按年龄分为幼儿(3~6 岁)、成年人(20~59 岁)和老年人(60~69 岁)三个年龄段，青少年儿童(学生)(7~19 岁)年龄段监测工作另行安排)。

监测对象要求身体健康，发育健全，无先天、遗传性疾病(如先天性心脏病、

瘫痪、聋哑、痴呆、精神异常、发育迟缓等），以及急、慢性疾病（如心脏病、高血压等），具有生活自理能力、语言表达能力、思维能力和接受能力，具有基本的运动能力。

（二）类别与样本量

1. 幼儿分为城镇幼儿、农村幼儿两种人群，按性别分为四类样本。以每岁为一组，四类样本共计16个年龄组。每个省（自治区、直辖市）每一年龄组抽样100人，总样本量为1600人。

城镇幼儿是指父母拥有非农业户口，本人生活在城镇的幼儿；

农村幼儿是指父母拥有农业户口，本人生活在农村的幼儿。

2. 成年人分为农民、城镇体力劳动者和城镇非体力劳动者三种人群，按性别分为六类样本。以每5岁为一个年龄组（20~24岁、25~29岁、30~34岁、35~39岁、40~44岁、45~49岁、50~54岁、55~59岁），六类样本共计48个年龄组。每个省（自治区、直辖市）每一年龄组抽样100人，总样本量为4800人。

农民是指拥有农业户口、从事农业工作的人员；

城镇体力劳动者是指拥有非农业户口、从事体力工作的人员；

城镇非体力劳动者是指拥有非农业户口、从事脑力工作的人员。

3. 老年人分为城镇老年人、农村老年人两种人群，按性别分为四类样本。以每5岁为一个年龄组（60~64岁、65~69岁），四类样本共计8个年龄组。每个省（自治区、直辖市）每一年龄组抽样100人，总样本量为800人。

城镇老年人是指拥有非农业户口，本人生活在城镇的老年人；

农村老年人是指拥有农村户口，本人生活在农村的老年人。

每个省（自治区、直辖市）幼儿、成年人和老年人总样本量合计为7200人，全国共计223200人。

（三）抽样原则

采用随机整群抽样原则抽取监测对象。本次监测的抽样点应以2010年监测时的抽样点为基础抽测样本，根据实际情况可微调或增补。

五、监测内容

监测内容包括体质检测和问卷调查两部分。

（一）检测指标

坚持监测工作延续性，保障数据的科学性、历史可比性的条件下，须与2010年保持一致（表4）。具体指标如下：

附表4 检测指标

	测试指标	幼儿组 (3~6岁)	成年甲组 (20~39岁)	成年乙组 (40~59岁)	老年组 (60~69岁)
身体形态	身高	●	●	●	●
	坐高	●			
	体重	●	●	●	●
	胸围	●	●	●	●
	腰围		●	●	●
	臀围		●	●	●
	上臂部皮褶厚度	●	●	●	●
	腹部皮褶厚度	●	●	●	●
	肩胛部皮褶厚度	●	●	●	●
身体机能	安静脉搏(心率)	●	●	●	●
	收缩压		●	●	●
	舒张压		●	●	●
	肺活量		●	●	●
	台阶试验		●	●	
身体素质	坐位体前屈	●	●	●	●
	10米折返跑	●			
	走平衡木	●			
	双脚连续跳	●			
	握力		●	●	●
	背力		●		
	纵跳		●		
	俯卧撑(男)		●		
	1分钟仰卧起坐(女)		●		
	闭眼单脚站立		●	●	●
	选择反应时		●	●	●

注：●表示该年龄组测试此项目。

(二)问卷调查内容

1.幼儿问卷

(1)幼儿出生时体重

(2)幼儿出生时身长

(3)幼儿出生时胎龄

(4)幼儿出生后四个月内喂养方式

(5)父、母亲出生日期
(6)父、母亲身高
(7)父、母亲体重
(8)父、母亲受教育程度
(9)父、母亲的职业类型
(10)幼儿在家中的日常体力活动的情况
(11)是否上幼儿园
(12)幼儿在幼儿园中的日常体力活动的情况
2.成、老年人问卷
(1)受教育程度
(2)职业类型
(3)工作单位的性质
(4)主要的工作场所
(5)所在单位(村)是否有体育健身活动补贴
(6)居住场所或工作场所是否有公共体育活动场地、设施(包括健身路径等)
(7)通常情况下,您使用的交通方式和时间
(8)通常情况下,您在工作时的状态
(9)通常情况下,您在闲暇时的体力活动情况
(10)是否患有下述疾病(经医院确诊)
(11)过去一年中是否参加过体育健身活动
(12)参加体育健身活动的频度
(13)平均每次体育健身活动的时间
(14)体育健身活动时的身体感受
(15)经常参加体育健身活动项目
(16)参加体育健身活动的主要原因
(17)影响您参加体育健身活动的障碍

六、监测经费

(一)国家体育总局从本级体育彩票公益金中划拨专款用于实施本次国民体质监测工作;

(二)各省(自治区、直辖市)和承担国民体质监测任务的地(市)应从地方财政和本级体育彩票公益金中划拨专款用于实施本地区国民体质监测工作。

七、监测器材

本次监测工作使用由国家体育总局 2010 年体质监测时统一配发的体质监测器材。国家体育总局下拨各省(自治区、直辖市)专项经费用于仪器缺损部分的维

修和更换。

八、工作进度

(一)准备阶段(2013年6月~2014年3月)

1.2013年12月,国家体育总局会同有关部门下发《2014年国民体质监测工作方案》。

2.2013年12月,国家国民体质监测中心制作完成数据登录书、工作手册。

3.2013年12月,国家体育总局举办"第四次全国国民体质监测技术骨干培训班"。

4.2013年12月底前,各省(自治区、直辖市)制定并向国家体育总局报送本省(自治区、直辖市)国民体质监测工作方案(包括组织领导、监测网络、监测队数量及人数、培训时间、监测时间、器材维修更换时间、工作流程、经费落实情况等详细内容)。

5.2014年2月底前,国家体育总局将数据登录书、工作手册发放到各省(自治区、直辖市)。完成录入软件及质量控制网络系统的研制。

6.2014年3月底前,国家体育总局举办"第四次全国国民体质监测质量控制培训班"。

7.各省(自治区、直辖市)完成监测器材的维护工作,并将维修情况及时上报,届时国家体育总局将根据实际情况给予经费补助。

8.2014年3月底前,各省(自治区、直辖市)完成本省(自治区、直辖市)监测工作人员的培训。

(二)测试阶段(2014年4月~8月)

1.各省(自治区、直辖市)可根据本地区的气候等情况,在此期间内自行确定测试时间,测试自开始之日起,须2个月内完成本省(自治区、直辖市)所承担的监测任务,国家国民体质监测中心将通过质量控制网络平台全程监控。

2.国家体育总局根据各省(自治区、直辖市)的测试时间,组织人员到测试现场进行检查、督导。

3.国家国民体质监测中心质量控制网络平台将于8月31日关闭,此日期后上报数据无效。

(三)数据处理阶段(2014年9月~2015年1月)

1.2014年9月底前,各省(自治区、直辖市)将汇总的数据登录书报送国家国民体质监测中心。

2.2015年1月底前,国家国民体质监测中心完成全国监测数据的检查验收、录入和统计,并将结果报送国家体育总局和国家统计局。

(四)总结阶段(2015年2月~2016年12月)

1.2015年2月~7月,国家国民体质监测中心组织撰写《2014年国民体质监测公报》。

2. 2015 年 8 月举行 2014 年国家国民体质监测结果发布会。

3. 2015 年 8 月底前,各省(自治区、直辖市)向国家体育总局报送监测工作总结。

4. 2015 年 11 月,国家体育总局会同有关部门召开总结会。

5. 2015 年 5 月~12 月,国家国民体质监测中心组织撰写、出版《2014 年国民体质监测报告》。

6. 2016 年 1 月~12 月,国家国民体质监测中心组织撰写、出版《2014 年国民体质研究报告》。

7. 2016 年 7 月~10 月,召开体质研究论文报告会,出版论文集。

九、工作要求

地方各级体育行政部门要与有关部门协调配合,共同组织和开展好本次国民体质监测工作:

(一)高度重视国民体质监测工作,加强领导,认真制定工作方案,周密组织实施,按时保质保量完成监测任务。

(二)加强宣传,扩大监测工作影响,争取社会各界的支持。

(三)积极筹措经费,为监测工作提供保障。

(四)为各级国民体质监测中心开展工作创造条件,使其充分发挥作用。

(五)加强监控,规范操作,确保数据质量。

(六)采取切实有效措施,严防意外伤害事故的发生。

(七)为抽样测试对象进行体质测定与健身指导服务。

附录5 2014年全国学生体质与健康调研实施方案

根据《全民健身条例》《全民健身计划(2011—2015年)》和《国民体质监测工作规定》，有关部门决定于2014年开展第四次全国国民体质监测工作。学生体质与健康调研是国民体质监测的重要组成部分，是学校体育卫生的重要基础工作。为做好此项工作，特制定本实施方案。

一、目的

1.掌握我国学生体质与健康现状和发展变化趋势，为制定学校体育卫生工作发展规划、科学开展学校体育卫生工作提供科学依据。

2.深入推进《国务院办公厅转发教育部等部门关于进一步加强学校体育工作若干意见的通知》(国办发〔2012〕53号)及其相关配套文件的贯彻落实，促进青少年体质与健康水平提高。

3.配合完成《全民健身计划(2011—2015年)》实施效果评估任务，为制定新周期《全民健身计划》提供科学依据。

二、调查对象

本次调查在31个省、自治区、直辖市的普通高校和中、小学进行。调查对象为汉族7~22岁学生，少数民族7~18岁学生。

汉族学生7~18岁年龄组学生的体质与健康调查原则上在2010年各省、自治区、直辖市确定的好、中、差三片("片"即地市)进行。19~22岁年龄组不分片。

在部分省、自治区对蒙古族、回族、藏族、维吾尔族、壮族、朝鲜族、苗族、彝族、布依族、侗族、水族、瑶族、白族、土家族、哈尼族、哈萨克族、傣族、黎族、傈僳族、佤族、东乡族、纳西族、柯尔克孜族、土族、羌族、撒拉族的学生进行体质与健康调查(见《2014年开展少数民族学生体质与健康调研省、自治区名单》)。其他少数民族的学生是否进行调查，由各省、自治区自行决定。

> **2014 年开展少数民族学生体质与健康调研省、自治区名单**
> 1. 吉林省：朝鲜族
> 2. 内蒙古自治区：蒙古族
> 3. 海南省：黎族
> 4. 湖南省：土家族
> 5. 广西壮族自治区：壮族、瑶族
> 6. 四川省：彝族、羌族
> 7. 贵州省：苗族、布依族、侗族、水族
> 8. 云南省：白族、哈尼族、傣族、傈僳族、佤族、纳西族
> 9. 宁夏回族自治区：回族
> 10. 甘肃省：东乡族
> 11. 新疆维吾尔自治区：维吾尔族、哈萨克族、柯尔克孜族
> 12. 青海省：土族、撒拉族
> 13. 西藏自治区：藏族

三、调研点校的确定与样本的构成

（一）调研点校的确定

2014 年调研点校原则上延用 2010 年调研点校，因学校合并等原因需要调整时，必须在原调研点校附近选择同类学校。如果原为农业户口所在地的调研点校，现已经整体转为城镇居民户口，调研点校学生的类别与性质不变，即仍按照农村调研点校统计。

更换调研点校需报全国学生体质与健康调研协调小组办公室备案。

（二）抽样方法

本次调查延用分层随机整群抽样调查方法，即首先确定调研点校，再以年级分层，以教学班为单位随机整群抽样构成调研样本。

随机整群抽样时，所抽取的班级数以能满足最低调研样本数为限。

（三）样本构成、分组与样本含量

调研样本分为检测样本和问卷调查样本。

1. 检测样本

（1）检测样本分为体检样本和体测样本。

体检样本：由随机整群抽取的教学班全体学生构成。

体测样本：由体检样本中筛选的正常学生构成（正常学生指能从事各项体育锻炼活动，发育健全、身体健康的学生。凡心、肝、脾、肾等主要脏器有病者，身体残缺、畸形者，急性病患者或一月内患过高烧、腹泻等急性病，体力尚未恢复者及正处于月经期间的女生均不得参加素质项目的测试）。

(2) 样本分组

汉族学生：7~22 岁汉族学生按城、乡、男、女分为四类，每岁一组，共 64 个年龄组。

少数民族学生：7~18 岁的蒙古族、回族、维吾尔族、壮族、朝鲜族学生按城、乡、男、女分为四类，每岁一组，共 48 个年龄组。其他少数民族 7-18 岁学生按男、女分为两类，每岁一组，共 24 个年龄组。

(3) 样本含量

汉族学生：7~18 岁学生每片每类每个年龄组样本含量为 50 人；19~22 岁学生每类每个年龄组样本含量为 100 人。

少数民族学生：7~18 岁学生每类每个年龄组样本含量为 100 人。

12 岁样本量不足时，可从附近小学或中学的学生中补足，但必须按小学检测项目要求进行检测。18 岁样本量不足时，可从附近中学、中等职业学校、高校的学生中补足，但必须按中学检测项目要求进行检测。上述样本均需选择本地户籍的学生。

鉴于各地小学生入学年龄不一，6 岁年龄组学生样本数量不作具体规定。

2. 问卷调查样本

对体检样本中的小学四至六年级、初中、高中和高校的男女学生进行问卷调查，体检样本数即为问卷调查样本。

四、调研项目

调研项目包括检测项目和问卷调查。

检测项目分必测项目和选测项目（见附表 5）。必测项目为各省、自治区、直辖市必须按规定要求完成的项目；选测项目为各省、自治区、直辖市根据当地实际情况自行选择的项目，不做统一要求。

问卷调查项目见《2014 年全国学生体质与健康调研学生调查问卷》。

附表 5　全国学生体质与健康调研项目表

	调研项目	小学(6~12 岁)	中学(13~18 岁)	大学(19~22)
必测项目	身　高	●	●	●
	坐　高	●	●	●
	体　重	●	●	●
	胸　围	●	●	●
	上臂部皮褶厚度	●	●	●
	肩胛部皮褶厚度	●	●	●
	腹部皮褶厚度	●	●	●

附录5 2014年全国学生体质与健康调研实施方案

续表

	调研项目	小学(6~12岁)	中学(13~18岁)	大学(19~22)
必测项目	脉 搏	●	●	●
	血 压	●	●	●
	肺活量	●	●	●
	50米跑	●	●	●
	立定跳远	●	●	●
	斜身引体	●		
	引体向上(男)		●	●
	一分钟仰卧起坐(女)		●	●
	握 力	●	●	●
	50米×8往返跑	●		
	800米跑(女)		●	●
	1000米跑(男)		●	●
	坐位体前屈	●	●	●
	内科检查	●	●	●
	视 力	●	●	●
	龋 齿		7、9、12、14岁检查该项	
	血红蛋白		7、9、12、14岁检查该项	
	粪蛔虫卵		7、9岁农村学生检查此项	
	月经初潮		女生	
	首次遗精		男生	
	问卷调查		小学四至六年级、初中、高中、大学的学生	
选测	腰围、臀围			

注：填●的表示有此检测项目；注明年龄组(段)者只有该年龄组(段)有此检测项目。

《2014年全国学生体质与健康调研学生调查问卷》

同学们：你们好！

　　本调查不记名，只作为我们全面了解你们参加体育锻炼的情况用，请如实填写。

　　本问卷由单选题和多选题组成，同学们在填写问卷时，请在你们认可、同意或符合实情的备选答案前划"√"或在横线上作简单填写。请同学们不要在方格内填写任何信息。

　　谢谢合作！

全国学生体质与健康调研组

一、你的个人情况

校名：　　　　　　年级：　　　　　班级：

性别：(1)男；(2)女

出生日期：　　　　年　　月　　日

二、请你根据自己的实情，回答下列问题

(一)单选题

1.过去一年内，你每天平均睡眠时间为：(注："6 小时～7 小时"是指等于或超过 6 小时，但是不足 7 小时，其余时间段相同。)

(1)不足 6 小时　　　(2)6 小时～7 小时　　　(3)7 小时～8 小时

(4)8 小时～9 小时　　(5)9 小时～10 小时　　(6)10 小时及以上

2.你每天吃早餐吗？

(1)从来不吃　　　(2)每周吃 1～2 次

(3)每周吃 3～5 次　(4)天天都吃

3.你经常喝牛奶吗？(一袋是指 250～500 毫升)

(1)从来不喝　　　(2)有时喝

(3)每天一袋牛奶　(4)每天二袋牛奶

4.你经常吃鸡蛋吗？

(1)从来不吃　　　(2)每周吃 1～2 次

(3)每周吃 3～5 次　(4)天天都吃

5.最近一学期，你每周上几节体育课？

(1)0 次　　　(2)1 次　　　(3)2 次

(4)3 次　　　(5)4 次及以上

6.你喜欢上体育课吗？

(1)非常喜欢　　(2)喜欢　　　(3)一般

(4)不喜欢　　　(5)非常不喜欢

7.你们学校是否存在"挤占"或"不上"体育课的现象？

(1)经常存在　　(2)偶尔存在　　(3)不存在

8.你上体育课时，经常会感觉到：

(1)不出汗、很轻松　(2)出汗、有点累

(3)出汗、比较累　　(4)大汗淋漓、很累

9.你平均每天上几次课间操？

(1)0 次　　　(2)1 次　　　(3)2 次

(4)3 次　　　(5)4 次及以上

10.最近一学年，学校共组织了几次运动会？

(1)0 次　　　(2)1 次　　　(3)2 次

(4)3次及以上
11. 你认真做课间操吗?
(1)经常缺席　　　　　(2)偶尔参加
(3)每次都去,认真锻炼(4)每次都去,但随便应付
12. 你愿意参加学校组织的课外体育活动吗?
(1)非常愿意　　　　　(2)愿意　　　　　　　　(3)一般
(4)不愿意　　　　　　(5)非常不愿意
13. 你每天平均用于体育锻炼的时间是?(体育锻炼是指学生在校期间参加的所有体育活动,主要包括课间操、体育课和课外体育活动)
(1)不足30分钟　　　　(2)30分钟~1小时
(3)1小时~2小时　　　 (4)2小时及以上
14. 你的父母支持你在课余时间内参加体育活动吗?
(1)非常支持　　　　　(2)支持
(3)不太支持　　　　　(4)非常不支持
15. 你的父母亲在业余时间里喜欢参加体育活动吗
(1)父母都不喜欢　　　(2)父亲喜欢
(3)母亲喜欢　　　　　(4)父母都喜欢
16. 你愿意参加长跑锻炼吗?
(1)非常愿意　　　　　(2)愿意　　　　　　　　(3)一般
(4)不愿意　　　　　　(5)非常不愿意
17. 你认为目前的课业负担如何?
(1)很重,应付不过来　 (2)比较重,很吃力
(3)一般,应付得了　　 (4)不重,轻松应付
18. 你放学后平均每天用于做家庭作业的时间是:
(1)0.5小时以内　　　 (2)0.5小时~1小时　　　(3)1小时~2小时
(4)2小时~3小时　　　 (5)3小时及以上
19. 你平均每天看电视、玩电子游戏和电脑的时间是:
(1)0小时　　　　　　 (2)0.5小时以内　　　　(3)0.5小时~1小时
(4)1小时~2小时　　　 (5)2小时~3小时　　　　(6)3小时及以上

(二)多选题
20. 你喜欢参加的体育项目主要是?(限选3题,按照喜欢程度排序)
(1)篮球、足球、排球等球类活动
(2)乒乓球、羽毛球等球类活动
(3)游泳
(4)轮滑(溜冰)等
(5)游戏类(如跳绳、跳皮筋、踢毽子等)

(6)短跑类(如50米跑等)
(7)长距离跑(如800米/1000米等)
(8)跳跃类(如跳高、跳远等)
(9)投掷类(如掷实心球、沙包等)
(10)体操类(单、双杠、垫上运动等)
(11)健身操类(广播体操、艺术体操、健美操等)

21.你认为你的一些同学不积极参加体育活动的原因可能有哪些?(限选3题,按照重要程度排序)
(1)怕累、怕吃苦
(2)没有学生喜欢的体育项目
(3)没有养成参加体育锻炼的习惯
(4)课业负担重,没有时间
(5)缺乏必要的体育场地和器材
(6)怕受伤
(7)家长不支持
(8)认为没有必要

22.你认为你的一些同学不喜欢参加长跑锻炼的原因是?(限选3题,按照重要程度排序)
(1)太累,怕吃苦
(2)不喜欢、枯燥无味
(3)身体不好,不能参加
(4)缺乏场地
(5)害怕受伤
(6)没有时间
(7)家长不支持

23.一般情况下,你的周末是怎样安排的?(限选3题,按照实际情况排序)
(1)以学习为主(完成课内和课外作业、参加补习班)
(2)以户外活动为主(运动、郊游等)
(3)以看电视为主
(4)以玩电脑为主
(5)以参加兴趣班为主(如学习类兴趣班)

五、调研管理

(一)组织领导

由教育部牵头,会同国家体育总局、国家卫生计生委、国家民委、科技部、财政部共同组成"全国学生体质与健康调研协调小组"及其办事机构"协调小组办公室",负责领导、协调全国学生体质与健康调研工作。聘请有关专家组成"全国学生体质与健康调研组",负责全国学生体质与健康调研的具体业务工作,并对各省(自治区、直辖市)调研工作进行业务指导。

各省(自治区、直辖市)参照以上办法建立相应组织机构,并负责组建检测队,开展本地区调研工作。

调研点校由主管校长及有关部门人员组成学生体质与健康调研工作组,配合检测队完成本校的调研任务。

(二)组织实施

调研工作应与学生体质健康标准测试、体育考试、学生体检等工作有机结合起来,做到工作安排有序、检测数据共享。

(三)检测队组建

检测队应尽可能依托现有的学校体育卫生专业机构,在历次全国学生体质与健康调研检测队伍的基础上组建,检测人员必须是体育卫生专业技术人员,新充实的人员必须接受岗前培训,熟练掌握检测方法,考核合格后方能上岗。

(四)调研工作应有机结合学生体质健康标准测试

数据运用:本次调研检测数据,可作为调研点校学生体质健康标准的上报数据。各监测点学校及县(区)教育主管部门要制定相应的实施办法使之落到实处。

抽查复核:本次调研点校不再进行2014年全国学生体质健康标准抽查复核。

时间安排:体检样本(形态、机能、健康项目)测试和体测样本(素质项目)测试尽量同步进行,实在难以安排的,可以在规定的时限内分段进行,但体检时间应先于素质项目测试时间。

各省(自治区、直辖市)应按照上述原则,认真做好本地2014年调研工作和全国学生体质健康标准抽查复核工作的对接安排,确保工作有序完成。

(五)主要工作安排

各省(自治区、直辖市)应从即日起开始各项调研准备工作。

2014年5月底前,各省(自治区、直辖市)制定本地区的学生体质与健康调研工作方案,并报全国学生体质与健康调研协调小组办公室备案。

2014年6月底前,举办全国学生体质与健康调研人员培训班,对各省(自治区、直辖市)有关人员进行体质与健康现场检测及数据录入的培训。

2014年8月底前,各省(自治区、直辖市)对检测队伍进行强化培训。

2014年9—11月底,各省(自治区、直辖市)进行现场检测工作。《全国学生体质与健康调研检测卡片》(见附表6)由各地按统一式样自行印制,学生调查问卷印在检测卡片的反面或与检测卡片装订在一起。

2014年12月20日前,各省(自治区、直辖市)按照"全国学生体质与健康调研组"提供的统一软件完成数据录入,并将数据录入软盘或通过电子邮件上报"全国学生体质与健康调研协调小组办公室"进行统一的检查验收。

六、经费

全国学生体质与健康调研经费由中央财政专项和中央集中彩票公益金支持体育事业发展专项资金共同解决,各省(自治区、直辖市)学生体质与健康调研经费由地方财政统筹解决。

七、检测器材与数据录入

1. 按照 2010 年全国学生体质与健康调研统一规定的要求选择和使用检测器材,凡符合 2010 年全国学生体质与健康调研器材规定要求的检测器材在校正后可继续使用,不足部分可根据调研器材的规定要求和此次调研的需要适当补充。

2. 为保证检测质量,本次调研数据统一采用手工录入,不得使用 IC 卡记录和录入数据。

附表 6 　全国学生体质与健康调研检测卡片

校名_____ 班级_____	
	是否能参加素质项目测试　是　否
姓名_____	月经初潮、首次遗精　　□ 已＝1　未＝0
省名_____ □□ 片名_____ 　　　省会＝1　其他＝2　差片＝3　高校＝4 点校代码 检测序号　　　　　　　　　　　□□ 民族　　　　　　　　　　　　　　□ 城乡　城＝1　乡＝2　　　　　　□ 性别　男＝1　女＝2　　　　　　□ 出生日期_____年____月____日 检测日期_____年____月____日 实足年龄　　　　　　　　　　　□□ 班主任签名_____ 裸眼视力　左　　　　　　　　　□□ 　　　　　右　　　　　　　　　□□ 串镜校正　左　正片____负片____ 　　　　　右　正片____负片____ 屈光不正　左 　　　　　右　　　　　　　　　□ 正常＝0　近视＝1　远视＝2　其他＝3 龋齿 　　　　　　d　□　　D　□ 　　　　　　m　□　　M　□ 　　　　　　f　□　　F　□	身高(厘米)　　　　　　　　□□□□ 坐高(厘米)　　　　　　　　□□□□ 体重(公斤)　　　　　　　　□□□□ 胸围(厘米)　　　　　　　　□□□□ 上臂部皮褶厚度(厘米)　　　□□□ 肩胛部皮褶厚度(厘米)　　　□□□ 腹　部皮褶厚度(厘米)　　　□□□ 脉博(次/分)　　　　　　　□□□ 收缩压(毫米/汞柱)　　　　□□□ 舒张压(毫米/汞柱)　　　　□□□ 肺活量(毫升)　　　　　　□□□□ 握力(公斤)　　　　　　　　□□□ 50米跑(秒)　　　　　　　　□□□ 立定跳远(厘米)　　　　　　□□□ 仰卧起坐(次/分)　　　　　　□□□ 斜身引体(次)　　　　　　　□□□ 引体向上(次)　　　　　　　　□□ 50米×8往返跑____分____秒 800米跑____分____秒 1000米跑____分____秒 折算秒　　　　　　　　　　□□□□ 坐位体前屈(厘米)　　　　　□□□□ 血红蛋白(克/升)　　　　　□□□ 粪蛔虫卵　阳性＝1　阴性＝2
	主测签_____

致　　谢

　　本书的立项和编写得到中国体育科学学会体质研究分会、国家国民体质监测中心各位专家的认可和大力支持，编著者首先要感谢多年来在国民体质监测工作和研究中从技术上、理论上、实践上给予帮助、提携、支持、合作的江崇民研究员、王梅研究员、蔡睿研究员、张一民教授、王荣辉教授、孟亚峥先生、张彦峰研究员、刘欣研究员、安平研究员、庄杰教授、兰江研究员、屈进研究员、杨阳研究员、王牧男研究员、于波先生！你们的支持和帮助是编著者完成本书的动力与源泉。

　　编著者要感谢成都体育学院开全国之先河，于2007年在运动人体科学专业本科专业基础课中开设了"国民体质监测"课程，以后又在研究生课程中开设了该课程的选修课。课程的设立促成了本书的撰写，鞭策了编著者在理论、方法、技术上的审视与充实。

　　编著者还要特别感谢王路德研究员，王老师在"王路德工作室"网站上发布的宝贵资料对本书有重要启迪作用和参考价值，本书部分章节也引用了这些资料。在此，编著者向王老师致敬！

　　最后，感谢对本书付出辛勤劳动的全体参编人员！